国家卫生健康委员会"十三五"规划教材

科研人员核心能力提升导引丛书

供研究生及科研人员用

医 学 哲 学

Philosophy of Medicine

第 2 版

主 编 柯 杨 张大庆

副主编 赵明杰 段志光 边 林 唐文佩

人民卫生出版社

·北 京·

图书在版编目（CIP）数据

医学哲学 / 柯杨，张大庆主编. —2 版 . —北京：
人民卫生出版社，2021.10
ISBN 978-7-117-31684-2

Ⅰ.①医… Ⅱ.①柯… ②张… Ⅲ.①医学哲学–研
究生–教材 Ⅳ.①R-02

中国版本图书馆 CIP 数据核字（2021）第 104825 号

人卫智网	www.ipmph.com	医学教育、学术、考试、健康，购书智慧智能综合服务平台
人卫官网	www.pmph.com	人卫官方资讯发布平台

医 学 哲 学
Yixue Zhexue
第 2 版

主　　编：柯　杨　张大庆
出版发行：人民卫生出版社（中继线 010-59780011）
地　　址：北京市朝阳区潘家园南里 19 号
邮　　编：100021
E - mail：pmph @ pmph.com
购书热线：010-59787592　010-59787584　010-65264830
印　　刷：三河市潮河印业有限公司
经　　销：新华书店
开　　本：889×1194　1/16　印张：14
字　　数：395 千字
版　　次：2014 年 10 月第 1 版　2021 年 10 月第 2 版
印　　次：2021 年 11 月第 1 次印刷
标准书号：ISBN 978-7-117-31684-2
定　　价：85.00 元

编　者 （按姓氏笔画排序）

王一方　北京大学医学人文学院	张大庆　北京大学医学人文学院
边　林　河北医科大学	张新庆　中国医学科学院北京协和医学院
刘　虹　南京医科大学	赵明杰　大连医科大学
刘学礼　复旦大学马克思主义学院	柯　杨　北京大学肿瘤医院
严金海　南方医科大学	段志光　山西医科大学
李　琰　四川大学马克思主义学院	夏媛媛　南京医科大学
杨海燕　北京大学医学人文学院	唐文佩　北京大学医学人文学院
张　宁　中国人民解放军总医院第七医学中心	

主 编 简 介

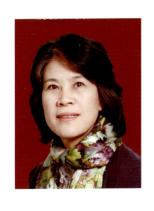

  柯杨，教授，博士生导师，现任北京大学肿瘤医院遗传学研究室主任、美国医学科学院外籍院士、北京大学校友会常务副会长、北京大学医学部校友会会长、中华医学会副会长、中国高等教育学会医学教育专业委员会会长、教育部学位管理与研究生教育司（国务院学位委员会办公室）全国医学专业学位研究生教育指导委员会副主任委员。

  曾任中国人民政治协商会议第十一、十二届全国委员会委员，北京大学常务副校长/北京大学医学部常务副主任，国务院学位委员会委员、国务院深化医药卫生体制改革领导小组专家咨询委员会委员、国务院学位办中国学位与研究生教育学会医药科工作委员会主任委员。

  主要研究领域为上消化道肿瘤。克隆了多个胃癌相关基因并对其功能进行了研究；建立了中国食管癌高发现场人群队列，研究食管癌病因及食管癌早期筛查的效果与卫生经济学评估。多年投入医学教育的管理，在相关研究及评价、国际合作、建言政府和推动改革方面做出了重要贡献。发表论文100余篇，培养研究生50余名，申请国内外专利多项，先后获国家级科技奖和教学成果奖等省部级以上奖项多项。

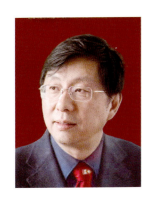

  张大庆，教授，博士生导师，北京大学科学技术与医学史系副主任，北京大学医学人文学院医学史与医学哲学系主任，北京大学医学图书馆馆长。现任中国自然辩证法研究会副理事长兼医学哲学专业委员会主任、中国科学技术史学会医学史专业委员会主任委员、教育部高等学校医学人文素养与全科医学教学指导委员会副主任、国际科学史研究院通讯院士、国际医学史学会科学委员会执行委员兼中国国家代表。

  主要研究领域为医学史、医学哲学，尤其关注现代医学思想史与医学社会文化史、生命伦理和医学伦理思想史、现代医学在中国的传播与演进，著有《中国近代疾病社会史》《医学史十五讲》《医学人文学导论》等学术著作十余部，在 Lancet、Hastings Center Report、《历史研究》《自然科学史研究》《自然辩证法通讯》《中国科技史杂志》《医学与哲学》等期刊发表学术论文百余篇。

副主编简介

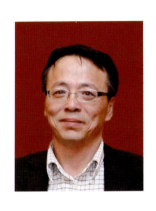

赵明杰，教授，主任医师，大连医科大学人文医学博士点学科带头人、博士生导师。《医学与哲学》杂志主编。世界医学会医学伦理学委员会顾问、中华医学会医学伦理学分会主任委员、中国自然辩证法研究会医学哲学专业委员会副理事长兼秘书长、中国自然辩证法研究会科学技术与工程伦理专业委员会副理事长、国家卫生健康委员会医学伦理专家委员会委员。

从事本科和研究生教学工作 36 年。主持或合作主持"十二五"国家科技支撑计划项目课题、国家社科基金重大项目、国际（地区）科研合作项目等 4 项。主编或参编著作和教材 20 余部，共发表学术论文 200 余篇。获国家级教学成果奖二等奖、中华医学会心身医学终身成就奖等 8 项。

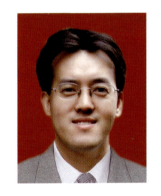

段志光，二级教授，博士生导师，现任山西医科大学健康人文研究中心主任，山西中医药大学医学/健康人文研究中心主任。兼任山西省科学技术协会副主席，国务院学位委员会学科评议组成员，全国高等学校设置评议委员会委员、教育部高等学校医学人文素养与全科医学教学指导委员会副主任委员、本科教学工作审核评估专家，中华医学会医学教育分会常务委员及医学社会与人文教育学组组长，中国自然辩证法研究会理事、医学哲学专业委员会副主任委员，《医学与哲学》杂志副主编。

从事医学/健康人文、医学教育管理教学研究 35 年。主持中国工程院重大研究咨询课题、国家自然科学基金项目等，发表论文 200 余篇，出版专著 3 部，主编、副主编、参编教材著作 17 部（套）。获国家级教学成果奖二等奖 2 项、山西省哲学社会科学优秀成果奖二等奖等多项奖励。入选教育部"新世纪优秀人才支持计划"等。

全国高等学校第三轮医学研究生"国家级"规划教材目录

1	医学哲学（第2版）	主 编	柯 杨	张大庆		
		副主编	赵明杰	段志光	边 林	唐文佩
2	医学科研方法学（第3版）	主 审	梁万年			
		主 编	刘 民	胡志斌		
		副主编	刘晓清	杨土保		
3	医学统计学（第5版）	主 审	孙振球	徐勇勇		
		主 编	颜 艳	王 彤		
		副主编	刘红波	马 骏		
4	医学实验动物学（第3版）	主 编	秦 川	谭 毅		
		副主编	孔 琪	郑志红	蔡卫斌	李洪涛
			王靖宇			
5	实验室生物安全（第3版）	主 编	叶冬青			
		副主编	孔 英	温旺荣		
6	医学科研课题设计、申报与实施（第3版）	主 审	龚非力	李卓娅		
		主 编	李宗芳	郑 芳		
		副主编	吕志跃	李煌元	张爱华	
7	医学实验技术原理与选择（第3版）	主 审	魏于全			
		主 编	向 荣			
		副主编	袁正宏	罗云萍		
8	统计方法在医学科研中的应用（第2版）	主 编	李晓松			
		副主编	李 康	潘发明		
9	医学科研论文撰写与发表（第3版）	主 审	张学军			
		主 编	吴忠均			
		副主编	马 伟	张晓明	杨家印	
10	IBM SPSS 统计软件应用	主 编	陈平雁	安胜利		
		副主编	欧春泉	陈莉雅	王建明	

11	SAS 统计软件应用（第 4 版）	主　编　贺　佳
		副主编　尹　平　石武祥
12	医学分子生物学实验技术（第 4 版）	主　审　药立波
		主　编　韩　骅　高国全
		副主编　李冬民　喻　红
13	医学免疫学实验技术（第 3 版）	主　编　柳忠辉　吴雄文
		副主编　王全兴　吴玉章　储以微　崔雪玲
14	组织病理技术（第 2 版）	主　编　步　宏
		副主编　吴焕文
15	组织和细胞培养技术（第 4 版）	主　审　章静波
		主　编　刘玉琴
16	组织化学与细胞化学技术（第 3 版）	主　编　李　和　周德山
		副主编　周国民　肖　岚　刘佳梅　孔　力
17	医学分子生物学（第 3 版）	主　审　周春燕　冯作化
		主　编　张晓伟　史岸冰
		副主编　何凤田　刘　戟
18	医学免疫学（第 2 版）	主　编　曹雪涛
		副主编　于益芝　熊思东
19	遗传和基因组医学	主　编　张　学
		副主编　管敏鑫
20	基础与临床药理学（第 3 版）	主　编　杨宝峰
		副主编　李　俊　董　志　杨宝学　郭秀丽
21	医学微生物学（第 2 版）	主　编　徐志凯　郭晓奎
		副主编　江丽芳　范雄林
22	病理学（第 2 版）	主　编　来茂德　梁智勇
		副主编　李一雷　田新霞　周　桥
23	医学细胞生物学（第 4 版）	主　审　杨　恬
		主　编　安　威　周天华
		副主编　李　丰　杨　霞　王杨淦
24	分子毒理学（第 2 版）	主　编　蒋义国　尹立红
		副主编　骆文静　张正东　夏大静　姚　平
25	医学微生态学（第 2 版）	主　编　李兰娟
26	临床流行病学（第 5 版）	主　编　黄悦勤
		副主编　刘爱忠　孙业桓
27	循证医学（第 2 版）	主　审　李幼平
		主　编　孙　鑫　杨克虎

28	断层影像解剖学	主　编	刘树伟　张绍祥
		副主编	赵　斌　徐　飞
29	临床应用解剖学（第 2 版）	主　编	王海杰
		副主编	臧卫东　陈　尧
30	临床心理学（第 2 版）	主　审	张亚林
		主　编	李占江
		副主编	王建平　仇剑崟　王　伟　章军建
31	心身医学	主　审	Kurt Fritzsche　吴文源
		主　编	赵旭东
		副主编	孙新宇　林贤浩　魏　镜
32	医患沟通（第 2 版）	主　审	周　晋
		主　编	尹　梅　王锦帆
33	实验诊断学（第 2 版）	主　审	王兰兰
		主　编	尚　红
		副主编	王传新　徐英春　王　琳　郭晓临
34	核医学（第 3 版）	主　审	张永学
		主　编	李　方　兰晓莉
		副主编	李亚明　石洪成　张　宏
35	放射诊断学（第 2 版）	主　审	郭启勇
		主　编	金征宇　王振常
		副主编	王晓明　刘士远　卢光明　宋　彬
			李宏军　梁长虹
36	疾病学基础	主　编	陈国强　宋尔卫
		副主编	董　晨　王　韵　易　静　赵世民
			周天华
37	临床营养学	主　编	于健春
		副主编	李增宁　吴国豪　王新颖　陈　伟
38	临床药物治疗学	主　编	孙国平
		副主编	吴德沛　蔡广研　赵荣生　高　建
			孙秀兰
39	医学 3D 打印原理与技术	主　编	戴尅戎　卢秉恒
		副主编	王成焘　徐　弢　郝永强　范先群
			沈国芳　王金武
40	互联网＋医疗健康	主　审	张来武
		主　编	范先群
		副主编	李校堃　郑加麟　胡建中　颜　华
41	呼吸病学（第 3 版）	主　编	王　辰　陈荣昌
		副主编	代华平　陈宝元　宋元林

71	眼科学（第3版）	主　审	崔　浩	黎晓新		
		主　编	王宁利	杨培增		
		副主编	徐国兴	孙兴怀	王雨生	蒋　沁
			刘　平	马建民		

72	灾难医学（第2版）	主　审	王一镗		
		主　编	刘中民		
		副主编	田军章	周荣斌	王立祥

73	康复医学（第2版）	主　编	岳寿伟	黄晓琳
		副主编	毕　胜	杜　青

74	皮肤性病学（第2版）	主　编	张建中	晋红中	
		副主编	高兴华	陆前进	陶　娟

75	创伤、烧伤与再生医学（第2版）	主　审	王正国	盛志勇		
		主　编	付小兵			
		副主编	黄跃生	蒋建新	程　飚	陈振兵

76	运动创伤学	主　编	敖英芳			
		副主编	姜春岩	蒋　青	雷光华	唐康来

77	全科医学	主　审	祝墡珠	
		主　编	王永晨	方力争
		副主编	方宁远	王留义

78	罕见病学	主　编	张抒扬	赵玉沛	
		副主编	黄尚志	崔丽英	陈丽萌

79	临床医学示范案例分析	主　编	胡翊群	李海潮		
		副主编	沈国芳	罗小平	余保平	吴国豪

全国高等学校第三轮医学研究生"国家级"规划教材评审委员会名单

目　录

导言 ……………………………………… 1
　一、概述 …………………………………… 1
　二、医学哲学的历史 ……………………… 2
　三、学习医学哲学的目的与意义 ……… 6
第一章　疾病与健康 ……………………… 14
　第一节　疾病概念的历史演变 ………… 14
　　一、本体论的疾病概念 ……………… 15
　　二、生理学的疾病概念 ……………… 15
　　三、演化论的疾病概念 ……………… 16
　第二节　健康概念的丰富维度 ………… 17
　　一、世界卫生组织的"健康"定义 …… 17
　　二、健康与正义 ………………………… 18
　　三、健康与疾病的相对性 …………… 19
　第三节　健康主义及其悖论 …………… 20
　　一、何为健康主义概念？ …………… 20
　　二、健康主义与科学主义、消费主义之关系 … 21
　　三、健康主义的悖论 ………………… 23
第二章　医学的身体观 …………………… 27
　第一节　医学中身体观念的演变 ……… 27
　　一、与自然一体的身体观 …………… 27
　　二、与自然分离的身体观 …………… 28
　　三、机械化的身体观 ………………… 29
　第二节　现代医学与身体的不确定性 … 30
　　一、透明的身体：从医学成像到虚拟医学 … 30
　　二、可替换的身体：器官移植与自我认同危机 … 32
　　三、赛博格的身体：从辅助身体到罢黜身体 … 33
　第三节　现象学视野下的身体研究 …… 35
　　一、具身现象学 ………………………… 35
　　二、患病经验的现象学描述 ………… 35
第三章　生命、死亡与医学 ……………… 38
　第一节　生命的真相与医学的真谛 …… 38
　　一、叩问生命的真相 ………………… 38

　　二、医学的二元性特征 ……………… 39
　　三、医学哲学的核心观点 …………… 39
　第二节　死亡的生命叙事与哲学叙事 … 40
　　一、生物学死亡与技术救助 ………… 40
　　二、死亡本质的哲学阐释 …………… 41
　第三节　现代衰老与死亡意识的嬗变 … 42
　　一、衰老抵抗与死亡恐惧 …………… 42
　　二、安乐死与死亡协助 ……………… 42
　　三、自然死亡与尊严辞世 …………… 43
　　四、生命与死亡教育 ………………… 43
　第四节　死亡救助与医学的现代性 …… 44
　　一、医学与死亡的必然性 …………… 44
　　二、永不言弃的悖论 ………………… 45
　　三、现代社会的死亡抉择 …………… 46
第四章　医学解释及其理论 ……………… 48
　第一节　医学的解释模型 ……………… 48
　　一、疾病解释 …………………………… 48
　　二、医学叙事 …………………………… 50
　　三、医学隐喻 …………………………… 52
　第二节　医学知识的本体论 …………… 54
　　一、医学知识的结构与特点 ………… 55
　　二、医学知识的本体论承诺 ………… 57
　第三节　医学理论的哲学假定 ………… 58
　　一、机械论与有机论 ………………… 58
　　二、二元论与整体论 ………………… 60
　　三、还原论与突现论 ………………… 62
　　四、经验论与唯理论 ………………… 63
第五章　医学发现与发明 ………………… 67
　第一节　医学的思维方式 ……………… 67
　　一、思维与医学思维 ………………… 67
　　二、医学发现与医学发明的思维特点 … 68
　第二节　逻辑与经验 …………………… 72

一、医学问题 ···············72
二、猜测、反驳与假说 ··········73
三、推理、分析与综合 ··········74
四、直觉与灵感 ·············75
第三节 研究设计 ············77
一、概率和随机性 ············77
二、因果关系和归纳 ···········77
三、随机对照试验 ············79
四、其他研究设计 ············80
第四节 机遇 ··············82
一、机遇认识 ··············82
二、机遇作用 ··············82
三、机遇把握 ··············83
第五节 创新 ··············85
一、创造与创新 ·············85
二、医学创新的原动力 ··········85
三、医学创新性思维的特征与过程 ···86
四、医学创新性思维的培养与运用 ···87

第六章 临床决策 ············91
第一节 面临的问题和挑战 ·······91
一、医学高新技术带来的问题 ······91
二、医疗费用上涨与临床决策质量提高
不同步 ···············91
三、临床诊疗不规范 ···········92
第二节 医学决策学的微观层次——临床
决策 ··············92
第三节 临床决策的四个维度 ······93
一、临床决策的科学维度 ········93
二、临床决策的伦理法律维度 ······94
三、临床决策的心理学维度 ·······94
四、临床决策的经济学维度 ·······94
第四节 临床决策模式 ·········95
一、家长式决策 ·············95
二、知情决策 ··············95
三、共享决策 ··············95
第五节 临床决策研究的热点问题 ····96
一、健康经济学与成本-效益分析 ····96
二、临床方法学研究进展 ········97
三、医患双方的临床决策选择 ······98
四、公共卫生服务研究和诊疗策略的关系 ·99
五、临床策略与治疗指南 ········100
六、高新技术与适宜技术效果的平衡关系 ·101

第七章 临床共识 ···········104
第一节 临床共识的起源与发展 ·····104
一、临床共识的历史回顾 ········104
二、临床共识形成的方法 ········106
三、临床共识的分类及相关问题 ····107
第二节 临床共识的方法论审视 ·····108
一、科学知识社会学视野下的临床共识 ··109
二、临床共识与疾病的复杂性 ·····109

第八章 医务人员 ···········112
第一节 现代医学主体的性质、特点和
作用 ·············112
一、现代医学主体的规定性 ·······112
二、现代医学主体的本质属性 ······112
三、现代医学主体在医学认识中的作用 ··113
第二节 医学认识主体的知识结构 ····115
一、医学认识主体知识结构的概念和类型 ··115
二、医学认识主体应具备的知识 ····116
三、建立合理知识结构的途径和方法 ···116
第三节 医学认识主体的能力结构 ····117
一、医学认识主体能力结构的基本框架 ··117
二、医学认识主体的几种主要能力 ···118
第四节 医学认识主体的人格结构 ····120
一、人格的概念及其结构 ·······120
二、人格结构的基本层次构成 ·····121

第九章 患者 ·············127
第一节 患者:祈求者 ·········127
一、患者之求 ··············127
二、患者之苦 ··············128
三、患者之德 ··············128
四、患者之责 ··············128
五、患者之权 ··············130
第二节 患者:忧虑者 ·········130
一、患者的认知 ·············130
二、患者的尊严感 ···········131
三、患者的心理活动 ··········133
四、患者(家属)的心态 ········134
第三节 患者:特定行为特征 ······134
一、患者的行为 ·············134
二、患者行为障碍 ···········135
三、患者求医行为 ···········135
四、遵医行为 ··············135
第四节 患者与医生之间的信任 ·····135

一、患者对医生的预设不信任危机 …………… 136
二、医患信任的正向演变过程 ………… 136
三、医患信任的影响因素 ………… 137
四、我国医患信任危机的解决对策 ………… 137

第十章　传统医学与补充替代医学………… 140
第一节　医学形态的多样性 ………… 140
一、巫术医学 ………………… 141
二、宗教医学 ………………… 142
三、朴素医学 ………………… 144
四、科学医学 ………………… 145
第二节　多种医学形态的共时性 ……… 147
一、人类健康观念的多样性与行为表现的
复杂性 ………………… 147
二、人类健康需求的根本性与多样性 ……… 148
三、不同形态医学的价值 ………… 149
四、对待传统医学与补充替代医学的态度 … 151

第十一章　循证医学的哲学……………… 156
第一节　循证医学的发生与发展 ……… 156
一、循证医学产生的社会背景 ………… 156
二、循证医学产生的具体医学需求 ……… 157
三、循证医学发展的技术支撑 ………… 158
四、循证医学的当代发展 ………… 159
第二节　循证医学的概念及其认识论
争议 ………………… 160
一、循证医学的定义 ………… 160
二、循证医学与传统经验医学的差异性 …… 161
三、循证医学的认识论批评与回应 ……… 162
第三节　循证医学的伦理学争议 ……… 164
一、循证医学的伦理学基础 ………… 164
二、循证医学证据价值的争论与回应 ……… 165

第十二章　社会与政治视域中的健康问题… 169
第一节　作为社会问题的健康 ………… 169

一、健康何以构成社会问题? ………… 169
二、社会进步与人的健康 ………… 172
三、社会的健康水平平等 ………… 173
第二节　作为政治问题的健康 ………… 174
一、生命政治与"生命本身的政治" ……… 175
二、卫生保健制度的政治规定性 ………… 177
三、健康公平的政治伦理意蕴 ………… 178
第三节　维护和保障健康的社会和
政治责任 ………………… 180
一、从社会进化维度看人类对自身健康的
责任 ………………… 180
二、预防健康风险的政治意涵 ………… 181
三、中国的成就与社会健康目标及其实现 … 184

第十三章　医药高新技术中的哲学问题…… 187
第一节　医药技术是什么 ………… 187
一、医药技术的定义及要素 ………… 187
二、医药技术的特征 ………… 189
三、医药技术负载人类价值 ………… 191
四、"医药技术"与"医学科学"的区别 … 191
第二节　医药技术哲学研究进路 ……… 193
一、技术哲学的兴起 ………… 193
二、两种研究进路 ………… 194
三、医药高新技术的社会批判 ………… 195
第三节　医药高新技术风险及规避 …… 196
一、医药高新技术创新及限定因素 ……… 196
二、技术风险及其规避 ………… 196
三、医药高新技术风险分析 ………… 197
第四节　医药高新技术伦理 ………… 198
一、可遗传基因编辑技术的伦理挑战 ……… 198
二、神经技术伦理 ………… 199
三、精准医学伦理 ………… 200
四、医疗人工智能伦理 ………… 201

导　言

医学哲学是对医学科学和医疗实践中蕴涵问题的反思。医学哲学有着悠久的历史。人类的生老病死是医学探究永恒的主题，而生命与死亡的意义、健康与病痛的价值则始终是哲学追问的无尽源泉。

一、概述

在讨论医学哲学的概念之前，首先应考察医学哲学这一组合词涉及的医学和哲学之间的三种关系：医学与哲学（medicine and philosophy），医学中的哲学（philosophy in medicine），医学的哲学（philosophy of medicine）。所谓"医学与哲学"即医学与哲学共同关注的问题，例如意识问题、心身问题、知觉和语言问题。医学与哲学可基于自身的学科特性来探讨问题，同时可借鉴两个学科概念资源来解释或解决问题，例如当代生物医学前沿的蛋白质组学、疾病基因组学等，为哲学的还原论与整体论论争提供了丰富的理论资源，而科学哲学的"范式"理论为解释医学模式的转变奠定了理论基础。"医学中的哲学"是指医学研究、医疗实践及卫生政策中所涉及的哲学问题，例如医学研究的方法论、临床决策及卫生政策伦理等。而医学的哲学则是指应用哲学的思想与方法——批判性反思、辩证推理，来揭示医学的价值和目的，追问医学中所涉及的根本性问题，哲学家在医疗场所作为教育家和训练有素的思想家，审视与反思医生的日常活动，例如健康与疾病的概念、生命与死亡的意义、医患关系的本质等。因此，医学哲学是一门研究医学和卫生保健领域的形而上学、认识论和方法论的学科。

所谓医学的形而上学即阐明人们如何理解医学的基本问题，也就是人们的医学观。形而上学一词来自古希腊语"τα μετα τα φυσικα"，意思是"在自然之后"，中文的翻译取自《易经》"形而上者谓之道"的含义。分析与理解医学的形而上学问题，研究人们的医学观念具有重要的理论与实践意义，例如，医学的目的，生命与死亡的价值，健康与疾病的意义等抽象问题，以及自身免疫反应是生理过程还是病理状态，干细胞（stem cells）的含义究竟是"全能"（toti-）还是"多能"（pluri- or multi-）或是"潜能"（uni-potency）及"原初"（progenitor）的细胞形态等具象问题。形而上学探求的是医学科学目前尚不处理或不能处理的问题，是医学的元科学（proto- 和 metascientific）问题。科学发展的历史就是各门科学从哲学中不断分化、独立的历史，最早独立出来的是几何学，之后是物理学、化学、生物学、心理学，20世纪50年代后，逻辑学也随着计算机科学的建立而从哲学中独立出来。

尽管各门学科不断从哲学中分化出去，但又留给哲学一些独特的问题，有些甚至是永远需要面对的问题。这便是一般形而上学（metaphysica generalis）的问题，即本体论（ontology）问题，是研究存在者的本质规定，讨论事物的一般性质。在医学史上，疾病的本体论，即"疾病究竟是什么"始终是一个争论不休的问题。是否存在着独立的疾病实体？患者是一个机械性构造的躯体还是身体、心理与精神上相互缠绕的一个完整的人？19世纪法国医学家特鲁索（Armand Trousseau，1801—1867）提出"没有疾病，只有患者"的观点，认为并不存在脱离个体患者的抽象疾病，而疾病实在论者则主张疾病实体的存在，并可通过疾病分类学来认识、诊断和治疗疾病。不过，问题并不是如此简单，例如在精神疾病和心身疾病的问题上，疾病的本体论问题依然存在着激烈的争论。

医学认识论是研究医学知识的理论。医学认识论试图回答医学知识是什么，我们能知道什么医学知识，我们如何获得医学知识，什么是医学理论或医学假说，以及如何判断医学理论的真理性等。这些分析与理论有助于我们更好地理解医学知识的特性、作用及局限性，理解医学知识和临床共识是如何建构起来的，理解医学知识的语义学和语用学特点。医学认识论涉及医学思维、临床判断与决策及科学解释等方面。

医学思维可分为客观与主观两方面，客观思维指的是理性思维、经验思维和逻辑推理，而主观思维指的是直觉、价值判断和叙事推理。客观思维提供论据的逻辑有效性和命题知识的真实性，而主观思维则涉及通常不能被客观思维处理的问题，例如判断患者的感受。在临床实践中，客观思维与主观思维是互补的思维方式。

临床判断与决策是医疗实践中重要的认识论问题，基于科学推理和循证原理的临床判断与决策是临床诊疗的保障，但易造成忽视患者的家长制决策模式，在临床判断与决策过程中重视患者的参与将有利于提升临床决策的质量。

科学解释是运用科学原理或规律对现象进行解释，从而给出现象产生的原因与根据。例如，若知道一种疾病是什么导致的，可通过给出细菌是该病的病原体来解释。科学解释可分为假说与理论，假说是根据已知的经验事实和科学原理，对未知现象做出的假定性解释，而理论则是经科学实践验证了的系统化知识体系。医学知识的科学解释有几种类型，首先是"演绎 - 律则"模型（D-N模型）和"归纳 - 统计"模型（I-S 模型），前者至少由一个科学定理和初始条件构成，通过逻辑推导出结论，但在医学解释中 I-S 模型更为常用，例如吸烟易导致肺癌的解释。其次是因果关系模型（C-R 模型），因果解释取决于连续事件的规律性。在医学领域早期的因果关系多为线性的、机械性的因果解释，20 世纪末，萨加德提出因果网络理论，即疾病的发生往往是多因素相互作用的结果，为生物医学解释提供了新的模型。再次是结构 - 功能解释（structural-functional explanation），例如肾脏滤过血液排出代谢废物（功能）是因为肾小球的毛细血管通透性（结构）。最后是叙事解释（narrative explanation），在临床实践中，尤其是在疾病原因的追溯中叙事解释受到重视，例如了解患者心理与精神疾患的原因，了解患者的经历与故事也是临床人文医学的一种重要实践。

20 世纪以来，关于科学方法论的讨论已日渐式微，随着科学的发展，科学家对如何研究自然已有了深入的理解，并体现在建立起来的理论与实验程序中，科学家知道应如何进行科学研究，并不需要哲学来指导。然而，应当指出的是，科学家关于方法论的实践知识是隐含的，而不是明晰的。虽然科学方法论对于科学家而言不甚重要，但对于人们认识与理解科学发现和技术创新可提供理性的解释。因此，对科学方法论的哲学反思，与其说是有利于科学家更好地从事科学研究，不如说是为了人类在总体上更好地认识科学与理解科学。

二、医学哲学的历史

1. 中西方医学哲学思想的悠久传统　历史上医学与哲学一直保持着密切的联系。古希腊医学将健康与疾病的理解建立在自然哲学的基础之上，试图用经验而非神力或超自然的力量来解释宇宙的运行和人类的生老病死。毕达哥拉斯（Pythagoras，约公元前 570—前 490）在数学研究的基础上提出世上万物的本源来自"数"，正如数字可分为奇数与偶数两类一样，世间万物亦可分为相对的两类，如冷与热、干与湿，其和谐或平衡是事物存在的第一原理。阿尔克迈翁（Alcmaeon，鼎盛年约月公元前 500 年）明确地提出健康是冷热、干湿特性的和谐统一，当某一因素过度便会导致疾病，如过热引起发热、过冷引起恶寒。恩培多克勒（Empedocles，约公元前 500—前 430）提出所有物质都是由四种元素——气、土、水、火构成的，宇宙和人类是这四种元素的不同混合变化而生成的。希波克拉底（Hippocrates，约公元前 460—前 370）在四元素思想的基础上，提出了体液病理学说，即宏观宇宙的四元素在人体的小宇宙里形成四种体液：血液、黏液、黄胆汁和黑胆汁。四种体液在人体中保持平衡便是健康，若某种体液过多或变质则导致疾病。每个个体的四种体液混合平衡并不完全相同，因此产生不同的个性特征，可分为多血质、黏液质、胆汁质和忧郁质四种气质。希波克拉底的体液病理学说和气质学后经过盖伦（C.Galen，129—216）的完善，影响西方医学达 2 000 多年。

中国传统医学理论也建立在自然哲学的基础

之上。中医理论认为自然是一个有机的整体，阴阳的概念用来表达从宇宙到人体所有物质存在的相互对立、相互联系、相互转化的两方面。《黄帝内经》强调"阴阳者，天地之道也，万物之纲纪，变化之父母，生杀之本始，神明之府也，治病必求于本"，即阴阳的对立统一是一切事物发展的基础，健康与疾病的根本，生命与死亡的原因。五行的观念试图将世界上的所有物质归纳为木、火、水、土、金五大类，并以此来考察事物之间的联系与影响。中医运用五行学说来解释人体的生理病理，根据五行的生克乘侮原则，来阐释人体心、肝、脾、肺、肾五大系统之间的相互联系和相互制约关系，确立了人体是一个有机统一的整体，并由此确立中医的诊断治疗原则。

欧洲中世纪时期，医学受到基督教文化的影响，古希腊崇尚健康、重视躯体的传统被身体作为灵魂的居所的观念所替代，躯体的疾病是上帝的惩罚或对上帝忠诚的考验，因此忍受考验和磨难是必不可少的，疾病治疗是体现上帝的爱的行为，而且应当由上帝或他的仆人来施行。中世纪的医学实际上分为宗教医学与世俗医学两部分。宗教医学强调疾病是对罪恶的处罚，治疗疾病体现的是上帝的仁爱与宽恕，而且治疗主要是通过祈祷、忏悔、驱魔、圣物、符咒和咒语来实施的。在中世纪的文献里有许多世俗医学对疾病治疗的无能为力，而疾病的治愈常常是圣徒的治疗或者是圣物的奇迹。例如，圣托马斯（St.Thomas）的血液可治愈失明者、失聪者、精神病患者及麻风病患者，圣露西（St.Lucy）能治愈眼病，而圣塞巴斯蒂安（St. Sebastian）则是治疗瘟疫的好手。基督教认为医学是"第二哲学"，第一哲学的功能是治愈人的灵魂，而第二哲学的功能是治愈人的躯体。因此，医学知识也是基督智慧的一部分。中世纪晚期，随着大学的兴起，医学教育成为大学的核心部分之一。中世纪大学大多设有神学系、法学系和医学系。神学院讲授神学知识，探究的是人与上帝的关系；法学院讲授道德知识，探究的是人与社会的关系；医学院讲授科学知识，探究的是人与自然的关系。中世纪的医学教育主要是理论教学，自然哲学（包括占星术）与医学概论占据着医学教育的重要位置。

在欧洲中世纪医学深受基督教影响之时，阿拉伯医学继承了希腊的哲学与医学传统，并将之与伊斯兰文化相融合，形成了希腊 - 阿拉伯医学体系，也称为优难尼（Yunani）医学体系。累塞斯（Rhazes，865—925）和阿维森纳（Avicenna，980—1037）是对希腊 - 阿拉伯医学体系贡献最大的两位医学家，也是当时最著名的哲学家。累塞斯自认是苏格拉底和柏拉图的继承者，认为上帝、灵魂、时间、物质和空间是五种永恒的存在。他强调理性的作用，在《心灵医学》（*Spiritual Physic*）的第一章中，他提出理性是治理或不治理、控制或不控制、引发或不引发心灵疾病的终极权威。他反对迷信权威，批评把盖伦的著作当成永恒的真理，认为医学知识的进步只能来源于临床实践。在他著名的《医学集成》中，累塞斯指出成功的治疗需要医患双方密切合作，如同医生对患者有道德上的义务一样，患者也有信任医生和配合医生的责任，博学的医生加上服从的患者是疾病康复的基础。阿维森纳的《医典》是一部百科全书式的医学巨著，它总结了希腊、罗马、阿拉伯的医学成就，吸收了中国、印度医学的经验，影响中世纪的医学达数百年。阿维森纳在《医典》中给出了医学科学的定义：医学是知晓人体的各种健康或不健康状态，为何失去健康及如何恢复健康的科学。他认为医生若不明了决定健康与疾病的原因，便谈不上如何恢复健康。因此，他根据亚里士多德的哲学思想将疾病的原因归纳为四类：物质原因、功能原因、气质原因和终极原因。阿维森纳非常重视人体的整体性，强调人体内在因素与外在环境的相互作用在疾病发生过程中具有重要影响，预防疾病的有效方法是适宜的锻炼、充足的睡眠和合理的营养。

2. 现代医学的兴起与医学哲学的演化 17世纪之后，随着医学科学的发展，医学哲学通过提出疾病的自然致病因素、梳理疾病自然史的规律，将医学从神话与宗教中分离出来。在笛卡尔等人的影响下，机械论者主张人的身体也是一部精细的机械，人体的生理病理现象都可用机械原理来阐明。而医药化学学派则按照人体的酸碱平衡来解释健康与疾病。随着经验的积累与丰富，医生们更加注重临床观察和实验，凭借经验与实验建立了医学的理论和研究方法，而自然哲学在医学理论建构中的作用日渐淡化。医学与哲学的关系也由此发生了根本性转变，哲学不再作为医学理论的基础，也不再作为解释疾病原因和指导诊断治疗的具体指南，而是试图从观念的层面来理解和解释疾病、痛苦、伤残和死亡等现象，这是一种研究方法与思想观念层面的转变。医学哲学成为一门研究关于医学本质与价值的科学。

在19世纪，医学界关注医学哲学的另一个重要因素是对医学划界问题的讨论。随着科学医学的诞生，医学的职业化进程加速，经过医学院正规教育的医生开始为提高其社会地位和职业价值而努力，并与各色各样的非正统医生展开论争。正统医生们声称医疗实践应当建立在生理学、细菌学、免疫学等医学科学的基础之上，而未经科学验证的、基于经验的传统疗法应当逐渐退出医学领域，这些非正统的治疗者实际上是江湖骗子。因此，医学需要确立科学的划界标准，并在此基础上制定严格的医疗执照法规，将庸医或江湖骗子从医疗市场上清除出去。与此相关联的是对待传统医学的认识问题。随着生物医学科学在西方国家逐渐占据统治地位，欧美各国的传统医学，如顺势疗法、整脊疗法、水疗等基本被排斥在主流医学之外。日本明治维新之后引入现代医学，并最终导致源自中医的汉方医学被废止。中国近代以来也发生过多次有关中医存废的论争，其核心都是聚焦在传统医学的科学性问题。尽管对传统医学是否科学争议不断，人们也承认临床医疗实践的经验性特征，但在科学进步观念的影响下，医学被划入自然科学，医学知识应当通过实验室、解剖室，以及临床上无偏见的、无涉价值的、客观的观察与实验来获取与验证。患者成为医学的客体，其疾病的客观指标更为重要，而主观感受则不再被充分重视。不过，依然有医学家试图通过强调医学也是一门艺术来阐释医学的特性。医生应当特别注意患者的个体性，正如艺术家的个性决定他的成就一样，重视患者的个体性是成功地诊断与治疗疾病的重要影响因素。

3. 当代医学哲学的复兴　20世纪60年代之后，医学哲学再次成为一个重要的研究领域。现代医学技术迅速发展，在为人们提供疾病诊断治疗有效手段的同时，也引发了一系列的社会、伦理与法律问题，使得人们不得不从哲学层面来反思这些难题。

首先，随着分子生物学的发展，生命的基本构成从细胞深入到生物大分子层面，生命的本质究竟是什么的问题再次显现出来。分子生物学发展之初，还原论与线性思维指导生物学家探寻生命活动的规律，他们认为生命的构成与非生命没有本质区别，生命活动也遵循物理和化学的基本规律，提出了一个基因决定一个蛋白质，从而决定一种生物功能的假说。然而，随着基因组和蛋白质组等整体性研究的兴起，科学家发现生命的复杂性并非经典实验生物学理论能够完全解释的，例如对遗传和突变机制的研究呈现出的生命自我完善趋势。生命的这种自我完善趋势被称为"可进化性"（evolvability），即生物体具有一种产生可供选择的表型变异能力。自然选择的力量并不直接作用于基因组序列的突变，而是作用于复杂生物系统层面上的表型变异，生物体内的各种调节机制、代谢过程和区域定位等因素是最终决定表型变异的充分条件。当代生命科学已从研究单一代谢途径或信号传导通路转向研究细胞活动网络和生物大分子之间的复杂作用关系，从线性思维走向复杂性思维，从还原论拓展到整体论。生殖医学的发展将生命本质的理论问题变为实践问题，例如生命从什么时候开始的问题，直接涉及受精卵与胚胎生命特性；克隆技术涉及人的生命是否可以被复制，生命是否可以被人工制造；胚胎干细胞技术涉及是否应当操纵生命的问题。

其次，随着维持生命技术的发展，有关"安乐死"的讨论引起了社会的广泛关注。早在20世纪初，发明了通过心脏按压和心内注射肾上腺素的人工复苏技术；20世纪50年代，人工呼吸机已在临床上广泛使用；60年代，现代心脏起搏器投入临床应用，医生们维持生命的责任与能力明显增强，且挽救了许多濒临死亡的患者。然而，从20世纪60年代起，人们开始对降低尊严、花费巨大而且通常无效的维持生命技术感到不满。这种不满导致了对尊严死亡和安乐死问题的讨论，并由此提出了生命质量论和生命价值论。医学新技术，如心肺复苏、人工呼吸机、器官移植等的临床应用，使得传统的以呼吸与心跳停止来判定死亡的标准面临极大的挑战。机械通气装置可使患者在较长的时间里维持呼吸及循环功能，但是脑循环由于颅内压超过脑的灌注压而处于循环停止状态,虽然呼吸及循环功能尚存,脑功能却已丧失且不可逆转。1968年,美国哈佛大学医学院的学者提出了将"不可逆性昏迷"视为判定死亡的新标准。"脑死亡"概念的提出使得医学界与哲学界不得不再次面对究竟什么算"活着"的难题。脑死亡概念提出半个多世纪以来,一直充满了争议,这不仅是一个科学的问题,也与我们的传统文化、观念信仰有着密切的关系,需要从哲学层面加以阐释。

再次,新医学模式的提出开启了当代医学观念变革的大幕。1977年美国精神医学教授乔治·恩格尔在《科学》杂志发表"呼唤新的医学模式——对生物医学模式的挑战",呼吁当代医学应当从生物医学模式向生物-心理-社会医学模式转变。随着医学的发展和疾病谱的转变,尤其是传染病、营养缺乏性疾病得到较好控制之后,心理、行为、社会、环境因素对健康与疾病的影响已成为医学界的共识。医学技术可以简单地复制,但医学思想则不能,新的医学观需要系统地重构,它不仅涉及对生命、对死亡、对疾病的再理解、再定义,而且还需要真正贯彻到卫生决策、医学教育、临床治疗等实践中。近代医学初兴之时,心身二元的机械论策略成功地摆脱了复杂系统不确定性的纠缠,疾病与患者的分离有助于医生寻找各种手段来祛除疾病、消灭疾病。随着医学研究的深入,心身二元论的策略受到了挑战,医学家们意识到心-身分裂的研究格局在当代必须打破。不过,今天的阻力并非来自神学的权威,而来自生物医学及还原论方法的强大惯性。恩格尔从质疑、批判当代医学的基础——还原论及其方法入手,表现出广域思考的眼界和敢于怀疑、批判固有观念的胆识,他通过对精神分裂症与糖尿病的比较研究,来区分躯体疾病与精神疾病的差异,以突显现代疾病的类型意义。它对慢性、复杂性、与生活及社会因素相关的疾病提供了社会、心理、文化的解释路径,从而为新的医学模式的提出开辟了道路。很显然,作为精神医学专家的恩格尔不满于现代医学研究与疾病分析的唯一性解释,他期望通过多元解释、多元关怀及构造多元的解释模型来阐释疾病的本质及其原因,提出了生物-心理-社会医学模式。新医学模式直接推动了心身医学、社会医学的兴起与建制化,促进了医学人文教育的发展;间接推动了医学哲学(多元模型)与卫生服务(人性化)的观念更新与制度转型。

最后,医学目的的讨论是国际医学界对当代医疗危机的哲学反省。20世纪90年代,美国海斯汀中心的卡拉汉教授发起"医学的目的"的讨论,邀请了包括中国在内的多国学者参与,并形成了重新确定的"医学目的"四点共识,即预防疾病和损伤,促进和维护健康;解除病灾引起的疼痛和疾苦;照料和治愈有病的人,照料不能治愈的患者;避免早死,追求安详的死亡。重提"医学目的"是因为人们看到了医学技术发展在逐渐征服了对人类危害最为严重的传染病之后所面临的新挑战,敏锐地发现这些新的问题来自医学技术的成功造成的未料到的后果。例如,从各种客观标准上看,人类的健康状况比以往都好,但人们对医疗保健的不满却日益增加,担忧自己不健康的人也在增加。人们一方面批评医学太专注于技术,另一方面又热切地期盼出现医学技术的新奇迹。因此,需要检视存在于我们自身中的观念悖论,重塑健康观、疾病观、生死观、治疗观。

20世纪50年代以后,以抗生素和疫苗为标志的医学对传染病的胜利,使得"消灭疾病""防御病原菌入侵""与病痛作斗争"等战争隐喻深入人心。无论是对传染病,还是新出现疾病的防治均采用了这种隐喻,如"向癌症宣战""与艾滋病作斗争""消灭结核病"等。现代医学的战争隐喻将疾病看成是外来物的入侵,"人"与"疾病"是两个对立的东西。人生病是因为疾病侵入了人体,疾病本身便是一个敌人。因此,驱除或消灭外来入侵者成为临床治疗的主要路径,化学药物和抗生素的成功似乎证明了这条路径的有效与正确。然而,在各种与人的生活与行为方式相关联的慢性病面前,这种战争模型不再灵验。经过半个多世纪与慢性病的较量,医学界开始意识到需要从一个新的维度来审视后传染病时代的健康与疾病,需要改变我们的疾病隐喻。人类所面临的各种慢性病、退行性疾病和遗传病,来源于代谢的改变、基因的变异,以及伴随着年龄增长而出现的功能减弱,这些显然已不是"外敌"的入侵,甚至也不能将其看作"异己",它们实际上是"自己"的一部分,是与生命缠绕在一起的。消灭外来入侵者的战争模型并不适用于由代谢、遗传和衰老等所引起的疾病,于是出现了替代疗法模型和共生 - 平衡模型。所谓替代疗法模型即治疗的目的不是治愈而是基本维持正常的生活,带病延年。共生 - 平衡模型把健康当作身体内平衡的问题,不平衡就会发生疾病。因此,治疗的基本要旨需从全身着手,现代的神经内分泌免疫学为这种模型提供了科学的解释。

此外,人们也清醒地认识到医学有自身的限度。当代医疗卫生领域危机的重要原因之一是人们期待医学技术最终将解除人类所有的病痛,呈现给人类社会一个健康、长寿的世界。生命的过程性决定了每个人必将由健康走向衰弱最终死亡,我们需要的是以恰当的心态来面对死亡。否则,人们将不可避免地处于生命最后时光依赖机器维持,且需承担巨大经济负担的境地。世界卫生组织认为,导致这场迫在眉睫的医疗危机的根源是医学的目的出现了偏移。"错误的医学目的,必然导致医学知识和技术的误用。"要解决这场全球性的医疗危机,必须对医学的目的做根本性调整:应当把医学发展的战略优先从"以治愈疾病为目的的高技术追求",转向"预防疾病和损伤,维持和促进健康";强调只有以"预防疾病,促进健康"为首要目的的医学才是供得起、可持续的医学,才有可能是公平和公正的医学。

4. 中国医学哲学的发展　中国的医学哲学的教育与研究起源于 1956 年国家制定的"十二年(1956—1967 年)科学发展远景规划",该规划确立了中国自然辩证法的发展规划,任务是探讨自然科学中的哲学问题。不过后来因为各种影响,自然辩证法的研究发展缓慢,直到 1978 年之后才全面展开。1979 年,彭瑞骢等在广州举办医学辩证法讲习会,就当时颇受关注的中医和西医结合是否能形成一个"新医学派"的问题展开热烈的讨论,最后形成了一个"三驾马车——中医、西医、中西医结合——长期共存"的共识,为 1980 年国家确立"中医、西医和中西医结合三支力量都要大力发展,长期并存,团结依靠这三支力量"的方针提供了重要参考。此外,这次会议还讨论了当时国际医学界和医学哲学领域的热点问题,如邱仁宗、阮芳赋介绍了生命伦理学,梁浩材介绍了社会医学的大卫生观念问题,杜治政等提出了

创办《医学与哲学》杂志的问题等。这次会议可看作为中国当代医学哲学的元年。

中国的医学辩证法是诸多医学人文社会科学的孵化器,例如医学伦理学、社会医学、卫生经济学、卫生法学、生命伦理学等都是从医学辩证法里发展起来的。实际上,医学辩证法始终强调,自然科学与社会人文科学的联盟在推动多学科和跨学科的研究方面做出了积极贡献。20 世纪 80 年代初,自然辩证法被确定为理工农医类硕士研究生必修的一门马克思主义课程。由于医学学科的特点——疾病观、人体观、治疗观及临床思维都是医学思想中非常重要内容,需要有专门的教材,因此,1985 年彭瑞骢主编了我国第一部医学辩证法教材——《医学辩证法》。20 世纪 90 年代之后,我国的医学哲学学科发展迅速,不仅在事关我国医学发展的理论问题上做出了积极探索,如医学模式的转变、医学的整合、临床决策研究等,与此同时,中国医学哲学界也跻身国际学术舞台,在全球健康、医学的目的、遗传伦理等重大问题方面提出了中国的观点,做出了重要的贡献。

三、学习医学哲学的目的与意义

医学哲学既是哲学的一个子学科,也是医学的一部分。医学哲学不是简单地套用哲学的理论和概念来解释医学中的具体问题,而是要阐释医学的目的与本质。医学哲学对医疗知识和实践的分析与批评,有助于人们更全面、深入地理解医学,认识到医学的复杂性、整体性和不完备性,认识到医学的限度。

1. 更好地理解医学　"医学是什么"是一个古老而又充满活力的论题,不同的时代、不同的文化,人们的答案各不相同甚至大相径庭。20 世纪中叶以来,有关医学是什么的争论不仅没有消退,反而随着循证医学和以患者为中心观念的提出而备受关注。因此,"医学是什么"不是一个简单的定义问题,而是一个内容丰富的哲学问题。从哲学上来考察医学,回答医学究竟是什么,有助于我们更加全面、准确地认识与理解医学。

(1)医学的复杂性:医学的目的是"促进健康、减少疾病、延长寿命"(培根),涉及人的生老病死,涉及人类的生存与发展,任何影响人体健康的因素都与医学相关。因此,1948 年世界卫生组

织提出了"健康是一种身体上、心理上和社会上的良好适应状态，而不仅仅是没有疾病或虚弱"的概念，1977 年恩格尔倡导"生物 - 心理 - 社会医学模式"，以及近年来强调的整合医学等，极大地拓展了医学的领域，形成了健康科学体系，充分体现了当代医学的复杂性特征。在这种既精细分化又高度综合的复杂性科学发展态势下，迫切需要人们具有全局意识、整体思维和整合能力。

然而，现代医学的高度分化使得无论是基础研究者还是临床医生，或者是公共卫生专家甚至卫生决策者都只是某个专业的专家，不可能做到通晓医学领域所有的问题，这就要求人们应意识到医学问题的复杂性和学科知识的不完备性，认识到维护人的健康需要在一个开放的复杂系统中寻找平衡，而且是在躯体、心理、社会文化与生态环境之间相互联系与相互影响之中的动态平衡，那种追寻简单、单一终极原因的还原论策略已不能适应于疾病解释模式。例如对于癌症的发生机制目前认为是由于生长基因的突变或是肿瘤抑制基因的突变，而基因的突变则又会受到遗传、行为、环境、病毒等多种因素的复杂影响。

此外，随着人口与流行病学形势出现的巨大变化，新发传染病、环境风险和行为风险，成为威胁人类健康的新问题。卫生资源分配的不公平、医疗服务质量的优劣及健康保险覆盖的差异，更进一步增加了医疗卫生领域的复杂性，而医疗卫生问题也需要制订多维度、多层面的解决方案。

（2）医学的整体性：人类对医学整体性的认识是一个螺旋上升的过程，从早期的思辨哲学的整体论到机械论的还原论，后来随着分子生物学到基因组、蛋白质组学的发展，对生命与疾病的认识从还原论和线性思维转变为整体性和非线性思维。当代的医学研究已不再局限于寻找单一代谢途径或信号传导通路，而是深入到细胞活动的网络和生物大分子之间的复杂相互作用关系层次。这既是基因组学、神经科学、转化医学等前沿领域研究的客观要求，也对传统的科学思想和方法提出了挑战。

在人类历史上，有关健康和疾病与社会和自然环境相关联的观念是诸多文明中的共同特征，但这种观念的表述却大多是模糊的、多义的，甚至有些是相互矛盾的。不同文化不同时期都存在某些关于自然 - 社会 - 人的整体性假设。中国传统医学中的整体论思想已得到普遍认可，古希腊医学也认为健康是一种和谐状态，疾病是和谐被破坏的表现，各种不正常的营养、气质等都可打乱元素之间的关系而造成疾病。实际上，直至 19 世纪中期以前的两千多年里，整体观念在西方医学中也很重要。

不过，17 世纪之后，随着物理、化学的发展，实验研究成为医学界获取知识的最重要途径，并使得还原论的价值观日渐盛行。医学界从器官到组织再深入到细胞水平，对身体的生理功能、生化过程及病理机制的关注越来越密切，期望通过对组成生命的最细微结构和最基础机制的洞察，来解释身体的各种生命和疾病现象。20 世纪，贝塔朗菲（Ludwig von Bertalanffy，1901—1972）提出一般系统理论，强调生物的整体性、动态结构、能动性和组织等级，把有机体看成一个系统，一个具有高度主动性的活动中心。现代免疫网络理论、神经 - 免疫 - 内分泌理论的建立，以及机体内分子信号传导机制的研究，都进一步为阐释整体论提供了有力证据。医学的整体论思想，是将人类的健康和疾病置于进化论的背景中来理解，这是一个漫长的演化过程，并在此过程中与自然和社会环境相互作用。整体论把身体看作一个统一的相互合作的系统，是个体情感、生物代谢、社会环境的动态平衡。

人类对身 - 心关系的感性认识由来已久，但直至 20 世纪，医学家才开始确切地明了精神心理因素影响躯体的原因。1936 年，加拿大医学家塞里（Selye）提出应激学说，认为在应激状态下，身体通过下丘脑 - 垂体 - 肾上腺轴的作用抑制免疫功能。20 世纪 80 年代后，医学家们又发现应激时还存在"非下丘脑 - 垂体 - 肾上腺轴"的调节作用。现代医学已证实人体系统间的整体性联系，如神经系统既有能直接连接腺垂体在内的内分泌组织和细胞，也有连接小肠壁集合淋巴小结的神经末梢。1977 年 Basedovsky 提出"神经 - 内分泌 - 免疫网络"（neuro-endocrine-immunity network，NEI 网络）的概念，指出神经、内分泌及免疫系统之间存在相互作用的生物学联系并阐述了其可能的作用途径、机制及生理和病理意义，为人类从分子层次认识生物的整体调控开辟了新路径。20 世纪 80 年代后，医学家证实了诸多神经递质、神经肽及激素可影响免疫细胞及免疫应答，而在免疫细胞膜上及胞内也有多种神经递质、神经肽或激素受体的表达；发现免疫细胞可合成某些神经肽或激素，而神经细胞及内分泌细胞也可合成及分泌免疫分子且细胞因子对内分泌影响亦极为广泛；由此，神经、内分泌和免疫系统间的整体性联系得到进一步阐明。

但是我们也应当承认，至今还原论思想及还原论方法依然具有重要的地位，整体论与还原论的冲突至少在医学领域在相当长的时间里还不会消失。这种冲突不可能消失是因为其本身就是人们对身体的结构与功能，对个体与社会、对人类与自然进行相互理解过程中的一部分。从历史的观点而言，医学思想是围绕着许多互相对立的观点而构成和演进的。在整体论与还原论的争论或冲突中没有简单的答案。在当代生命科学或生物医学领域，人们对人体的整体性认识也在不断深入、不断拓展。例如人类基因组、蛋白质组、人体代谢组等重大项目的研究，都是期望从整体的观点来理解和阐明人体结构、功能和代谢图景。细胞间的信息传导机制的探究将为揭示人体的整体性联系与影响提供更充分、确切的证据。人们也将更为清晰地认识到医学的整体性是如何被建构起来的。

（3）医学的不完备性及其限度：尽管当代医学从微观层面已深入到基因水平，从宏观层面已拓展到生态水平；对健康的关注已从躯体关联到精神、对疾病的理解也从社会延伸到文化，但是人类对于生命的认识尚在不断探索之中，对于疾病的解释也有待系统化，许多治疗方案依然是不完备的。人类的健康与疾病问题并非分子生物学、系统生物学、神经生物学等学科所能完全阐释的，也与自身的生活方式、行为模式、生态环境及社会文化密切相关。此外，人类还有一类疾病可能是进化所付出的代价。人类由爬行到直立，开阔了视野，解放了双手、增长了智力，但也因此付出了重力改变诱发脊柱病痛、内脏下垂及心脏负荷增加的代价。随着医学研究的深入，人们也认识到生命与疾病的缠绕，某些所谓"退行性疾病"或许就是生命进程的一部分。抗氧化剂可延缓衰老，但同时也可诱发一些疾病。例如胡萝卜素既可预

防动脉粥样硬化，也能增加某些人患癌的风险。尿酸有抗衰老的作用，也易诱发痛风。能为生命带来益处的免疫能力也常常引发疾病，自身免疫性疾病就是攻击入侵病原体能力过于强大的代价，癌症是机体自我修复能力所付出的代价。从遗传与进化的视角看，传染病病原体的进化速度远远超过人类免疫系统的进化，病原体的变异也超过药物的研发，人类与病原微生物之间的较量永远是一个此起彼伏的过程。

医学技术的广泛应用，各类药物的层出不穷，诊断方法的日新月异，提高了临床诊疗水平，但颇具讽刺意味的是，随之出现的医源性疾病和药源性疾病逐渐增多。所谓医源性疾病是指因医务人员的言语、行为和诊疗不当而引起的疾病。药源性疾病是指由于用药不当、药物不良反应及个体差异引起的疾病。医务人员的疏忽与责任心不强是导致医源性疾病的最主要原因，专业知识的局限性，尤其是忽视整体性和辩证思维，对疾病的性质与转归判断失误也是一个重要原因。此外，过度检查、过度用药、滥用抗生素等都会导致医源性或药源性疾病。只有认识到医学的局限性、诊疗手段的有限性，认识到人体和疾病的复杂性，我们才能做出适宜的临床决策，更好地救治患者。

2. 提升反思与批判性思维的能力　对医学理论与医疗保健领域基本问题的反思与批评是医学哲学的功能之一。随着当代医学技术的发展，新的观念与方法层出不穷，新的理论与学说不断涌现，而对于这些观点、方法、理论学说则需要认真清理、去粗取精，才能有所发现、有所创新。

（1）反思医学理论：医学理论是对生命和疾病现象根据已有的知识、经验、事实、法则及经过验证的假说，经由一般化与演绎推理的方法，得到的合乎逻辑的推论性总结。在不同的历史时期，人类对于生命与疾病现象的认识不尽相同。古希腊时期的体液病理学理论认为疾病是构成人体的四种体液失去平衡的结果，18 世纪的病理解剖理论强调疾病是人体器官结构受到破坏的结果，19 世纪的病原生物学理论则主张疾病是外来致病微生物侵入的结果。20 世纪 40 年代加拿大生理学家塞里提出的应激理论使人们对精神心理因素的作用有了进一步了解，他认为不良的心理、社会因素都可成为危害机体的刺激源引起机体产生一种

不均衡的应激态,发生非特异性的应激反应而可能导致机体患病甚至死亡。20 世纪末人类基因组研究的深入,又使得医学界对疾病的概念有了新的改变,甚至有人提出人类所有的疾病都是基因病。

在医学发展的进程中,医学理论一方面不断得以完善、发展,甚至被改写或颠覆,而另一方面古老的理论也会呈现出新的价值或得到重新阐释。例如,人类对免疫的认识经历了一个不断深化、全面的历史过程。古希腊医家希波克拉底认为人体存在一种"天然治愈力","以毒攻毒"的方法也被广泛应用于疾病的预防与治疗。中国宋代已开始用"人痘"来预防天花,18 世纪末英国医生詹纳(E.Jenner,1749—1823)用牛痘替代人痘,为人类战胜天花做出了贡献。但医学界对这种现象的认识尚停留在经验阶段。直到 19 世纪下半叶,俄国科学家梅奇尼科夫(E.Metchnikoff,1845—1916)提出细胞免疫学说,德国医师贝林(E.von Behring,1854—1917)和日本学者北里柴三郎(Kitasato Shibasaburo,1852—1931)提出体液免疫理论,医学界才试图对免疫现象做出科学的解释。然而,当时医学界对究竟是细胞还是体液在抗感染过程中发挥作用展开了激烈的争论。细胞免疫的观点获得了巴斯德的支持,而德国细菌学家科赫则坚信体液免疫理论是正确的,双方的论战前后持续了 20 多年。论战前期,由于技术的局限,人们无法看到人体内的吞噬细胞吞噬微生物的具体过程,体液免疫学得到了更多的证据支持。随着研究的深入,细胞免疫也获得了更多实验数据的证实。

20 世纪 50 年代末至 60 年代初,科学家们发现淋巴细胞在免疫过程中能将这些看似各自独立的现象联系在一起,并证明了存在两种淋巴细胞,即 T 细胞和 B 细胞,分别负责细胞免疫和体液免疫。T 细胞和 B 细胞之间存在着协同作用,即 B 细胞在 T 细胞的辅助下产生抗体。70 年代科学家们进一步发现 T 细胞还可区分为不同功能亚群。此后,又发现细胞因子介导、调节 T-B 细胞间和 T 细胞各亚群之间的相互作用,从而构成了一个结构复杂、相互联系和相互影响的免疫系统。70 年代以后,随着分子免疫学的发展,细胞免疫和体液免疫相互联系与影响的微观机制得到进一步阐明。科学家们从分子水平揭示了免疫细胞的信号传导通路、信号类型,以及细胞因子对细胞增殖和分化的作用及效应机制,从而使人们认识到免疫系统内部及免疫系统与机体的整体功能。

由此,我们清楚地看到"免疫"的概念从抗感染到防御—稳定—监视再到参与机体整体调节的拓展进程,这也是现代医学整体论观念建构的过程。虽然这种整体论不是包罗万象、无所不能的学说,有着一定的局限性和适用范围,但它不再只是哲学的猜想,而是建立在科学证据的基础之上。可以认为,现代医学正是因免疫观念的更新,开始摆脱机械观的束缚,迈向整体研究和探索复杂性的新领域。

(2)反思临床决策:随着对医学技术的评估和医疗失误关注的日益增加,临床决策研究已成为临床医学中的一个重要领域。所谓决策是基于先验概率、证据和预期结果的价值和成本估算。目前,临床决策研究涉及医学信息处理、循证医学、费用 - 效益评估、卫生技术评估等方面,同时也涉及临床伦理、法律及文化与宗教信仰问题。因此,临床决策单一的研究纲领已不适应于当代医学发展的需要,需要引入综合的决策研究方法。加强临床决策的多维度研究,对更好地把握和修正医学决策过程、分析风险或不确定情况能提供一个更好的框架。

在当代临床实践中,无论是医务人员,还是患者及其家属,都面临着日益增多的临床决策问题。医务人员、患者及其家属在选择各种不同风险程度和效益的诊断治疗方案,选择参与医疗保险计划,以及选择医疗服务质量与费用等问题时,都涉及决策问题。因此,加强临床决策的研究,将有助于临床医务人员、患者及其家属在临床活动中做出最佳选择。

实际上,临床决策并不是一个新问题。自古以来,决策问题就一直是医疗活动中的核心之一。不过,20 世纪以前,医生的治疗手段极为有限,能被医生治愈的疾病也为数不多,医生除了接待患者,倾听患者,判断预后,尽可能给患者提供力所能及的帮助之外,似乎没有更多的选择。20 世纪以后,在自然科学和新技术的推动下,医疗保健领域发生了巨大变化,从 X 射线、心电图,到内镜、超声诊断仪,再到计算机断层扫描(computed tomography,CT)、正电子发射断层成像(positron emission tomography，PET）、磁共振成像（magnetic resonance imaging，MRI）等，疾病的诊断发生了革命性的变化。肾透析机、起搏器、人工脏器等的临床应用，给许多过去无法救治的疾病带来了新的希望。药物学和制药产业的发展不断为临床治疗提供新的药物品种。然而，伴随着诊断治疗手段的丰富和选择的多样化，医生与患者所面临的医疗决策问题却更加困难，尤其在 20 世纪 60 年代以后，临床医学中的高技术迅速发展并得到广泛应用，这就使如何公平与公正地分配卫生资源成为各国政府和卫生行政当局面临的决策难题。

医学决策包括宏观决策和微观决策，在论及医学决策时，人们大多关注的是卫生发展战略、卫生资源分配等宏观决策问题，而临床决策的重要价值往往被忽视了。实际上，人们更多地面对的是日常工作中大量的临床决策问题。临床决策不仅涉及临床医生，还包括患者与患者家属。医生通过在可行的选择中间进行比较，衡量它们可能产生的种种事实后果，临床决策能够提供一个框架，帮助医生权衡利弊。此外，临床决策因其强调患者在决策过程中的重要性而能增进医患之间的沟通。医生可以依据决策树来考虑患者的背景和经验，向患者仔细地解释目前的情况和治疗选择，然后询问患者的意见，双方共同选择对患者有利的行动。因此，临床决策既是针对个体病例的决策，也应是宏观决策的具体运用。临床决策作为医学决策的一个分支，在 20 世纪 90 年代得到迅速发展。

1994 年，美国国立卫生研究院（National Institutes of Health，NIH）设立"临床伦理难题研究"计划，探讨临床决策中的伦理问题。该计划在 2000 年发展为"临床决策研究"计划，从更广阔的视角研究各种因素对医务人员、患者及其家属临床决策活动的影响，即不仅强调了临床活动中医务人员一方在决策过程中的作用，同时也关注患者与患者家属在决策过程中的作用。

毋庸置疑，医学科学知识和诊断技术是临床决策的基础。一般的临床决策基于这种假设，即医生可依据医学理论知识和临床经验判断诊断、治疗和预后的合理性。因此，是否能把握疾病的发病机制和病理生理学过程是临床决策正确与否的关键所在。然而，对于复杂的临床问题，医生在决策时，考虑的不仅仅是对"事实"的分析与判断，因为医生收集和组合信息的局限性将影响到决策的有效性。癌症治疗的决策涉及患者和医生之间复杂的互动，通常对患者存在几种治疗选择，包括标准治疗、研究性治疗和支持保健方法。由于癌症患者通常面临高死亡率，选择其中哪一种治疗方案，都可能面临潜在的风险。在做出治疗选择时，患者必须权衡每种治疗选择所伴随的利弊。这个过程涉及患者对于从医务人员和其他来源获得的信息进行评价，并须在个人的医疗条件、个人价值、背景、个性特征等情境中考察。

20 世纪 60 年代以后，医学高技术带来的临床伦理难题日渐突出。例如，在生殖技术、器官移植等医学高技术的临床应用方面，如何确保技术应用的正当性，是临床决策中不能回避的问题。生命维持技术的应用，使得医生必须重新评估死亡标准，而对于要求安乐死的患者如何做出适当的决策，也是考验医生的难题。与其他自然科学研究不同的是，医学研究的最终成效都须经过临床人体试验的证实。即便是在试验后，无论是新药物，还是新的诊断治疗技术的临床应用都需要医生审慎、切实地以患者的利益为首要考虑，做到患者的知情同意，即便是对没有决策能力的患者，如精神病患者、儿童等，医生也应寻求其代理人的知情同意。

临床决策问题为医学哲学提供了一个极佳的思想实验场所。临床决策的多维度研究，对于打通学科之间的壁垒，架构科学与人文之间的桥梁，更深刻地理解和把握医疗保健的整体性，使临床医疗达到最佳疗效具有极其重要的意义。

（3）反思临床共识：随着医学的发展和研究的深入，临床决策问题远非人们想象的那么简单，临床问题也不是非此即彼、黑白分明，而往往利弊缠绕、具有多种选择。对于大多数临床问题而言，没有最好，只有更好。对于许多临床医学问题，不同专家从不同角度可给出不同的解释或解决方案，对于高新医疗技术的应用及其利弊的分析也会有不同看法。因此，在开展临床试验或在制定临床指南方面需要医学界达成某种共识。

临床共识的观念来自 20 世纪 60 年代美国学者坎特罗威茨（Arthur Kantrowitz），他提出在探究一个复杂的科学问题需做出某种决策时，应设立一个由科学家组成的科学法庭（science court）来判断研究的利弊、效益与风险。该观点后来被 NIH 采纳，并于 1978 年设立医学应用研究办公室（Office of Medical Applications of Research, OMAR），来评估医疗技术应用的效益与风险。不久 NIH 又在 OMAR 的基础上设立临床共识会议，由 20~30 位临床医生、科研人员和普通公众组成，以克服智识偏见（intellectual bias）。共识会议基于循证原则来评估和协商医药新技术的应用事宜和使用指南。

临床共识实际上是一个社会认知的过程，它需要适应不同观点的批评和不断变化的情况，这是医学哲学与认知研究最丰富的领域。对于某个科学问题，专家们听取各方的证据，不同观点的专家可争辩，借此得出一个公正的、即便只是暂时的、大概的共识性结论。NIH 共识会议一般由 NIH、国会或公众首先提出需要讨论的问题。OMAR 决定选取哪些问题来召开会议讨论。共识会议小组成员来自临床医生、研究人员和普通市民，而联邦政府雇员不能参加，以避免政府的影响。此外，也有医药企业赞助的共识会议，但必须公开利益冲突。共识会议一般应向公众开放，达成共识的文件应告知所有与会者，应该允许存在不同意见和讨论。最后可以新闻发布的形式公布共识会议的主要结论。

临床共识的理念所基于的假设是：一组专家能够通过理性的协商来解决矛盾的问题，达成一个在智识上和政治上具有说服力的共识方案。共识方案讨论的问题应满足至少三项标准：①共识可以得到循证医学的支持；②是有争议的问题；③理论与实践之间尚有裂隙。客观性是科学最显著的特征之一，但是科学史、科学哲学、科学社会学的研究发现，科学研究的结果也存在自身的局限性和知识偏见。即便是共识会议能够克服的偏见也主要限于政府压力、商业利益及个人研究领域的局限性，而很难避免因证据的非系统评价、同行的压力、演讲者的学术地位、演讲者的说服力、会议主持人的风格等所造成的影响。

实际上我们目前诸多医疗保健制度或临床诊疗指南的确定都是一种共识方案，尽管这些方案都有证据支持，同样也存在着不支持的证据，因此需要人们在实践中不断地通过共识会议来调整或修改。

（4）反思卫生政策：卫生政策不仅表达了制度设计与规划的理念，卫生政策制定的背后常常涉及基本的哲学前提或假设，同时也产生一系列的哲学问题。例如如何定义人口健康的概念，如何测定人口健康，而人口健康的测定又是制定卫生政策的重要基础和衡量卫生政策公平与公正的重要指标。

现代医学不只是一个复杂的科学技术体系，同时它也是一个庞大的社会服务体系。医学不只是限于预防、治疗和护理，它还与政治、经济和法律密切相关。现代医学的发展及其在社会生活中的地位有赖于适宜的政策。在当今社会人们已认识到卫生发展是社会经济发展的重要内容，注意到卫生发展与社会经济发展的双向性、同步性、协调性。人们已将获得卫生保健视为一种政治权力和社会的责任。1977 年 5 月第 30 届世界卫生大会通过决议，提出"2000 年人人享有卫生保健"的卫生发展目标。这个目标不仅需要医疗卫生系统内部的努力，而且有赖于调动全社会的力量共同参与卫生保健。

保障人人享有卫生保健的基本措施之一就是实行全民医疗保险。尽管世界各国在经济水平、社会制度及医疗体制上存在着差别，但在卫生保健上面临的问题及解决问题的方法上有许多共同之处。医疗保障制度作为社会再分配的杠杆，将一部分财富用于社会下层阶级，起到保护基本劳动力的作用。因此，政府在改善人群健康状况方面应当承担责任，尽管在为所有公民提供医疗服务上是有限的，但它体现了对人人享有卫生保健的公平原则追求和起码的社会良知。然而，医疗费用的迅猛增加及卫生资源不合理分配的矛盾已成为世界各国共同关注的问题，如何公平与公正地分配卫生资源成为各国政府和卫生行政当局面临的难题。

有学者指出，医学技术的发展在提高人类健康水平的同时，疾病的总数却也随之增多。这样似乎进入了一个怪圈：医学越发达疾病越多；社会越健康，它越渴求医学。那么医学的目的究竟是什么？医学的责任是无论在什么情况下都尽可能地维持人们活着吗？医学作为一种服务产业，应当去满足顾客提出的任何需求吗？这些问题都需要卫生决策者们及普通公众深刻地反思。

能的影响,从而使生理学的疾病概念呈现出新的样貌。

生理学的疾病概念强调个人体质、生理学法则和特殊环境的综合作用。进入 20 世纪之后,这一概念在自稳态学说、应激学说方面发展延续,并且得到了系统论、控制论的支持。美国生理学家坎农(W.B.Cannon,1871—1945)的自稳态学说认为,人体是一个由不稳定的物质构成的开放系统,具有应对内外环境变化的自我调节机制。通过神经体液系统和多种复杂生理过程的相互作用,生命整体的相对稳定得以维持。当自我调节能力受限,相对稳定状态遭到破坏,体温、血压、血糖、激素分泌等动态平衡不能维持时,就会产生疾病。

日益精确化、涉及范围不断扩大的测量手段,为正常或异常的生理功能提供了量化指标。当特定生理功能偏离标准数值或一般定则之时,即提示某种疾病的存在。20 世纪末,这一依赖于正常/异常生理功能之区分的判定方式被命名为疾病的生物统计理论(biostatistical theory)。生理功能的意义及统计学正常值的确定,是此理论的两个关键点。人们发现,数值异常与临床表现并不必然一致,血压检测值不在正常范围内并不必然意味着不适,反之亦然。此外,正常值的范围是什么、多大偏离应当被视为疾病,依赖的不仅仅是生物学证据,还受到社会协商和共识的影响。而且,人体防御系统所产生的适应性功能改变是不是疾病,还需要其他的解释框架和概念范畴。

三、演化论的疾病概念

本体论和生理学疾病概念的地位在历史中此消彼长,两者尽管进路相异,但有一个共同点,即探索的都是疾病的"近因"(proximate cause);而 20 世纪 90 年代兴起的演化医学,从追溯"远因"(ultimate cause)的角度,试图揭示疾病的发病机制,赋予疾病不同的概念。演化医学是演化生物学与医学的结合,它将人归置于地球生命演化的过程之中,主要围绕自然选择导致的适应来探讨身体的结构和功能。

自然选择是一个差异性生存和繁殖的过程,它倾向于选择和保存有利的性状,使机体成为一个适应复合体。人作为长期演化的产物,具备复杂的自我调节和防御机制。要为疾病下定义,首先要从演化医学的角度理解身体某种结构的存在有什么意义,某项功能是为了什么,在繁殖成功中有什么贡献,它们当前的形式是如何形成的,人的结构和功能与现在的生活环境是否存在不适应,如何解释群体之间的差异,在回答此类问题的基础上理解疾病的本质,以弥补本体论和生理学疾病概念的不足。

以临床上常见的发热、缺铁、咳嗽为例,从演化医学的视角观之,它们都是长期演化得来的机体防御机制的一部分。感染时的体温升高、铁元素缺乏是有效限制致病原的策略;肺炎伴有的剧烈咳嗽是机体各部分互相配合的复杂防御活动,是对环境损害的适应性反应。这些防御反应虽然带来净收益,但有时也代价高昂,甚至是危险的,是我们感到不适的原因。

从基因的层面来为疾病定位是本体论疾病概念的新发展,但是演化医学进一步追问致病基因为何没有被自然选择淘汰。一方面,我们的基因组是经过几百万年的自然选择定型的,适应的是狩猎-采集生活的自然和社会环境,而我们现在面对的是一套在短时间内产生的全新环境,自然选择没有充分的时间发挥作用,很多所谓的致病基因都是相对于现代环境而言的;另一方面,一些引起疾病的基因会为其携带者带来特定的益处。一个典型的例子是镰状细胞贫血症,研究发现致病基因的携带者较少患上疟疾。在热带等疟疾流行地区,这种特性非常重要,因而此基因被自然选择保存下来。

在演化医学看来,人体是一个精心安排的折中和妥协方案,既有精致、完善的一面,又有脆弱、不佳的一面。神经和运动系统的准确配合、多种激素的协调作用,是前者的体现。但阑尾、盲点的存在,以及气管和食管的交叉等种种不良"设计",作为演化过程中的遗留问题,造成了机体对疾病的易感性。这是因为自然选择机制要受到很多限制,其结果"取决于许多复杂的偶然事件——变异的性质是否有益,取决于交配的自由程度,取决于当地缓慢变化的物质条件,取决于新种类的迁入,并且取决于与变化着的物种相竞争的其他生物的性质"。因此,演化过程充满了随机性和偶然性,并不能尽善尽美。此外,自然选择力促生殖功能的最大化,即提高基因的广义适合度,而并不是促进个体的健康,因而并不会淘汰掉繁殖年龄之后的与衰老和死亡相关的基因,以及那些人类深受其害但在某些方面有利于繁殖的基因,后者是繁殖成功而付出的代价。

演化医学是以适应的术语对疾病加以定义的:面对刺激时不能正常行使适应性防御功能、基因与环境的不适应、生殖成功作为优先策略而附带的负面代价等。演化论的疾病概念建立在演化生物学的可靠基础上,考察人类作为一个整体具有疾病易感性的历史根源,具有极大启发力。人们逐渐认识到,局部损害与整个机体之间的密切联系、基因与环境的相互作用,在疾病的产生和治疗中扮演了重要角色。例如,癌症、糖尿病、高血压都涉及基因和环境的综合作用。这里的环境不仅是指机体的内环境和外环境,还要考虑人类演化历史中的环境改变与疾病产生之间的关系。

第二节 健康概念的丰富维度

关于健康,一个简单的概念是疾病的缺乏,指机体正常运作,没有失常的表现。更深入的分析表明:人类对健康的认识和理解同样经历了神灵模式、自然哲学模式、生物医学模式阶段,先后形成了一些著名的学说来为健康下定义。

希波克拉底体液学说认为,人体内的四种体液配合正常、比例协调,而且机体与环境之间达到恰当平衡时,身体就处于健康状态。医生施行治疗是为了帮助患者恢复自然的治愈力,通过与自然合作的方式来使患者恢复健康。20 世纪的自稳态学说认为,借助机体的自我调节机制,人体处于相对稳定和动态平衡是健康的标准。本体论的健康观倾向于从机体的完好、结构和功能的正常来定义健康,这里的正常是由一系列生理功能数值、生化代谢指标及形态结构数据来标定的。演化医学则认为,机体对环境的适应及能够正常发挥防御功能是健康的表征。它强调基因演化与文化演化之间有速度差异,因此在过往环境中选择留存的人类基因组与当下环境处于不匹配状态,对此的认识是维护和促进健康的前提。

由于生物医学模式在医学研究和实践中占据优势地位,关于健康的概念也越来越集中于可还原、可量化的生物学层面,通过正常值来划定健康

与疾病的界限。与此不同,1948 年世界卫生组织在其宪章序言中提出的健康含义,不仅包含躯体的维度,还扩展到精神和社会的维度。这样一个多维度的健康概念,与 20 世纪 70 年代提出的生物 - 心理 - 社会医学模式耦合在一起,与心身医学、社会医学密切相关,极大程度上丰富了人们对健康的理解。此外,随着国际社会从基本人权角度来理解健康,使人们在定义健康时,又增加了权利和责任的维度。生存权是一项基本人权,而健康权是生存权的主要形式之一。对健康产生影响的社会制度,不仅包括直接影响医疗资源获取的医疗卫生体制,还包括经济体制及涉及教育条件、工作条件、居住条件等方面的具体制度。健康与正义密切相关,体现在合理分配医疗资源及消除有损于健康的社会制度两个方面。

一、世界卫生组织的"健康"定义

《世界卫生组织宪章》的序言指出:"健康是一种身体上、心理上和社会上的良好适应状态,而不仅仅是没有疾病或虚弱"。1946 年 6 月,在纽约召开的国际健康会议采纳了包含此定义的宪章,7 月 22 日得到了 61 个国家的代表签字认可,1948 年 4 月 7 日生效。这个定义延续至今,一直没有被修改过。从这个定义可以看出,健康不仅是身体没有疾病,还要有完好的心理状态和社会适应能力。1978 年 9 月,世界卫生组织在《阿拉木图宣言》中重申:"健康不仅是没有疾病与体弱,而且是身心健康、社会幸福的完好状态。"1989 年,世界卫生组织进一步将道德健康纳入健康概念之中,提出:"健康包括躯体健康、心理健康、社会适应良好、道德健康。"

我们看到,这一系列关于健康的定义涵盖了生物、心理、社会诸方面,已经超越了生物医学的范围。除了躯体形态与功能正常,健康还包括情绪稳定、人格健全、面对精神打击有调节和修复能力、有良好的社会适应性、遵循社会道德规范等。这被认为是向希波克拉底整体论的回归,并且体现了新医学模式的核心精神。

自 20 世纪 70 年代以来,医学模式从生物医学模式到生物 - 心理 - 社会模式的转换已开始从根本上改变人们的健康观和疾病观。作为新医学模式的提倡者,美国罗彻斯特大学的恩格尔

（G.L.Engel）教授指出，当前的生物医学模式认为"疾病完全可以用偏离正常的可测量的生物学（躯体）变量来说明。在它的框架内没有给疾病的社会、心理和行为方面留下余地"。这在实践中会面临几个方面的问题：一是正常与异常的界线难以确定，尤其是高血压这类极值性的疾病，边界值的确定要受到很多因素影响。实际上，健康与疾病总是可以通过一个临界点加以区分的想法是缺乏说服力的。二是疾病的产生大多具有复杂的原因，包括心理因素和社会因素，生物医学模式所推崇的特异性病因学说（如病原体感染、基因缺陷）过于简单化了。在人类的健康与疾病领域，多因多果的复合思维方式比单因单果的线性思维方式更加有效。三是人总是处于一定社会文化背景之中，健康与疾病因而具有社会文化相对性，其判定标准离不开价值判断和文化规范，也离不开个人的主观体验。生物医学模式所预设的客观性、中立性，往往在流动不居的社会文化中、在多样化的生活世界中变得模糊不清了。此外，生物 - 心理 - 社会医学模式不仅重视疾病的治疗，更强调疾病预防和行为干预，倡导积极地追求与维护健康，从而使人们的关注点更多地集中于健康之上。

世界卫生组织所倡导的健康概念是整体性的，它深刻地认识到人不可能仅作为一个生物而孤立存在。作为联合国系统内卫生问题的指导和协调机构，它关于健康的定义无疑具有很大的影响力，但是也不断受到质疑。有人认为，依据上述旨趣相近的若干定义，似乎在现实世界中找不出几个人是健康的了。实际上健康具有相对性，这一点在老年阶段尤为明显。而且，对于心理和社会适应来说，"完好"一词笼统而含混，其标准很难达成共识，往往承载着仁者见仁、智者见智的解释。美国医学哲学家卡拉汉（Daniel Callahan）教授曾指出，这样一个高要求的定义将使整个医学界及社会为了达到一个不可能的目标而处于不堪重负的地步。尽管存在不同意见，但这种全面的健康概念有其重要价值。它可以引导医务工作者和公众认识到要维护健康、改善生命质量，涉及的不仅仅是生物因素，而是一个生物 - 心理 - 社会因素的复合体。同时，它也提醒国家和政府，为了维护和促进健康，要全面考虑影响健康的风险因素。这实质上是一种大卫生观，强调社会因素对人类健康和生命的影响，如环境污染造成的公害病，以及食品不安全、交通事故、社会老龄化等带来的种种问题，而且可以与正义、尊严等人类社会的核心概念紧密相连。

二、健康与正义

世界卫生组织章程中的健康定义广为人知，同样需要关注的是紧接此定义的一句话："享有最高可达到水平的健康是所有人的一项基本人权，不因种族、宗教、政治信仰、经济或社会地位而有所区别。"健康要和基本人权相连接，在世界卫生组织的整个章程中都贯穿着这一精神。在《阿拉木图宣言》中，世界卫生组织进一步提出：健康是一项基本人权，达到尽可能的健康水平是世界范围内的一项最重要的社会目标，也是世界卫生组织存在的目的。

与自由、机会、自尊一样，健康是重要的社会价值。一个人健康与否，将直接影响其接受和转化其他社会价值的能力。同时，健康绝不能仅仅归因于自然禀赋，社会的基本结构和制度安排对公民健康的影响不容忽视。正是在这个意义上，健康是一种社会赋权。人们越来越从群体健康的角度，关注社会经济地位、环境和工作条件等对健康的实质影响。在理论层面，依据正义论等政治哲学理论来评估社会制度与特定健康结果的产生具有怎样的关系，以及在健康方面个体、群体和国家之间应该具有什么样的权利 - 义务关系，从这样的"关系"角度出发，可以充分厘清健康与正义之间的相关性。

以往基于后果主义的分析往往聚焦于体验正义或遭受非正义的接受者身上，进行道德评价依赖的主要是分配因素，因此在健康领域要成为正义的也就意味着必须促进一个公正的分配。然而，在促进公正的分配及公正地对待接受者之间是有区分的。美国政治哲学家博格（Thomas W.Pogge）认为，一个看似公正的分配并不一定是符合正义要求的。例如，设想以下两种情况，一是每个人都至少有一个正常肾脏，二是一些人由于自然原因没有功能正常的肾脏而同时其他很多人却有两个肾脏。显然，与后者相比，前者是一个更公正的分配结果。然而，一个符合正义要求的社会规则却不能对肾脏进行强制的重新分配——它既不能迫使有两个肾脏的人分一个给一个健全肾脏都没有的人,也不能通过造成极端贫困迫使某些人靠出卖一个肾脏来为自己及其家人获取生活必需品,即使这么做会在接受者中促进一个更为公正的分配。这样,问题的要害就在于公正地对待所有接受者,而不是在他们之中促成一个最好的分配。

公正对待所有接受者的理念,促使人们集中关注与健康相关的社会制度是如何对待接受者的,依据社会制度与健康之间的特定关系来判定其正义与否。在大多数发展中国家建立市场经济的进程中,由于信息不公开、法制不健全,市场所创造的机会及经济增长的成果没有被合理分享,造成了社会成员之间的收入不平等。当不公正的经济制度使某些社会成员由于贫穷而缺乏医疗途径时,就要求政府采取干预措施,保障所有公民的基本医疗需求得到满足。此外,鉴于医疗卫生事业的特殊性,还必须认真应对市场失灵现象,政府的医疗保健政策设计、监督管理和经费投入就更加不可或缺。

政府在健康保护和促进方面负有责任,这一点不容置疑。然而,按照后果主义的思路要求利用医疗卫生资源的分配来拉平自然产生的不同的医疗需求、达到完美健康状态也是不切实际的。非正义性不在于医疗需求没有被满足的事实,而在于某些人与需求相似的另外一些人相比,对医疗保健措施的获取如此之少。因此,问题的关键是要保证程序上的正义,即公正地对待所有接受者。博格认为社会制度不能由于天生不利者较小的谈判力量而加重自然的不平等,但是他也不主张社会制度必须刻意拉平自然不平等。这不是一种无情的立场,对于耗资巨大的自然疾患,人们能够依赖的只能是慈善的或是经由社会保险的援助。

需要强调的是,与自然因素造成的疾病及自我促成的疾病相比,由社会制度造成的健康损害在解决时具有更大的优先性。这首先体现在贫困人口的健康保护上。贫困人口的医疗途径是缺乏的,但问题在于如果不是那么贫穷的话,他们在很多情况下可能根本就不会发病。社会地位低下、物质条件恶劣的人群,往往暴露于对健康损害最大的环境之中。例如,在我国广大的农村地区,农业生产(如喷洒农药)的安全防护、饮水卫生、青少年营养等方面的现状令人担忧,这直接或间接地与经济条件匮乏有关,产生出了很多本来可以避免的疾病。同时,贫穷往往意味着社会排斥、机会匮乏、尊严丧失,随之而来的无助感和边缘感也对心理健康产生不利影响。此外,监管部门的失职、惩戒制度的松懈,空气污染、食品不安全等因素极大程度上影响了全体国民的健康。从社会制度与健康后果之间的关系出发,上述情况的存在极大地加剧了非正义,必须采取优先解决的策略。

三、健康与疾病的相对性

在通常的理解中,很多人仍旧将健康定义为"没病",疾病与健康就像处于同一个频谱的两端,总是作为相对立的状态存在的。但实质上,很难将人类划分为两个截然相对的群体:健康的人和生病的人。在频谱上,健康与疾病的概念对应的都是连续量的变化。比较而言,后者比前者更容易确定出有客观依据的分界点。而健康状态则要模糊得多,很难通过单维度的测量工具来量化,因此往往在频谱上刻画不出清晰的分界点。一个人表面不生病并不等于健康,因为体内可能潜伏着病理性缺陷或功能不全;有些人各项检测指标都显示正常,但却自感不适,经常求医问药;有时一个人已经有了明显的病理性改变,但主观感觉并没有生病,认为没有必要进行任何治疗。

如果着眼于时间的不可逆性,那么人从出生到死亡是一个从健康向疾病移动的过程。但在这样一个总体趋势中,频频出现从患病到康复再到患病的插曲。健康与疾病相互转化,两者之间必然存在中间过渡地带。有的学者将既不是健康也不是患病的中间状态称为"亚健康",或者第三状态、灰色状态。在此状态下,机体虽无明显或明确的疾病,却呈现出周身不适、活力降低、代谢失常等状况。这也促使人们以更加动态、分层的眼光看待健康。另一方面,健康与疾病的复杂关系也体现在"危险因素"之上。像高血压这样的危险因素是不是疾病、需不需要医疗干预,也引起了很多争议。有学者认为,"医疗产业复合体"出于自身利益,很大程度上影响了健康和疾病的定义,是一种"社会建构"。

随着工业化的推进,恶性传染病导致的死亡逐渐下降,疾病谱中慢性病占据越来越大的比重,带病延年者为数众多。与之相应,人们对健康的理解日益复杂化、多维化,开始从心理和社会角度来考虑健康。在多维框架下,不同人群对健康的定义不尽相同,在医患之间甚至会出现严重分歧。针对这种情况,有学者提出自感健康(perceived health)的概念,即个体对自身健康状况做出的主观评价和估计。自感健康受到许多因素的影响,不仅仅是医学科技出具的信息,还包括个体的精神状态、价值观念、人际关系、社会压力等。在新的医学模式下,人们期待更关注主体感受、更人文化的医学,在事实与价值之间取得某种平衡。

第三节　健康主义及其悖论

20世纪80年代兴起了一种与健康相关的社会文化思潮,我们称之为"健康主义"(healthism)。这一思潮与科学主义、消费主义密切关联并相互影响。通过了解健康主义产生的社会文化背景,有助于人们更好地理解当代健康主义的悖论。

一、何为健康主义概念?

健康主义的概念是1980年美国伊利诺伊大学政治学系教授克劳福德(Robert Crawford)所提出,其含义是健康可以通过个人改变生活方式而获得,个人对自己的健康负有责任,并将健康作为一种公民追求的超级价值(super-value)。20世纪70年代,医学的地位发生改变:人们在与传染病的斗争中取得了较大成果,但是慢性病的流行却让医学的成功变为难题。由此导致一批精英,如伊利奇(Ivan Illich)、佐拉(Irving Zola)、萨斯(Thomas Szasz)等对医学提出批评。20世纪80年代,新兴经济和政治转向保守,新自由主义的权利话语促成了健康主义的兴起,将个人的健康权利转变为个人的健康责任。当时,美国总统里根与英国首相撒切尔等主张重新定义健康,强调是否需要医疗保健,以及在多大程度上求助于医疗保健应取决于个人的选择,认为提倡健康生活方

式和自助保健,比简单依靠政府援助更好。健康主义成为20世纪下半叶西方发达国家的一场泛社会运动,不是强迫而是主动赋权,人们通过预防医学、瑜伽、冥想、摄生法、节制饮食等,来改变生活方式,以达到增进健康的目的。我们可以将这种以新自由主义理论为基础,强调追求健康中的个体责任的做法视为一种弱纲领的健康主义。

克劳福德分析了当时美国出现的整体健康和自我保健运动热潮,指出对个人健康的关注已成为一种趋势,从大众报刊、电视频道到政治议题及竞选辩论,都充斥了各种健康议题。与此同时,健康消费日益攀升。在增进健康的名义下,维生素和各类保健品的销售大行其道。由此,他认为这种强调个人在健康中的责任,将健康与疾病问题置于个体层面,并通过个体行动来改善健康的社会实践和制度安排的健康主义,并不能真正解决健康问题。若要实现全民健康的战略,人们必须在观念上拆除影响健康的个人行为与造成不健康状况的社会因素之间的藩篱。

医学界,尤其是公共卫生领域的专家学者,为健康主义提供了所需的理论支撑。流行病学研究的结果显示,大多数疾病是由不健康的行为或生活方式引起的。英国著名流行病学家罗斯(Geoffrey Rose)认为,我们是一个"病态人群",大多数人是不健康地活着。这"太危险了,让人无法接受"。他提出社会应当告知人们什么是正常的,什么是社会可以接受的,医学界不应局限于医治患者的传统功能,应转变角色,作为健康顾问专家和"正常"的仲裁者。罗斯倡导的"高风险"策略是一种以预防医学为导向的方法,主要针对高风险人群,目的是帮助个体减少对某种风险因素或某种变量的高强度接触。这一策略的主要优点在于:干预能够与个人的需要相匹配;可以避免对没有特殊风险的人进行干预;与卫生保健系统的伦理、文化价值、组织和经济相适应;可增加资源利用的成本-效益。不过,罗斯也承认,高风险策略也存在着自身的缺陷:可能导致预防的医学化;对疾病的总体(人口)控制的贡献可能很小;预防性干预可能在行为上或文化上不充分或不可持续;它也无法预测哪些人会从干预中受益。尤其是目前众多疾病的高风险因素在不断扩大,很可能导致"伪高风险"现象。"伪高风险"的预防

策略涉及面更大，且对人群的风险管控并没有任何好处。

20世纪90年代，随着对健康主义讨论的深入，捷克医学家斯克拉巴尼克（Petr Skrabanek）提出应该对健康主义保持警惕。他指出健康主义势必导致从个人的向往转变为国家的主张，将个人活动划分为健康与不健康（吸烟、酗酒），负责任或不负责任（胡吃海饮、不参加运动），道德或不道德（如"不道德"的性行为）。国家可以提供健康教育、资料宣传和各种规范，敦促人们遵循"健康的生活方式"。他观察到西方政客常常乐意谈及健康主义，因为关注健康可提升他们在民众中的欢迎程度，实际上也增强了他们控制民众的权力。1977年，时任洛克菲勒基金会主席的诺尔斯（J.H.Knowles）说："我认为健康权的概念应该被个人有维持自身健康的道德义务的观念所取代，这是一种公共责任。"此后，健康是政治正确和负责任公民的责任的理念得到广泛传播。健康主义变成一种强大的意识形态，在世俗社会中，健康追求成为宗教的替代品有着广泛的吸引力，它填补了宗教留下的空白。

不过，斯克拉巴尼克真正担忧的是健康主义可能演变为一种极端形式，即以健康的理由为种族主义和"优生学"提供借口。他认为在"健康最大化"与"痛苦最小化"之间存在着巨大的差异。如果政府采用强制手段建立健康规范，并强力推行这种健康规范的理念时，则有陷入专制主义和种族主义的危险。实际上，类似健康主义的理念在历史上就曾出现过：古希腊时代的斯巴达人认为，如果一个婴儿有缺陷，那就应该被丢弃；20世纪初，一些欧美国家成立机构来认定不宜繁育后代的"不健康人"，其中包括癫痫患者、聋哑人、低能者、畸形患者、侏儒、精神病患者及罪犯等，通过立法或授权相关组织来对这些人进行强制绝育。一些外科医生也积极投身这项运动，完成了成千上万例绝育手术。有些地方还建立起了隔离中心，用来安置准备进行绝育的人群。这场闹剧最终演化为纳粹的种族灭绝行动。我们可以将这种国家以健康之名，通过医疗技术对不符合"正常标准"的人采取"健康"干预措施的行为看作是一种强纲领的健康主义，其本身就是对人类健康的最大危害。

英国学者罗斯（Nikolas Rose）从社会治理的视角来认识健康主义。他认为健康主义是一种社会对良好生活秩序的公共追求与个人对完美健康之渴望相结合的教义。随着欧洲资本主义国家的发展，各国政府认识到政治统治的任务是维护社会的秩序，确保社会的安全、繁荣，维护民众的健康和幸福。罗斯指出，国家对健康问题的干预有着积极价值，自19世纪中叶以来，资本主义国家旨在确保国家及其"人力资源"的力量和活力，最大限度地促进个人和家庭的健康和卫生，从而使得人口的健康状况持续得以改善。从社会治理的观点看，健康主义强调了维护健康的"责任化"（responsibilization），增进健康不仅是政府的责任，同样也应该由个人承担，即政府应出于正义、理性的考虑，确立一系列制度来塑造和保护人群的健康，如设立医院和精神病院，通过立法来干预医疗卫生服务，强制性免疫接种预防传染病等，个人也有责任管理自己的健康问题。

二、健康主义与科学主义、消费主义之关系

1. 健康主义与科学主义　根据《韦氏词典》的定义，科学主义是将自然科学方法应用于所有研究领域（如哲学、社会科学和人文科学）有效性过分信任的一种理念。科学主义是对科学方法的普遍有效性、科学理论的正确性、科学的社会应用价值的一种绝对肯定和夸大，同时又贬低甚至否定了其他人文社会科学方法的有效性及其对于人类社会生活的价值和意义。即科学主义是对科学的盲目乐观，是对科学的盲目崇拜，由此造成人们的科技乐观论、科技万能论及轻视人文社会科学的态度。

实证主义思想家认为，科学作为一个整体涵盖了自然、意识和社会的所有领域，在此意义上，所有的问题都可以得到科学的解答，而且应该被科学地解答。尽管很少有人百分之百地支持科学主义，但依然有不少科学家相信社会和伦理问题最终都可以还原为科学问题而得以解决。著名生物学家威尔逊（Edward O.Wilson）在他的著作《知识大融通》（Consilience: the Unity of Knowledge）中主张，自然科学与社会科学和人文学科的统一可以在科学的规范下得以实现。

健康主义与科学主义有着天然的渊源,健康主义认为健康可以通过测量身体的客观指标而被标识。疾病乃是偏离了正常的标准,而这个标准往往取决于对于身体形态和功能的病理认知,而忽视了心理社会因素,尤其是若仅仅简单地考虑身体状况的"标准化",则可能导致矫枉过正的行为,例如对健康的身体实施外科手术,或对"有患病风险"的胚胎采取遗传学干预,例如基因编辑胚胎。2013年,美国影星安吉丽娜·朱莉(Angelina Jolie)实施预防性乳腺切除的案例,是符合健康主义"新理念"的极端表现。根据医生的估计,安吉莉娜·朱莉获得了来自母亲遗传给她的突变了的BRCA1基因,因此患上乳腺癌的概率是87%,患上卵巢癌的概率是50%。她确证了这一不得不接受的事实后,决定积极面对,尽可能降低患癌风险,于是决定进行预防性的双乳切除手术。2015年,她又实施了卵巢摘除手术,术后显示她的卵巢只有一个良性肿瘤,并没有癌变迹象。

安吉丽娜·朱莉行动的巨大影响力导致了所谓"安吉莉娜·朱莉综合征"的出现,其含义是人们日益关注危险疾病的可能性,这种关切不仅导致重视健康监测,而且也可能尝试对假想的疾病采取预防措施,包括对健康的身体实施外科手术。医务人员希冀通过科学创新和技术发展,例如基因测试、流行病学、预防接种、脱氧核糖核酸(DNA)图谱、"高危"人群的识别等,来满足人类对更完美、更健康的渴望。

毫无疑问,预防医学有助于避免许多疾病而且能为家庭和国家节省许多资源。但是,若其以极端形式出现,如把美丽、健康的身体标准理想化,通过疾病计算将焦点从治疗转变为预防,进而对自己身体进行常规监视,不仅试图监测身体的每一项指标,而且开始探测想象的疾病征象,这种健康主义就可能导致大众的神经症和陷入道德恐慌的泥潭。

2. 健康主义与消费主义 不过,安吉莉娜·朱莉的案例只是健康主义的一种极端表现。健康主义更广泛显现在饮食、健身、整形外科手术和有机食品,以及广泛使用移动APP(应用程序)监测健康等公众更为广泛接受的形式,而这类"身体崇拜"又进一步得到美容院、生物活性营养品和"超级健康"食品厂商,健身和瑜伽中心的积极支持,甚至也得到卫生保健官方的支持。在此,健康主义与消费主义形成了完美的结合。健康主义为消费主义提供了理论与实践上的支撑,而消费主义则成为健康主义的强大推动力。

塑造健康完美的身体,已成为健康产业的重要目标。对于大多数人来说,健康和抗衰老是诱人和不可抗拒的话语。健身、美容与整形手术的广告随处可见。甚至有美容整形外科医生声称,在五到十年内,就像每个人拥有自己的牙医一样,每个人都应该有一个自己的整形外科医生。看美容整形医生如同看牙医一样常见,将成为人们常规的、标准化的,甚至是日常生活中最普通的内容。人们不仅要活得长,而且希望活得更年轻。电视保健节目、大众期刊、商业广告、手机APP等,通过宣传如何保健、如何养生、如何预防衰老甚至延缓衰老来促销保健品。这些保健品的售价并非由其实际功效,而是凭借其宣传魅力和延缓衰老的承诺来决定。

高新科学技术应用于产业化是推动健康主义的另一台强大引擎。进入21世纪以来,消费者基因测试(direct-to-consumer genetic testing, DTCGT)的广泛开展,制造了一个庞大的健康消费新市场。然而,有研究发现,这类临床应用价值较低的诊断技术,将医疗诊断扩展到日常生活领域。各类健康检查所获得的数据,使是没有患病的人也担忧自己的健康。尤其是新一代个人基因组检测服务引发了许多值得探究的问题,如检测某些所谓疾病风险基因,是否会导致受检者不必要的担心与焦虑。个人基因组数据并不是直接的致病原因。例如,美国Helix公司创建了首个线上DNA测试商店,任何人可以购买并在提供唾液样本后,获得深入的基因解析。不过,有人在花费了1 900美元(折合人民币约12 500元)之后,宣称只是得到了一堆不具备科学性和任何说服力的数据,其价值仅等于0。加州斯克里普斯研究所的遗传学家托波尔(Eric Topol)也是一名心脏病医生,他认为,这些产品检测得出的"数据没有根据,完完全全的所言无物",大多都相当于"伪科学"。

人们对健康的欲望是无法满足的。许多人认为,疾病、衰老,甚至死亡是不自然的,应当得到拯救、美貌、健康和强壮是唯一的理想，成为主导的健康文化。健康主义与消费主义折射出人类对健康的消费既显眼又贪婪。若将"健康"变成道德命令，"不健康"则可能变成一种污名化的来源。换句话说，不适合健康主义标准的情况（从体重过重到面容相貌不佳）都可能成为歧视的对象。

然而，我们也应当认识到，健康不是生活的唯一目标。健康是一段旅程，而不是目的地。健康是达到幸福生活目的的手段，它只是幸福生活的资源之一。人生目的具有多样性，我们不能否定对风险的享受和对极限体验的追求，也不应以强迫方式去追求健康。

三、健康主义的悖论

斯克拉巴尼克在《人道主义医学之死》（*Death of Humane Medicine*）中以调侃的语气对健康生活方式的倡导提出了质疑。他写道："我不吸烟不饮酒，从不熬夜不泡妞；粗茶淡饭常锻炼，出狱一切化乌有。"即所谓健康的生活方式大概只能在监狱中才能实现，或者按照这种生活方式过活的人就如同在狱中服刑。他认为，如果一个人刻板地遵循摄生法来管理自己的健康其本身就是一种病态。健康主义旨在倡导健康的生活方式，成为描述人们行为倾向、消费模式、休闲活动、衣着、身体素质等的关键概念，是当代消费社会转型的象征。从 20 世纪 80 年代开始，关于吸烟、饮酒及各种饮食、体育锻炼方案越来越多地出现在健康促进和疾病预防的纲领之中。

随着健康主义在西方社会的风行，关注健康与生活方式之间的关系确实有助于健康促进的实践，但同时也有学者发现，将生活方式与不断扩大的健康风险因素的概念相关联，并逐渐纳入传统的医疗服务体系，进一步引发了健康焦虑，甚至自身也成为一种健康风险，即陷入了健康主义的悖论。

1. 在担忧健康的心态下追求健康，所导致的健康焦虑却有损健康，是健康主义的悖论之一。

20 世纪中期以来，随着社会经济的发展，人类的平均期望寿命逐渐增高，死亡率明显降低，标志着人类的健康水平显著提升，同时人类的健康期望也与日俱增，对影响健康的因素日益心怀忧虑。人们怀着焦虑的情绪，执着地追求健康，形成了"对健康的高度关注成为影响健康的最大障碍"的悖论。

健康体检、预防性疾病筛查是为了让人更健康。然而，随着 CT、彩超、基因检测等新技术广泛应用，健康体检与疾病筛查的范围逐渐扩大，检测项目日益增多，尤其是在商业利益的推动下，健康体检更多地考虑资本的利益而不是人群的健康了。2016 年，韩启德院士在"医学与人文高峰论坛"上发表的演讲中，对防癌的"早发现、早治疗"策略，倡导人人都去检查，健康体检都要带上癌症指标检查的现象提出质疑，他回顾了多个国家流行病学权威调查的结果，发现对于前列腺癌、乳腺癌、肺癌等筛查与不筛查，对患者的死亡率几乎没有差别，如果有差别的话，则是筛查组死亡率相对更高。因此，激发了部分医学专家对"双早"策略的实际效益及其导致的新问题进行深刻反思。韩启德院士认为，根据大量数据分析，癌症大致可分为三种类型：第一类是快速型，一般体检不易查出，一旦查出来则疾病进展迅速，而难以救治，比如大部分食管癌、胰腺癌。第二类是渐进型，即癌变慢慢变化，早期检查出来后，通过手术等治疗后有治愈的希望，比如结肠癌、子宫颈癌等，这种类型筛查效果比较好。第三种是自愈型，这种类型最值得我们关注，其中有相当一部分癌症发展是很缓慢的，或者就不变，或者它会消失，就像部分得过肺结核和肝炎的人自己没发现而自愈。因此，韩启德院士主张要根据不同的情况决定是否做筛查，"并不提倡健康人做癌症筛查，因为早期筛查出癌症后，其实死亡率也并没有降低，这样的检查其实意义真的不大"。

另外，癌症筛查所带来的心理焦虑，会对疑似癌症或筛查后被诊断为癌症的人产生消极的影响。迄今，人们依然将癌症视为令人恐惧甚至绝望的疾病，患者获知罹患癌症的消息后，便意味着他将在痛苦、无助、衰弱中面对死亡。马西（Massie）对 20 世纪 60 年代以来癌症过程中的抑郁率进行文献分析发现，抑郁在口咽癌、胰腺癌、乳腺癌、肺癌、肠癌等患者中发生率均很高。布朗（Brown）等对 205 例癌症患者进行了 10 年的追踪研究，发现这些患者普遍存在抑郁、绝望、焦虑等心理障碍，而且心理症状越重的患者存活期越短。一直以来，我国癌症临床有"保护性制度"，即不告知患者其恶性肿瘤的诊断，以免患者无法承受巨大打击而出现意外。由此推论，健康人因健康体检、癌症筛查而获知癌症检测指标异常时，所产生心理焦虑，在某种程度上也会进一步损害其健康。

2. 健康：个体责任还是社会因素决定？

健康主义强调个体责任，认为保持健康的生活方式（日常锻炼，节制饮食）和遵循预防指南（体检、癌症筛查等）是个体的道德责任。自律是个人的美德，那些"选择"不健康的行为，如吸烟、酗酒的人有道德过错，其隐含的意思是，对自己的健康不负责的人，不值得我们的同情和帮助（尤其是经济上）。

英国伦敦大学学院医学心理学系教授格林哈尔希（Trisha Greenhalgh）和韦塞利（Simon Wessely）对健康主义的人口学、态度和行为特征做出了深刻剖析，将其归纳为：以年轻或中年人群为主，受过大学教育，信息丰富，半专业化背景；了解并热衷于行使公民和患者的权利且善于表达；健康意识强，热衷于通过书籍、杂志、网络了解健康和疾病信息；通常做出积极的生活方式选择，例如定期锻炼，饮食基本符合官方的建议，倾向于避免饮酒、吸烟等；热衷于食用食品补充剂，如维生素、矿物质、鱼油、大蒜；替代医学，如顺势疗法、自然疗法和滋补品，如人参等，经常通过饮食、食物补充或其他方法"排毒"；关注化学物质、疫苗、药物、添加剂等"非天然"物质所产生的风险，尤其从公民自由的视角去考虑水加氟、大规模接种疫苗、污染、转基因食品等造成的潜在危害；将科学／医学与风险而不是与安全关联在一起——非常清楚麻疹、腮腺炎和风疹混合疫苗、疯牛病、花粉症等的风险；具有高度的选择性消费，通常私下咨询不同观点的意见。

上述健康主义行为的描述充分体现了个人责任特征。然而，个体真的可以自由地选择健康的生活方式吗？选择食物看似个人的责任，其实，除了社会文化差异、个人偏好之外，食物选择与个人或家庭收入水平密切相关。此外，人们在自认为是自由选择食物或饮食方式时，往往忽略了在市场环境中做出的这些选择，不仅仅有来自无处不在的各类食品广告宣传的影响，还有食品行业幕后巨大的金融权力，其影响着国家政策、行业规范、科学研究和营养师的观念。乍看之下，健康的生活方式似乎符合我们的利益，但在了解了倡导某种健康生活方式背后的利益关系时，我们才能更清楚地认识到所谓"自由选择"的限度。

自20世纪70年代以来，对健康的社会决定因素的认识有了很大进步，如对空气污染的危害和工作环境中吸入石棉的担忧。现有的证据显示，人群的健康差距是由社会阶层造成的，而不仅仅是医疗保健服务。克劳福德指出，专注于个人而不是个人生活的社会，是医学、医疗保健行业和政府未能解决疾病问题的根本原因。诸如饮用水、城市污水处理、老年财政支持、学校、医疗保健等商品和服务是现代社会必不可少的"公共产品"，而这些"公共产品"必须由政府来提供。

健康主义为人们所呈现的无疾病的世界只是一种乌托邦的愿景。人类不得不承认，疾病是构成生命的一部分，无论是否喜欢、愿意，疾病都将与生命相伴随，与生命相缠绕。随着老年化社会的到来，衰老所导致的病痛、不适、功能障碍、生命活力下降等，无疑将在人类健康领域占据更重要的位置。1972年，法国国家医学科学院150周年庆典会议上，波兰医生、医学人文学者凯拉诺维斯基（Tadeusz Kielanowski）发表"患病的权利"（the right to be ill）的演讲，倡导患病者与残障者的社会和公民权利。他认为，19世纪提出的健康权理念构成了健康保险的基石，而现在应该为患者争取充分参与社会生活的权利、消除不容忍、歧视和边缘化的各种表现。与健康权一样，患病也是一种权利。"患病的权利"具有更加宽泛的象征意义，正是由于疾病的不可避免性，尊重病患的权利，不仅是尊重患者，同时也关系到尊重弱者、差异人群的权利，也是尊重自我决策的权利。

3. 健康干预是否带来更大风险？

生物医学技术的发展与广泛应用早已超出了诊疗疾病的范围，拓展到健康监测、健康预测，甚至健康干预（或塑造）等，反映出健康主义的理念已渗透入社会文化领域，并转化为人们的行动。无论是健康筛查，还是健康预测或健康干预都是为了让人们更健康，然而，令人遗憾的是这些行为并非如其声称的那么完美，反而存在着一定程度的健康风险和道德风险，甚至导致健康损害。

在人工生辅助生殖技术领域走在世界前列的

英国,一直在尝试突破限制——把之前的仅限于研究 14 天之内的人类胚胎扩大到可以全面研究和进行基因编辑。2018 年 7 月,英国纳菲尔德生物伦理学协会发布报告说,在充分考虑科学技术及其社会影响的条件下,通过基因编辑技术修改人体胚胎、精子或卵细胞细胞核中的 DNA(脱氧核糖核酸)"伦理上可接受"。不过,该协会提出了两个限制性条件:一是基因编辑婴儿必须确保并符合未来出生婴儿的福祉;二是符合社会的正义和团结,不会增加歧视和社会分裂。但是,如何衡量基因编辑技术应用于人类的好处与风险,以及人类如何应对基因编辑生命所导致的风险,都还是悬而未决的问题。

目前科学家对人类基因已经进行了深入研究,但对于其中的奥秘,所了解的依然很有限。利用基因编辑技术可以去除某些特定基因片段,从而消除已知风险。贺建奎针对 *CCR5* 基因的操作就属于这类尝试。然而,对于这一基因编辑方式会存在什么风险,目前的研究尚无法给出答案。如果说在动物和植物身上进行基因编辑,发生错误或出现问题所产生的伦理风险尚可以得到辩护,那么,接受过基因编辑的人在出生后若发生错误或出现疾病等问题,则将会出现严重的社会伦理与法律问题,所以主流基因科学界对人类基因编辑普遍持慎重态度。

从生命伦理学史的视角看,健康主义的强纲领可能更接近 19 世纪末至 20 世纪中期的优生学理念,尤其是在利用遗传技术修饰胚胎或对胚胎进行基因编辑方面,健康主义的强纲领很可能导致类似优生学所产生的巨大伦理争议。肿瘤遗传学研究试图发现对特定肿瘤的产生负有责任的"坏基因",希望通过基因工程技术除去这些"致癌基因"。然而,当人们试图去除癌基因以减少癌症时,却发现这些基因的正常产物是机体生长和发育所不可或缺的。实际上,人类对于基因、基因组的认识还有待进一步深入,任何过于匆忙的行动都可能导致难以预测的健康风险。

健康主义是当代的一种社会文化思潮,最初流行于西方发达国家的中产阶层,随后播散到全球许多国家。虽然在我国,健康主义的概念尚未普及,但健康主义所倡导的行为已广为接受。进入 21 世纪以后,随着我国社会经济的发展及人群对健康需求的日益提升,以高度的健康意识和期望为特征,广泛寻求保健信息,对健康的高期望与对医生和科学家的不信任交互掺杂,既希冀医学科学带来增进健康的新奇迹,又热衷"另类""自然"生活方式的选择,健康主义成为当代社会的一种新时尚。不过,令人遗憾的是,迄今学界对这方面尚缺乏深入、系统的研究,尤其是从观念层次的剖析。当代健康文化已超越了医学、健康范畴,如果仅仅从伦理规范上来讨论基因编辑婴儿是否符合伦理准则,而未反省其背后的健康主义哲学基础,即便是为此项研究设立了规范,今后依然会有形形色色以增进健康名义的研究、实验不断涌现,并将人类的健康置于更大的风险之中。

(杨海燕 张大庆)

思 考 题

1. 如何理解"演化论的疾病概念"?
2. 试阐述健康概念的多维度性。
3. 试分析疾病与健康的相对性。

参 考 文 献

[1] 托马斯·库恩. 科学革命的结构. 第 4 版. 金吾伦, 胡新和, 译. 北京:北京大学出版社, 2012.

[2] BOORSE C A. Rebuttal on health // HUMBER J M, ALMEDER R F. What is disease?. Totowa, NJ: Humana Press, 1997.

[3] NESS R M. On the difficulty of defining disease: A Darwinian perspective. Med Health Care Philos, 2001, 4(1): 37-46.

[4] ENGEL G L. The need for a new medical model: A challenge for biomedicine. Science, 1977, 196(4286): 129-136.

[5] POGGE T W. Relational conceptions of justice: Responsibilities for health outcomes. Public Health Ethics Equity, 2001, 46(1): 135-161.

身体的看法,影响了我们看待疾病和治疗的方式。人们普遍认为,医学成像技术是用一种现实的、摄影的方式显示身体内部,每一种新的仪器都能为皮肤之下潜藏的疾病提供更加清晰可靠的照片。也就是说,随着技术的提高,医生将逐渐褪去挡在内部身体之前的面纱。在这种思维方式中有一个明显的真理内核,它把众多复杂的、多方向的过程约减为一个关于技术进步的单一且直线的故事。

这一乐观的观点之下有一个基本的假设:"看见即治疗"(seeing is curing)。人们通常认为,只要一种疾病可以被看见,它就能够被诊断,进而找到治疗的方法。从可视化到诊断看起来只有一小步。更好的成像设备自动导致更多的知识,进而导致更多的治疗。每一项新开发的技术都向医学专家承诺进一步打开身体内部,并且向外行承诺可以更好地领会身体的内部景观。然而它们无所不在的使用,使得内部身体更加复杂化,我们透过各种镜头看到得越多,视觉信息就变得越复杂。如果可以把 X 射线、CT、MRI、PET、EM 进行数字化集成,结合成一个复杂的扫描,人类是不是就可以为每一个个体绘制一幅终极地图,进而为每一个个体提供个性化的治疗,尽管公众经常盲目轻信医学成像技术具有展示身体全景的能力,但不得不说,这一想法与认为通过绘制人类基因图谱就可以找到生命的意义一样,都是武断的。

事实上,更好的图像并不自动意味着一个解决方案的出现。尽管 X 射线在诊断、预防和治疗肺结核上扮演着至关重要的角色,超声技术使得医生能够在怀孕的早期阶段识别胎儿的缺陷,但并不是所有疾病或畸变都是可见的或可视化的。并且医学扫描经常显示不规则或异常状况,但很多时候,医生对它们的发展无法预测,通常也没有治疗方法。医学成像技术产生了新的临床视角,这些视角往往使人们面临更多的两难困境,在诱人的图像背后隐藏着困难的伦理选择。

医学成像技术的创新是机器与身体、程序与图像、解释与指南之间不断协商的结果。图像与病理学之间并不存在着一对一的关系,看到一个扫描结果,医学专家或许能够识别出潜在畸变的迹象,但解释需要凭借病理生理知识与经验,有

时甚至是模棱两可的。阅读 X 线片、内镜视频或 MRI 扫描需要高度专业化的技能,需要大量的训练和丰富的经验。随着每一个新仪器的使用或方法的创新,医生不得不调整他们的阅读和解释方式。在某种程度上,对于一个影像结果的医疗诊断解释总是基于专家们的共识;这种共识转变成一种可靠的指南需要很多年的时间,甚至在使用一项技术几十年后,图像仍有可能引出不同的解释。

二、可替换的身体:器官移植与自我认同危机

如果说医学史上关于身体地位的首次争论是由解剖学引起的——它克服重重阻力,争取将人的尸体作为一个纯粹的物体加以利用,以获取相关知识,那么器官移植就是第二波争论的肇始者。

器官摘取首先要把身体当作物来对待时才有可能。一旦死亡降临,身体就被去人性化,将身体或其组成要素变成可供使用的物品,一种可以进入另一个人身体内的原材料。同时,它也与一种人体的机械化观点相对应,如果心脏只是一台泵,肾脏只是一个过滤站,肺只是一个风箱,那么人就成了一套内部零件可更换的机械,移植不过是用一个更加可靠的零件来更换身体机器上一个老化的零件,就如同换掉钟表上的齿轮一样。身体被工具化,人们指望通过器官的可交换性帮助患者。

医学界的主流观点是将器官移植看作一项纯技术性的操作,并且随着移植技术的发展,身体的确变得越来越"公共"、越来越可交换。身体部位越来越"部件"化,成为可以根据需要进行替换的标准化项目。特别是人类器官的组织、采购和使用已经从一个利他主义的,以患者为中心的事业变成了一个日益国际化的、"营利性"的、以市场为基础的产业。考虑到人体材料产业的巨大市场潜力,制药和医疗供给公司开发出了整套的新产品,这些包括自由氧清除、"冬眠激素"、新的灌注保存液和其他化学物质以使组织在移植前保持完整性,并使材料更加"免疫沉默",避免当它们被替换进另一个身体后出现问题。人类的材料正在从结构上、化学上和功能上被改造,以使它们更加

通用。通过这种方式,它们不仅成为可替换的机械零件,而且更像现成的试剂,可以供各种最终用户使用。

英国作家库雷西(Hanif Kureishi)在小说《身体》(*The body*)中充分发挥了关于移植技术的想象,他把身体比作"一套设备",特权阶层可以随意通过大脑移植摆脱自己的身体,进入一个已经去世的人的身体,这些身体被储藏在防腐技术完备的制冷室内,保存完好。身体的可替换性让人们可以不再接受必死的命运,他们可以自在地重生,没有任何生理或时间上的困扰。然而现实是,在移植受者重获生机的同时,不得不进行自我调整以适应这一新的境遇。器官移植不仅仅是切除自己身体的一部分,去接受另一个人的身体部分,它还需要严密的医学观察,以确定治疗是否得当,并且需要移植受者终身接受严格的免疫抑制治疗,以预防任何可能的排斥反应。因此移植带来的是一种需要各种医疗辅助形式的生命,移植受者的身体变得比先前更加不稳定。并且移植来的身体并非毫无意义,它是他人身体的一部分,承载着身份和价值,就此提出了有关死亡、身份及自我与他人之间边界等一系列问题。

医学人类学家洛克(Margaret Lock)指出:器官移植有赖于对生命、死亡、身体、人格等基本范畴的重新界定。过去以心跳、呼吸等生命迹象的停止作为死亡的依据,现在则被脑死亡所取代。大脑的死亡即思想的死亡,思想的死亡即人的死亡,此时的人只是一具"活着的尸体"(living cadaver)。脑死亡使得器官移植合法化,却极大地冲击着人们的感觉和日常经验。当做出捐献器官的重大决定后,亲属们往往发现他们的挚爱之人仍然活着,他们仍能感到他皮肤的温热,看到他胸口有规律地起伏,特别是,他的心脏仍在跳动。虽然医生依照自己的标准说明死亡不可避免,但是亲属们往往瞬间被哀痛击中,后悔捐献器官的决定。

把移植来的器官整合为自我的一部分也往往并不顺利,其严重程度和持续时间视手术情况、个人经历、家庭及医疗护理质量等的不同而不同。移植来的器官是他人身体的一部分,是患者生命中的不速之客。移植受者在自己的身上感受到另外一个人的存在,"不是很清楚自己是谁","觉得自己身体的一部分消失了",甚至"完全换了一个身体"是他们经常的抱怨,抗排斥药物所引起的副作用更增强了这种感受。

移植是一个身份介入的过程。对于患者来说,器官移植并不是一个愉快的经历,他们都在不同程度上遭遇了身份困扰。一些移植受者调查捐赠者的职业和品格,并由此产生有关捐赠者身份的想象。另一些移植受者则因为器官的"异质"而忧心忡忡,接受男性肾脏的妇女会为自己的"女人味儿"担忧;年轻的移植受者则担心接受来自一位年长者的器官会对他未来的生活产生影响。法国哲学家南希(Jean-Luc Nancy)在《入侵者》中描述了自己接受了心脏移植手术后的重重困惑:"我的心脏比我小二十岁,而我身体的其他部分比我至少大十二岁。因此,我同时变得年轻和衰老,我不再拥有自己的年龄。这样的经历让人迷失,自己辨认不出自己了,但是'辨认'已经没有意义。"

自己的身体里有他人的身体,因此丢失了自己的身份,产生了自我认同危机。大部分移植受者最终接受了这种模棱两可的处境,有的则因为陌生器官的进入而痛苦不堪。一些当事人描述自己在接受移植手术后出现的精神疾病:抑郁、人格解体、冷淡、绝望,甚至自杀。他们视移植手术为一种自我解体、被他人攫取的过程。摘除自己的器官,移植上别人的器官,这不仅在肉体上打开一个缺口,更是在深层次触及了患者的价值观及其存在的理由。强调身体机械论的医学理论在移植受者的个人身份危机面前茫然无措。移植手术有可能通过想象实现"感染",并且有时心理上的拒绝可以表现为器官排斥。尽管大部分移植受者能够勉强度过痛苦与疑惑的阶段,将其视为活着需要付出的代价,但无可否认,器官移植或许是最令人不安,也最难以承受的人类体验了。

三、赛博格的身体:从辅助身体到罢黜身体

从17世纪开始,身体与人的分离出现在西方社会中,身体被剥去神圣的光环,降格为世间的平凡一物。随着机械论的普及,机器被广泛用于对

身体的分析和说明，无数文章和书籍均把人体比喻成一台"神奇的机器"。尽管神奇，身体却不如真正意义上的机器那么稳定，它会产生损耗，会产生无法修复的损坏，特别是，它会死亡。如何将身体这张草稿变成一个可靠稳定的机器，近代医学技术一直在沿着这一方向探索前进，如果机器理想能够达成，所有身体的"零件"都将是可以被修改、矫正的，损耗后还可以被替换成性能更加完善的零件，身体也将不再受制于时间，它不会衰老、也不会死亡。

控制论机体（cybernetic organism，cyborg）表示任何混合了无机体（机器）和有机体（身体）的生物，通常这样做的目的是借助科学技术增强生物体的能力，中文通常音译为"赛博格"或意译为"半机械人""电子人"。哈拉维（Donna Jeanne Haraway）在《类人猿、赛博格与女人：自然的重塑》中谈到"到了 20 世纪晚期，我们的时代，一个神秘的时代，我们每个人都是嵌合体，是机器和有机体在理论上的或装配式的混合物，简言之，我们就是赛博格。赛博格就是我们的本体论，它赋予我们政治观点"。

对于无数接受人工器官的患者或使用各种假体缓解残疾的人来说，赛博格早已不是科幻小说或电影中的存在，而就是他们自身。人工器官是用人工材料制成，能部分或全部替代病损的自然器官，以补偿、替代或修复自然器官的功能的器件或装置。奥尼尔（John O'Neill）在《身体五态：关系的重塑》中给出了一副名为"备件人"的插图，指出除了几种面临技术难题（如整眼移植）和伦理困境（如生殖腺移植）的器官以外，所有的人体器官都将实现人工化，并将产生重要的临床影响，"就这一点而言，人类身体的'假体未来'（prosthetic future）已经是一个既成事实，而不再是一个虚构的乌托邦"。

尽管治疗用人工器官还需要长期地完善和精细化，但对于大部分患者而言，它们遏制了由疾病、事故及衰老引发的衰退和缺陷，有利于提高他们的自理能力，克服疾病带来的局限性，减轻伤残程度。但如同器官移植中，一个身体与另一个身体之间发生的移植可能产生排斥反应，在安装人工器官的身体中，这一问题也同样存在，尽管一些生物化学家和免疫学专家协同合作，努力降低排斥的概率。并且人工器官与人体的结合同样面临身体的完整性问题和身份认同问题。具身现象学和医学人类学都一再表明，身体是人的前提，是人身份的载体。截去或添加身体的某一部分，都会对它与世界之间的关系造成可以预期的改变。总之，人工器官的使用需要患者接受一个陌生的身体部件在其体内存在的事实，并不时地检测其运行状态。

信息技术与人类克隆技术的发展，催生了关于赛博格的后现代想象。如果说身体的零件发生故障，它可以被替换，那么如果需要添加一些信息，将其加载进去即可。超人类主义（transhumanism）认为，可以通过开发和应用技术从根本上改善人类状况，增进智力、体力和心理能力，并克服残疾、疾病、痛苦、衰老和死亡等不必要的经历。超人类主义把即将到来的"后人类"描述为生理、智力与心理空前发达的一群人。他们自我编程、自我定义、极有可能不死不朽，是一群无极限的人。对于此类思想主张而言，身体是人的紊乱之源，当务之急是堵截生老病死的通道，让其与痛苦和疾病绝缘。对于一份不完善的底稿，人类要做的就是掌握它，并改善其性能；甚至为了更好地实现人的价值，可以罢免它，将其彻底删除。

对于超人类主义者而言，只有大脑才有价值，身体的崩坏不会造成其身份的改变。他们期望将精神转移到网络世界之中，在电脑程序中建造出特定大脑的每个神经元和每个突触，实现精神与电脑之间包括全套记忆在内的信息传送，以这样的方式实现永生。正如希林（Chris Shilling）在《身体与社会理论》中称，"身体变成前技术时代文化的残余，前途未卜，甚至正在迅速消失"。

赛博格的身体期望将人从肉体的负荷和局限中解放出来，在假体和信息技术的辅助和强化下，最终能够逾越时间和空间，实现不朽。同时通过对身体的虚拟化，在政治上预期一个无阶级、无性别、无民族，并随之消除了一切歧视的美好世界。然而，抛开实现后人类生活的技术和伦理困境，无身体的人类是没有感觉的人类，消除痛苦的同时也消除了作为人的乐趣，这样的人类无法代表人类未来的方向。

第三节　现象学视野下的
身体研究

生物医学的机械模型使得医生倾向于把患者的身体仅仅视为肉体,使用纯粹客观的术语加以描述,这或许便于同行之间的交流和理解,但这并不符合患者的认识。患者通过身体内部的变化而感知病痛,先前的生活经验受到病痛的扰乱,包括身体的异化、时空体验的改变,身体意向的挫败和对自我认同与完整性的挑战。患者与疾病是紧密缠绕、不可分割的,因此不能把疾病仅仅理解为一组躯体症状。相反,对患者来说,疾病是可以改变生活的持续存在。这种存在的影响不仅是躯体的,而且也是心理的、社会的、认知的、情感的、有关存在与时间的。

一、具身现象学

这种对于患病身体的认识差异不仅是知识层面上的差异,而是更根本的对于患病的人,以及他们以何种方式存在于世的理解上的差异。医学的人文主义模型主张将患者看作一个有机体,他 / 她既是身体的,又是心理的或精神的,同时他 / 她还置身于复杂的自然和社会环境之中。因此,患者不是一架没有任何背景或者完全单独运行的机器,而是一个置身于社会经济文化环境中的复杂、有机的整体。他 / 她由各种相互联系的部分组成,同时又不仅仅是这些部分的加和,有一些特质是从这些部分的组合中涌现出来的。

然而对于具有现象学视野的人文主义者而言,这样的理解还是不充分的。现象学是 20 世纪现代西方哲学的重要分支,目的是对自觉经验到的现象做直接的研究和描述,以排除未经验证的先入之见和前提。现象学与大陆哲学传统密切相关,特别是德国哲学家胡塞尔(Edmund Husserl, 1859—1938)的著作。它并非源于对医学现象的解释和探索,但从第一人称视角出发的研究方法,不依赖于概率、统计或其他数学表达的知识创造方式,使得它对于理解复杂的医学现象有着特别的适用性。

为了理解身体在人类生活中的核心作用,法国哲学家梅洛 - 庞蒂(Maurice Merleau-Ponty,

1908—1961)发展出一种具身现象学(embodied phenomenology)。梅洛 - 庞蒂的思想始于对笛卡尔二元论的批评。笛卡尔对于来自感官和身体的所有东西都表示怀疑,认为寻找真理的过程中必须把身体排除在外。而梅洛 - 庞蒂把全部人类经验建立在知觉之上,同时论证了身体在知觉中的首要地位。身体是我们所有经验的前提条件,并且身体是我们生活中意义的给予者,我们在身体中发现意识、经验和身份。改变一个人的身体可以导致其自我意识的深远改变。因此,身体不是主体拥有的一个客体,不能简单地分割成一方面是身体,一方面是心灵。

尽管出于科学研究的需要,身体被分解成各种器官、组织、细胞、基因,但对于每个人而言,身体是作为一个完整的统一体被体验的。即便症状很显然是由局部的解剖学缺陷所导致的,疾病和残疾也不能简单地化约为局部的躯体问题。躯体上的疾病、疼痛、不适、残疾经常侵蚀一个人对世界的认知,并削弱他 / 她在这个世界中行动的可能性。疾病和残疾会挫伤人的身体意向性,而只有这种身体意向性才使得人们赋予生命和世界以意义成为可能。

具身现象学的另一个重要贡献是揭示出身体的主客双重维度。在临床境遇中,患者可以把自己的身体体验为一个主体,它给自己的世界平添了一抹痛苦的色调。也可以将自己的身体体验为一个客体,被临床医生触摸的客体,交付给医疗仪器去探查的客体及被医学图像捕获和描绘的客体。随着医学检查和治疗的积累,身体进一步客观化。查看肾功能检查结果或 CT 扫描影像是一种全新的自我观看方式,不可见的内部变得可见,即用于自我检查,也建立对自我的全新理解。身体是这双重维度的复合体,既不可化约为对方,又不可避免地相互联系。

二、患病经验的现象学描述

随后,学者们开始探索如何将现象学应用于医学研究之中。莱德(Drew Leder)基于现象学立场批评生物医学,称其身体本体论是基于"死去的身体",即尸体,而非"活着的身体"。基于活着的身体,现象学研究试图呈现疾病在何种意义上影响一个人在世界上的具身存在(embodied being）。现象学也被广泛用于阐释疾病的主观经验。以遭受苦难的个体的第一人称视角，将注意力转投注到身体经验层面的改变。早期工作，如赞纳（Richard Zaner）的《论自我的语境》（The Context of Self）以病理学和疾病为案例，力图阐明人的正常具身性，对护理和保健领域中的现象学应用产生了很大的影响。

现象学家认为，无论是通过物理事实还是机制或模型，疾病都无法被客观地理解和描述。数学模型可以用来描述人群的健康和疾病状况，但无法捕捉到个体的独有的和特殊的经验。对这些高度主观性、异质性的经验进行提取和抽象，对于疾病的测量和评估可能有益，但无法提供对健康和疾病意义的完整描述。只有经历过诸如疼痛或呼吸急促这类现象的人，才有资格声称这种经历对他／她意味着什么。疾患不仅是有形身体的功能障碍，体内代谢紊乱或生物系统中病原体的存在，更是一种个体经验的转化。

采纳现象学视角，图姆斯（S.K.Toombs）将患病经验描述为患者遭受的一系列丧失，即完整性的丧失、确定性的丧失、控制感的丧失、自由行动的丧失和熟悉世界的丧失。在定性和直观的意义上，这些丧失代表了患病的真实经验，是无论处于何种疾病状态的患者都要经历的。而在定量的意义上，丧失的累计也可用来衡量疾病对患者存在状态的影响程度。

以完整性的丧失作为起点，图姆斯认为这一丧失源于患者对身体损伤的感知，当症状出现时，身体不再被视为理所当然，亦不再被视为透明或不在场，它出现在舞台中心，以一种异己的方式显现出来，进而导致关于身体完整性暂时丧失还是永久丧失的深刻焦虑。身体完整性的某些巨大破坏，甚至会干扰人的自我意识，导致身心分离的体验。

完整性的丧失带来确定性的丧失。患者被迫放弃自己坚不可摧的假定，不得不接受自身的脆弱性。症状出现之时即是改变发生之时，以往不费吹灰之力就可以完成的事情，变成一项明确的任务，需要反复思量、集中精力、刻意练习。这意味着当下确定性的终结，即当前的日常活动已经失去了随意性，变成为苛刻的项目。

确定性的丧失又进一步导致控制感的丧失。

失控感可以笼统地表述为陌生、负面的身体感觉代替熟悉的身体感觉。大小便失禁、晕厥、呕吐是显而易见的失控；不太剧烈的症状，如肌肉无力、疲倦或轻度疼痛，也会使人失去对身体的熟悉感。人们无法控制和阻止疾病的进程，又由于缺乏医学知识和对医疗人员行事能力的判断，亦无法掌控自身的治疗过程，这背离了成年人生活的基本特征，即具有照顾自己的能力和具有按自己方式行事的自治权。

第四种丧失是自由行动的丧失，或称自由选择的丧失。尽管患者被鼓励参与到治疗方案的制订中来，但由于缺乏关于何为最佳方案的知识，患者的自由选择能力实际上极其受限，在决定接受某一治疗建议时，患者通常会假定医生理解他的个人价值系统，并在推荐治疗方案时已将这些价值纳入考虑。

最终，以上种种带来了熟悉世界的丧失，患病是存在于世的一种独特方式，它无法与以往的生活协调一致，意味着患者或短暂或永久地告别日常生活的节奏和安排。随着疾病的进展，也可能意味着未来的开放性逐渐消失。熟悉世界的丧失及由此引申的未来开放性的丧失是所有丧失中最为首要的。

鉴于疾病及其治疗可以极大地改变患者的生活世界，而能够了解患者的日常生活经验并从中获得专业知识的方法又非常有限，现象学的研究方法尤显珍贵。哈维·卡雷尔（Havi Carel）理解现象学的价值并将它与其他第一人称方法区分开来："现象学在对人的具身理解方面不同于其他第一人称方法，如叙事方法和定性访谈。叙事方法侧重口头和书面的自我报告，定性访谈则是坐下来与受访者交谈，也可以使用调查问卷。相比之下，具身现象学能够以超越语言的方式收集患者关于患病经验的信息。可以使用患者感官经验和知觉经验的报告，也可以使用呈现肢体动作改变的录像。同时，现象学视角的研究也关注医疗服务提供者的身体，考察医疗专业人员对患者的本能反应。"

现代医学的批评者认为以自然科学为基础的医学研究方法，遵循生物医学模式，忽视了患者的主观经验，由此失去的是一些对全面理解疾病和健康非常重要的知识，尤其是循证医学的兴起，被认为助推了将身体客体化的倾向。现象学的重要性还不仅在于理解版图的扩充,更在于认识论立场的补足。现象学发展的是基于患者立场的知识,生物医学发展的是基于医生立场的知识,尽管二者都是基于特定立场的知识声称,都是偏颇的,但只有对等的发展,才能在医患沟通中识别并理解自身的偏颇,最终发展出一套更加人性化的照护方式。

（唐文佩）

思 考 题

1. 试讨论医学关于身体的观念与同时代的哲学思想之间的关系。

2. 试讨论医学技术对医学身体观的塑造作用。

3. 试讨论不同专业的医疗人员对身体的不同理解方式,检视身体在当代医学中的多元含义。

参 考 文 献

[1] 笛卡尔. 谈谈方法. 王太庆,译. 北京:商务印书馆,2009.

[2] 米歇尔·福柯. 规训与惩罚:监狱的诞生. 刘北成,杨远婴,译. 北京:生活·读书·新知三联书店,1999.

[3] 苏珊·桑塔格. 论摄影. 黄灿然,译. 上海:上海译文出版社,2008.

[4] 约翰·奥尼尔. 身体五态:重塑关系形貌. 李康,译. 北京:北京大学出版社,2010.

[5] 克里斯·希林. 身体与社会理论. 第2版. 李康,译. 北京:北京大学出版社,2010.

[6] 大卫·勒布雷东. 人类身体史和现代性. 王圆圆,译. 上海:上海文艺出版社,2010.

[7] 梅洛-庞蒂. 知觉现象学. 姜志辉,译. 北京:商务印书馆,2001.

[8] 图姆斯. 病患的意义. 邱鸿钟,陈蓉霞,李剑,译. 青岛:青岛出版社,2000.

[9] LOCK M. Twice dead:Organ transplants and the reinvention of death. Berkeley:University of California Press, 2001.

[10] LEDER D. A tale of two bodies:The cartesian corpse and the lived body // The body in medical thought and practice. Leder D. Dordrecht:Kluwer, 1992.

[11] ZANER R M. The context of self. Athens, OH:Ohio University Press, 1981.

延 伸 阅 读

[1] 阿兰·科尔班. 身体的历史. 杨剑,译. 上海:华东师范大学出版社,2013.

[2] 栗山茂久. 身体的语言——古希腊医学和中医之比较. 陈信宏,张轩辞,译. 上海:上海书店出版社,2009.

[3] MARCUM J A. Humanizing modern medicine:An introductory philosophy of medicine. Heidelberger:Springer, 2008.

第三章　生命、死亡与医学

生命不仅是医学的研究对象，也是哲学的思考原点。胡塞尔之后，生命哲学成为贯穿于19至20世纪的一个哲学流派，伯格森、狄尔泰、齐美尔、史怀哲、薛定谔等哲学家、医学家对于生命哲学的形成和发展提出了很多创见，或提供了丰富的思想资源，生命哲学主张用生命（活力论）去研究生命（真谛），去打捞失落的生命感，因为生命不只是一个静态的躯体或器官、细胞或基因，还是一份动态的活力、潜能，一个动态的过程，一种在生存竞争中适应环境的变异，每一个生命都是独一无二的；由此构成生命的偶在性、多样性，疾病发展的或然性、多变性；构成疾病转归的复杂性、混沌性；医学永恒的不确定性与艺术性，也构成了治疗效果的双向性与诊疗经验的局限性，临床上还存在患者感受的差异性，同样的病痛有人麻木，有人敏感，需要沟通的艺术、干预的艺术、抚慰的艺术。生命哲学能给人们以全新的生命感，而非机械论的生物感，提供一种相反相成的认知通道，弥合科学与人文、技术与人性、生物与生命的裂痕。超越物理主义的认知盲点与视野缺陷，搭建科学与人文、技术与人性对话的平台，从认识生命、干预生命回归到敬畏生命、对话生命，生命哲学铸就了生命神圣、医学神圣的职业基线，在实在与存在、生物与生命、还原论与活力论、理性与经验、理性与直觉、征服与敬畏之间构成必要的张力，引导现代医学超越生物医学模式，抵达生物-心理-社会医学模式，逼近全人医学模式，滋生出敬畏、悲悯、仁慈、关怀的职业情怀。21世纪兴起的叙事医学就是生命哲学的一次突围，从疾病到疾苦，从形态-功能-代谢分析到身心灵、知情意的阐释，从关注失能、失控到关注失落、失意，从客观性到主客间性，从因果必然性到因果偶然性，从科学-技术性的真理性到伦理的正当性，叙事医学的哲学变轨是由逻辑实证主义转向现象学与存在主义。

第一节　生命的真相与医学的真谛

一、叩问生命的真相

何为生命的真相？绝不仅仅是生物体微观细节探究的总和，而是文化心理投射、社会关系跌宕、生死、苦难信念纠缠的总和。生命的活力、求生的欲望如何与死亡的寂灭、宿命相反相成，恰恰是死亡赋予生命的有限性，才让生命摆脱肉身的存活，赋予生命以丰富的精神价值，缺少灵性的肉体生命绵长的延续则只是无聊的岁月。因此，科学化、技术化的知识建构只揭示了生命的真理性，而生命的真谛则是生存境遇（疾病、痛苦）的偶然性，衰老、死亡的必然性，唯有通过向死而生的不息求索，才可望获得生存的意义。那么作为救死扶伤的医学真谛何在？简而言之，医学的真谛就是对生命真相、真理、真谛的深刻理解与超然驾驭。就学科而言，医学具有杂合性与复杂性，并非纯粹的科学，而是人学，中医先贤有"医者易也"（变化的学问），"医者意也"（思辨的学说），"医者艺也"（艺术化的技术）之说。近代医学大师威廉·奥斯勒（Sir William Osler）认为医学是不确定的科学与可能性的艺术，由此标定了医学与经典科学的差异性，大凡科学都追求并捕获自然的确定性，驯服偶然性，但医学却似乎无法抵达这一彼岸，尤其是临床医学，具有类同于艺术创作的无限可能性，特鲁多（E.L.Trudeau）将自己对医学的本质思考刻在墓碑上："偶尔治愈，常为帮助，总是劝慰"，谆谆告诫医者在临床生活不仅要明是非，还要知敬畏，疗愈只是小概率事件，陪伴、见证、抚慰、安顿才是大概率事件，照顾比救治重要，昔日征服传染病进程中的霞光未必能在老龄社会慢病重疾的救助境遇中重现，未来的日子里依然会遭遇无力、无奈的尴尬，依然要知进退收放。

二、医学的二元性特征

现代医学思想家佩里格里诺（Edmund D. Peilegrino）认为医学本质上是二元互洽的，既是科学之途，也是人文之径，而且是科学中最人文，人文中最科学的学科，但技术与人文的关系却很难协调好，说是两只翅膀的平衡，一只翅膀飞不高，也说是左右手关系，两手都要硬，如今人们总是一手硬一手软；又如两条腿走路，应该先左脚，后右脚，不能只迈左脚不迈右脚，但如今的技术与人文的关系却如醉汉的步态，一脚高一脚底，一脚深一脚浅，亟待修正。在佩里格里诺那里，人文也不是抽象的情怀，而是一份对人类苦难不可遏制的关注、关切与关怀，因为患者是怀揣一串心事来求助的弱者、伤残者，还是失能者、失智者、失落者、失意者、失败者，他们的每一份诉求都是苦难中的需求。医者心中永远有智慧与德慧权重的纠结，良心、良知、良能的拷问，新知未必是良知，名医未必是良医，能人未必是善人，医疗（手术）是良心活，无不流淌着德性。

叙事医学的创始人丽塔·卡伦（Rita Charon）认定患者有强烈的个体性、独特性，每一位患者都是唯一，因果偶然性（因缘、宿命）常常超越因果必然性，医疗活动有着鲜明的时间性、伦理性，医患之间在救治的时间节点、临床获益、风险的判定标准截然不同，因此，医者不仅要关注生命的客观性（事实）、眷顾主观性（价值），还要关注主客间性（同理心）。也就是说临床医学中的客观性是不可穷尽的，主观性是漂浮不定的，唯有主客间性（由共情而派生的医患水乳交融）的佳境偶成才有医患交往的和谐。叙事医学虽然在明面上只是鼓励大家讲故事、写故事，继而倡导共情、反思，本质上却具有强烈的反建制倾向，如同在眼睛里揉进了沙子，它将文学化的虚拟、虚构、情感、意志、信仰等价值引入医学；挑战了逻辑实证主义的传统，拓展了以求真务实为基本诉求的坚硬的医学实证价值；构成与现行循证医学体系的对垒、互补情势，如丽塔·卡伦所言：仅有证据是不够的，故事也是证据。这样的价值导入必定是痛苦的"蜕

变"历程，绝不是轻松的知识谱系的拓展或者现有临床认知条块的整合。丽塔·卡伦曾经在叙事医学原理的叙述中忽明忽暗地亮出过她的底牌，那就是要凸显"主客间性"，这个词被许多研究者忽视了，轻慢了，因为我们很长一段时间里的思维镜像就是客观性、主观性的二水分流，要么用客观性去取代主观性，要么用主观能动性去抗辩绝对客观性。不曾琢磨过主观客观之间还有什么"间性"，推而广之，大到科学与人文，小到观察与体验，都有间性需要丈量，需要解读。如何拓展"间性"思维，需要"搅拌器"。或许，间性思维会让许多临床一线的医生望而生畏，丽塔·卡伦本人就是一位实实在在的临床医生，她没有疏远临床生活，而是贴近临床探索出一种实践理性的路径，那就在多元思维（MDT）、问题思维（PBL）之外的并行思维，具体操练就是书写"平行病历"，背后隐含着并行诊断、并行决策的双轨思维，由此抵达共情、反思的临床觉悟与解放，实现医患和谐（共同决策），平行病历也是并行病历，在思维板结的标准化的技术化病历之外实现人文突围，病情不离心情、社情，也是疾病中情感、意志、信仰维度的还原。平行病历的要害在"平行"（并行），推而广之，不仅病历可以平行，病理也可以平行，有细胞病理、基因病理、病理解剖、病理生理，那就一定会有一个"人文病理"，包括病理心理、社会病理、文化病理，这样的演绎一定会引起病理科专家的不悦，病理学是临床医学中的科学主义与技术主义的坚固堡垒，素有"医生中的医生"的美誉，要在这边领地里打入楔子，谈何容易，好在由医生作家、医生与患者叙事共同建构的肿瘤文学已经开辟了肿瘤人文病理的新天地，医疗剧也不断地将人文病理的理念延展到急诊、重症、护理等境遇，唯有这样，才能真正破解临床"沟通"的困局。其实，一切临床沟通困境都在于眼中只有生物病理，而对人文病理视而不见，听而不闻。推而广之，临床药理也可以平行，实验室药理之外还有人文药理学（心病还要心药治，安慰剂的妙用），药物代谢动力学之外还有药效心理动力学（服药的依从性）、文化动力学。

三、医学哲学的核心观点

无疑，对医学真谛的叩问必然抵达哲学的视

象,使之转危为安;另一方面,也使得不可逆的死亡进程人为地延长,不仅延续了临终者的痛苦,也剥夺了他们的尊严。无疑,人工生命支持系统还颠覆了死亡的定义,开辟了"不死不活"的生命境地,引发了死亡标准、生命尊严、死亡权利和植物人救助可能的伦理争论。也引起健康经济学的关注,现代医疗福利体系不仅面临"看病难、看病贵"的制度设计难题,还面临着"死不得、死不起"的伦理困境。据推测,80%的医疗资源用于支付最后半年的医疗消耗、救助与维持生命费用(并有巨大的社会财富参与,还需透支将逝者亲属未来的生活和幸福),不惜一切代价抢救或维持已经衰败的个体生命,价值几何,意义何在,需要更加理性地思考和评估。我们需要寻求新姿态,通过死亡叙事、生死教育、死亡辅导等手段走出死亡恐惧,放弃死亡抗拒,转而坦然接纳;在积极干预,阻断疾病进程与悉心照顾、抚慰见证之间保持张力,尤其要有勇气选择适时放弃干预,顺应自然死亡的生命归宿。确立救助新原则,照顾比治疗重要,陪伴比治疗重要。死亡与苦难同时降临时,优先解决苦难问题,放弃无谓的CPR(心肺复苏),转身选择DNR(拒绝复苏),以提高终末期的生命质量为最高诉求。

三、现代社会的死亡抉择

技术时代、消费时代充满着特例。而且,和平年代,每一次死亡都是独行的孤旅,没有精神的伴侣,没有灵魂的慰藉,没有人性的呵护,即使机器环绕,也是冰冷的"温暖"。生命尊严的意念超越技术,浮现在人们面前。尊严就是活得有意义、有价值、有品质、有目标的体验和显示,不在生命的长短,以生命的厚度、纯度、豁达去冲兑生命长短的忧虑。

无疑,在这个技术与物欲双重纠结的时代里,医学遭遇着"人-机复合生命"的死亡,以及安乐死、尊严死等崭新的命题。是否"一切死亡都是'病魔'作乱的非正常死亡"?是否一切死亡都有抢救的空间,都应该借助技术的力量予以抵抗和阻断?再也没有寿终正寝,唯有高技术抗争。救过来,皆大欢喜,救治失败,无限遗憾,人财两空的局面更是无法接纳与平衡,于是便很自然地归罪于医生的误治、失职,医学的无能。最为尴尬的是

造就了技术支持下生存的植物人状态,欲生不能,欲死不甘,家人与社会投入巨大花费,而患者的生命质量与尊严低下,这就引出了协助死亡(慈善助死)的话题。

死亡面前,医生是作为还是无为成为一个现代性的问题。理想的医学与好医生不是能够战胜死亡、超越无常的知识体与技术的人,而应认同并艺术化地(柔性、温暖地,而不是冰冷、生硬地)帮助患者接纳人的必死性,认同诊疗过程中无法调和的无限危机与有限治疗之间的矛盾。在生命终末期尽力尽责救助,维护濒死者尊严,给予临终关怀、灵性照顾,安抚家人情绪,给予哀伤关怀。认同并帮助患者接纳无常的死亡(死亡降临的偶然性),接纳起死回生(死里逃生)、寿终正寝的偶然性,同时在生命终末期创造更大的复活概率,通过有效的生命管理(危险因子控制)培育更多的寿终正寝概率,让更多的人能够"逢凶化吉""死里逃生",安享天年,继而通过生命教育,明了生命的五大向度,不仅有长度,还有宽度、厚度、温度、澄澈度,从而滋长对于生命的感恩之心、悲悯之心、敬畏之心、豁达之心。

在西方,"好死"作为一种文化约定,包括六个方面:一是无痛苦的死亡;二是公开承认死亡的逼近;三是希望死在家中,有家属和朋友陪伴;四是充分了解死亡,把它作为私人问题和事情的终结;五是认定死亡是个体的成长过程;六是认定死亡应该根据个人的爱好和态度做安排。然而,我们却片面地倚重抢救术、ICU维持生命技术,这些技术在本质上是一种"协助偷生术"(抢救的要害在"抢"),假定的竞争者都是"上帝"或者"死神"。既然是"协助偷生",前提还是必须接受和顺应死亡的自然事实,干预总是有限的、有条件的,而不是万能的。ICU技术其实无力改变人类对于死亡的基本境遇,即无奈(无能)中寻求希望(偷生、抢救),这样看待死亡不是消极被动的,恰恰是一份豁达。技术无端干预无异于凌迟,在中国传统文化语境里,生死之别的优劣还发生在"速率"的维度,快速、流畅的词汇与感受总是乐事,譬如"快乐""快活"。死亡也是一样,最残忍的死亡形式是慢而痛苦地死去,此时,受刑者的最大愿望是速死。在技术时代,各种器官替代技术维持着许多衰竭的躯体(人-机混合生命),使死亡过程人为

地拉长,这种境遇无异于技术"凌迟"。

人们不禁要问,生命何以神圣?答案是生命神圣包含两重意思,一是生命无比圣洁,二是生命的历程神秘莫测。生命之花如此美丽,又如此凋零,生命之火如此炽热,又如此微弱,生命力如此坚强,又如此脆弱,人类生命如此伟大,又如此渺小,因为神圣,才会有对生命的敬畏。尽管医学有新知、有奇术,但生命总归无常(生存的不确定性、偶然性),虽然疾病可防可治可救,但生命的进程绝对不可逆。现代医学如此昂扬、自信,也如此无力、无奈,究竟是"道高"还是"魔高",无法言说,"膏肓"之幽,"命门"之秘,无法抵达。人生本是一条单行道,途中也会有若干类型可以选择,譬如赖活好死、好活赖死、赖活赖死,最佳的境遇当然是好活好死。总之,生命不过是一段旅程,躯体无法永恒,死亡是肉体生命的归途。

(王一方)

思 考 题

1. 请结合专业谈谈你对生命真相、真理、真谛的认识。继而阐释你对医学真谛的理解。

2. 分析当前恶性医患冲突(大多由患者不治身亡而引发)中的生死观迷失("死不得""死不起")。

3. 通过个体直面生死的体验(亲历亲人、朋友亡故、送别场景)、阅读生死主题小说、电影、戏剧的经验(文学叙事)谈"我之生死观的确立"。

参 考 文 献

[1] 傅伟勋. 死亡的尊严与生命的尊严. 北京:北京大学出版社,2006.

[2] 陆杨. 死亡美学. 北京:北京大学出版社,2006.

[3] 查尔斯·科尔. 死亡课:关于死亡、临终和丧亲之痛. 第6版. 榕励,译. 北京:中国人民大学出版社,2011.

[4] 林恩·德斯佩尔德,艾伯特·斯特里克兰. 最后的舞蹈 关于死亡. 夏侯炳,陈瑾,译. 北京:中国人民大学出版社,2009.

[5] 罗点点. 我的死亡谁做主. 北京:作家出版社,2011.

[6] 赵可式. 医生与死亡. 台北:宝瓶文化事业有限公司,2007.

[7] 席修明,王一方. 对话ICU:生死两茫茫——技术时代的生命终结与死亡意义. 读书,2011(3):51-57.

延 伸 阅 读

[1] 史怀哲. 敬畏生命. 江苏:江苏凤凰文艺出版社,2017.

[2] 埃尔温·薛定谔. 生命是什么. 罗来欧,罗辽复,译. 长沙:湖南科学技术出版社,2003.

[3] 罗斯. 论死亡和濒临死亡. 邱谨,译. 广州:广东经济出版社,2005.

[4] 中国医学论坛报社编. 死亡如此多情:百位临床医生口述的临终事件. 北京:中信出版社,2013.

[5] 余德慧,石佳仪. 生死学十四讲. 北京:中国长安出版社,2011.

[6] 米奇·阿尔博姆. 相约星期二. 吴洪,译. 上海:上海译文出版社,2007.

[7] 凯瑟琳·辛格. 陪伴生命:我从100个临终病人眼中看到的幸福. 彭荣邦,廖婉如,译. 北京:中信出版社,2012.

[8] 玛姬·克拉兰,派翠西亚·克莉. 最后的拥抱. 李文绮,译. 北京:华夏出版社,2017.

[9] 保罗·卡拉尼什. 当呼吸化为空气. 何雨珈,译. 杭州:浙江文艺出版社,2016.

第四章　医学解释及其理论

医学和哲学都是历史悠久、充满智慧的学问，两者在历史上和逻辑上始终保持着千丝万缕的联系。医学在它的历史进程中，总是处在各个时代哲学思想影响之下，各种医学理论也包含着它的哲学思想。在当今医学哲学的研究领域，医学解释也是医学哲学的核心课题之一。作为一门科学，医学不仅仅是通过一阶（经验）科学方法所获得的作为单称陈述的科学事实材料的累积，而且需要通过二阶（理性）科学方法对科学事实材料进行加工、概括，提炼出科学规律，直至构建科学理论，并对科学事实或科学规律进行科学解释。

第一节　医学的解释模型

科学解释是科学的一个重要特征，也是科学的一个主要目的。它不仅涉及科学的功能，而且关系到对科学本质的理解。科学解释的基本形式有归纳概率解释、演绎规律解释和因果律解释等。叙事和隐喻作为科学解释的方法论，也受到了医学界和哲学界的普遍关注。

一、疾病解释

解释就是用某种事物来说明其他事物，把解释者与被解释者联系起来，从而达到对被解释事物（现象或理论）的理解。科学解释一般由解释者和被解释者组成。前者对于后者提供说明或论证的理由，后者通过前者而得到一种说明。并非任何解释都能被称为"科学的解释"。作为科学的解释必须具备两个必要条件：解释者与被解释者之间必须有逻辑上的相关性；构成科学解释的陈述必须在逻辑上或原则上能够接受经验检验。各种不合逻辑的论证，不能称为科学的解释；一切宗教的、玄学的解释也不能称为科学的解释。在科学解释中，其解释者除了解释特指的被解释者以外，必须能够经受经验的检验。所以，科学解释应是合乎规律的。

关于疾病的科学解释主要有归纳概率解释、演绎规律解释和因果律解释。

归纳概率解释以概率性规律作为解释的基础，解释者是概率陈述（如宏观事件的统计规律或微观世界的量子力学概率性陈述），解释者与被解释者之间是一种或然性关系。例如，吸烟和肺癌的关系，用吸烟来解释肺癌的发生。又如，解释"小孩 X 为什么得了麻疹"，因为麻疹是有高度传染性的，与麻疹患者接触，被传染上麻疹的概率为 Y%，小孩 X 的哥哥得了麻疹，而且小孩 X 与哥哥接触较多，所以小孩 X 得了麻疹。归纳概率解释的被解释者并不是逻辑地由解释者所蕴涵，而只是由解释者说明被解释者的或高或低的概率。比如，吸烟和肺癌的关系，多数肺癌患者有吸烟史，但并不是所有吸烟者都必然罹患肺癌。同样，与麻疹患者接触，被感染上麻疹的概率比较高，但并不是所有接触麻疹患者的人都必然罹患麻疹。

演绎规律解释以普遍有效的必然规律作为解释的基础，从已有科学理论中，用演绎推理合乎逻辑地构造一种说明。例如，解释"一个人 X 死了"，演绎规律解释就是：所有的人都会死（大前提），X 是人（小前提），所以，X 也是要死的（结论）。演绎推理从解释者（即无须再解释的科学理论）中按照具体推理规则必然地推出被解释者（当下的解释对象）的情况。例如，金属是导体，铁是金属，铁必然是导体。可见，演绎规律解释是一种必然性关系，被解释者为解释者所蕴涵，只要大前提为真，其结论必然可靠。

因果律解释就是解释者试图找出制约某现象发生、某规律存在的原因，回答解释者与被解释者之间的某种必然联系，也是追溯事物间发生、存在和发展的最初动因。因果联系是必然联系，也是世界上较普遍存在的一种联系样式。A 事物的存在或出现以 B 事物的存在或出现为原因，而不是相反。这样在解释 A 时，经常要将 A 看作是 B 的结果，而用原因 B 来解释 A。如"X 患上了糖尿病"，是因为"X 的内分泌系统出了问题"，"胰岛素分泌不足，摄入体内的糖不能够正常吸收和转移，致使糖分从尿中排出"。因果律解释是寻找证据，回答事物发生的内在机制的认知过程，所谓的"知其然，更知其所以然"，这正是科学研究的主要目的之一。现今因果律解释也不局限于机械决定论的因果解释，也有统计性因果解释等。

当一个患者前来就医时，医生的首要任务就是能够解释患者身上所出现的一系列症状，并诊断该患者得了什么病。例如，一个患者表现为发热、流鼻涕、肌肉酸痛，医生诊断这个患者可能患了流感，以此来解释上述症状。还有一种医学解释与其说属于临床实践范畴，不如说属于医学研究范畴，即要求解释该患者为什么会患流感这个问题。在过去的 150 多年中，医学已形成了大量的有关人类疾病的解释，这些解释也大多涉及因果律解释。

加拿大哲学家萨加德（Paul Thagard）认为，关于疾病的医学解释模式一般可以高度地概括如下：

解释目标：为什么患者会罹患某种具有相应症状的疾病？

解释模式：该患者正在或曾经接触特定的致病因素。所以，这些致病因素引起了疾病和症状。

在临床实践中，上述解释模式中的几个方面（患者、致病因素、疾病和症状）将被具体的患者和疾病所取代。如果仅从上述一般性的概括来看，这种疾病解释并非很有用，但是感染性、营养性和其他类型的疾病解释已为医学解释提供了强有力的途径。

症状是疾病所能观察到的外在表现，它随着时间的推移以其特殊的方式发展，形成了疾病的病程。症状来自疾病的一种或多种致病因素。治疗将会对症状和病程产生影响，而这种影响通常是通过作用于引起症状的特殊的致病因素来实现的。比如，结核患者往往表现出一系列典型的症状，如咳嗽，肺及其他部位的结核结节等。20 世纪之前，该病的病程以机体消耗直至死亡而告终。这种疾病常常侵袭患者肺部，而且结核能传染至全身各个部位。1882 年，德国细菌学家科赫（Robert Koch）经过悉心的研究，终于发现了结核病的"元凶"是一种现称为"结核分枝杆菌"的细菌。1932 年，德国病理学家和细菌学家多马克（Gerhard Domagk）发现一种叫"百浪多息"的磺胺药能杀死这种病原微生物。1946 年，美国放线菌学家和抗生素学家瓦克斯曼（Selman A.Waksman）发现链霉素在治疗该病时也是有效的。从此，人们对结核病的病因有了充分认识，因此除了一些对抗生素产生耐药性的菌株外，人们已经能够很有效地治疗结核病了。

20 世纪 80 年代以来，随着分子遗传学的突飞猛进，关于疾病的医学解释经历了一些重大转变，如对癌症的解释。医学解释和物理学有所不同，物理学通过少量数学方程就可以对许多观察到的现象、事实提供统一解释。而医学往往需要通过将诸多疾病病因的各种解释有机地结合起来，才能提供不同类型的一致解释。比如，以分子遗传学为基础的疾病解释与 19 世纪中叶以来创立的以微生物或营养为基础的疾病解释有着显著的差别。分子遗传学有一个总的关于疾病的医学解释模式，在这个模式下面又有针对不同疾病专门的解释模式，包括单基因缺陷所致疾病、多基因疾病和癌症等。

分子遗传学关于疾病的医学解释模式一般可以概括如下：

解释目标：为什么患者会罹患某种具有相应症状的疾病？

解释方式：该患者体内的基因在 DNA 上编码，DNA 转录出 RNA，RNA 转译出肽链，最后形成蛋白质（患者的机体维持正常功能需要蛋白质的合成），DNA 发生了突变，突变的 DNA 可能改变维持机体正常功能所需的蛋白质的合成。所以，该患者机体的功能紊乱引起了疾病和症状。

在医学研究中，上述解释模式中并没有说明突变是由遗传所致还是患者（如大多数癌症患者）后天获得所致，也没有说明蛋白质合成的变化究竟是导致功能的丧失（如在遗传性疾病中），还是获得一种新的功能（如在肿瘤增大的病例中）。这种解释模式，与感染性及其他疾病的解释存在显著的差别，它过于概括以致不能用来解释认为,叙事医学研究的过程控制,在相当程度上依赖于研究者个人的天分、直觉、临床经验,不拘泥于条条框框等,难以传习。

其实,叙事医学并非颠覆,它要做的不是去反对任何一种医学,而是去成就所有的医学。在学界看来,这是一种分叉,它将克服循证医学的不足之处。叙事医学重要的不是"叙事医学"名称的本身,而是一种叙事方法。讲故事的叙事方法可以看成是对现有的观察、实验、调查、思辨和其他传统方法的补充。倘若把医学视为当代文化的一部分,叙事医学不过是人文社会科学领域认知变迁背景下医学发生的叙事学转身。叙事医学将文学虚拟、虚构的方法与价值引入医学,这对于迷信证据主义、客观主义的人来说,无疑是具有挑战性的和革命性的,它拓展了以求真务实为基本诉求的坚硬的医学实证价值,构成与循证医学的互补。医学叙事将患者、疾病、病痛联系起来,将生理与心理联系起来,将科学世界和生活世界联系起来,使疾病得到解释而产生意义,这将在很大程度上强化了以患者为中心的现代医学理念,构建和谐的医患关系,推动人文走向临床,让人们在疾病和死亡面前显得更有力量、更有意义、更有尊严。

三、医学隐喻

作为一种科学解释的方法论,隐喻是自然语言中一种几乎无所不在的普遍现象。英语中的"metaphor"(隐喻)一词源自希腊文的"metaphora"(意为"carrying across",即"由此及彼"之意)。可见,所谓"隐喻",其本意就是指将一事物转移(投射)到另一事物,涉及两个事物:A 和 B。隐喻的基本形式:A 是 B(A 是被描写的对象,即目标;B 是用来描写对象的项,即喻源)。由此不难看出,隐喻和类比是相互依赖、紧密联系的。比如,在细胞生物学中,我们常常形象地将各种"细胞器"比作日常生活中见到的工厂里的若干车间和部门。一般工厂有采购原料的部门、对原料进行初加工的车间、生产产品的车间、质检部门、销售部门、为产品生产提供设计图的部门、负责动力供应的部门等。从人们原有的这些经验出发,再对线粒体、叶绿体、内质网、高尔基体等依次做出隐喻:"动力车间""养料制造车间""蛋白质加工合成车间""蛋白质发送站"等。这些隐喻一方面能帮助人们建构各个细胞器的功能知识,同时也引出细胞内细胞器之间的分工合作关系的概念。

人们对隐喻的研究由来已久,但基本上人们都是把隐喻作为一种修辞领域而非认知领域的现象来研究。传统的隐喻理论把类比看作只是一种单纯的语言变化机制,并没有注意到它在人类思维过程中与隐喻思维是紧密联系的,因而把隐喻看作只是附属于语言的一种比喻方式,很难适用于具有精确、客观等特征的科学语篇。

当代隐喻理论突破了传统认识,不再认为隐喻缺乏科学语言的精确性,只在语言中起修饰作用,在科技文体中至多充当辅助性角色的观点,而是把隐喻看作人类认知世界的工具和重塑人类经验的过程。对一个极端错综复杂的问题进行解释时,隐喻比实证的语言更为生动也更为明晰。隐喻在科学理论的解释过程中不仅发挥着不可或缺的作用,而且也是构建科学理论的基本成分。

医学隐喻是对客观实在的一种语境化的把握,而语境是在特定的时代环境下由于语言和社会的影响,也由于它自身的历史而形成的。医学隐喻是人类更为本质也更为日常的思维方式,也是人类认识世界、认知解释的有效工具,具有方法论功能。比如,在中医病因概念中有"感受寒邪"之说。当我们说患者"感受寒邪"这句话有何意义? 我们在什么情况下说出这句话? 通常是患者发病前有气候的变化,或患者因天气炎热一味贪图凉爽,或患者没有及时增添衣被以保暖等,特别是患者表现出"发热恶寒,身痛无汗,脉浮紧"的症状,甚至可以说患者有无感寒经历都不主要,关键是要有"发热恶寒,身痛无汗,脉浮紧"的症状。"寒邪"这一隐喻的形成,是来自人们的联想与体验。气候变化的寒冷是人体可以感受得到的,恶寒也是人体能够感受得到的,很自然地使人们将气候变化感受到的寒冷与人体发病时的恶寒联系起来,认为人体之所以出现恶寒是感受了天气的寒冷,并将其称为寒邪。这里的寒邪之寒是对自然界的寒冷之寒的借用,它可以表述为以下的语句:"体内之寒邪"是"自然界的寒冷"。但这是一个隐喻,体内之寒邪与自然界之寒冷两者存在于不同的"域",这和人们平时常说的"时间是金钱"没有本质的区别。

人类要认知周围的世界，探索未知的领域，就必须借助隐喻这种普遍认知手段，将已知的概念系统投射到未知的领域，以获得新的认知。尽管隐喻认知有模糊性的一面，但它产生的创造力及其在拓展科学理论陈述意义空间中所发挥的作用是不容忽视的。亚里士多德说过，隐喻是天才的象征，它不是能够学会的，因为好的隐喻意味着从相异的事物中觉察到其相似性的能力。法国哲学家利科说：隐喻创造意义。美国圣菲研究所研究人员霍兰（John H.Holland）十分重视隐喻在复杂科学研究中的作用，在他看来，隐喻是创造活动的核心，隐喻能够加快创新的步伐。英国理论物理学家齐曼（J.Ziman）更是把科学的历史等同于隐喻变更的历史。他说，科学理论不可避免是隐喻的，我们无法把隐喻从科学推理中排除出去。科学隐喻不仅仅是思维工具或修辞手段，它们恰恰是科学理论的实质内容。科学的历史就是模型和隐喻不断变化的历史。

中国语言对于隐喻提供了欧洲语言无法比拟的可能性，正如霍兰所强调指出的，"真正综合两种传统：欧美科学的逻辑——数学方法与中国传统的隐喻类比相结合，可能会有效地打破现存的两种传统截然分离的种种限制。在人类历史上，我们正面临着复杂问题的研究，综合两种传统或许能够使我们做得更好。"比如，中医学作为中华传统文化的优秀代表，两千多年来保持着旺盛的生命力，这与它的隐喻思维不无关系。中国语言赋予中医学具有较灵活的隐喻思维，可以跨越不同的知识空间，在两个看似不相干的事物之间建立联系，只要这两个事物在某一点上具有相似性，思维就可以在这之间驰骋。隐喻在认知方面的主要成就正是基于事物间的相似性，通过把未知事物和已知事物作比较，可以对未知事物产生更深刻的认识。相似性是隐喻的一种纽带，在隐喻中起核心作用，使在常识看来不着边际的东西之间建立起亲缘关系，形成新的联系，新的意义也随之创造出来。比如，中医学有"肝是将军"之隐喻。对"肝是将军"的解释是有序的，"肝"是"目标"（被描写的对象），"将军"是"喻源"（用来描写对象的项），而不能倒过来说成"将军是肝"。"肝是将军"只是部分的相似或相同，如肝藏血、血舍魂，与将军作战谋略有相同之处，因而也可以对

"肝是将军"的解释是有限制的。

隐喻是一种认识世界的思维方法，也是认知解释的重要工具之一。由于其模糊性，它在科学技术领域中的合法性地位曾经受到逻辑经验主义的质疑。逻辑经验主义认为，所有的科学概念都应当基于严密的逻辑归纳和演绎，科学理论陈述的语言必须严密、精确，而无歧义。

美国学者桑塔格（S.Sontag）根据本人罹患癌症的切身体验，"一再伤心地观察到，隐喻性的夸饰扭曲了患癌的体验，给患者带来了确确实实的后果：它妨碍了患者尽早地寻求治疗，或妨碍了患者做更大的努力以求获得有效治疗"。而她认为，"隐喻和神话能置人于死地（例如，它们使患者对诸如化疗一类有效的治疗方式产生一种非理性的恐惧，而强化了对诸如食疗和心理疗法这类完全无用的治疗方法的迷信）。"在桑塔格看来，在疾病带来的痛苦之外，还有一种更为可怕的痛苦，那就是关于疾病的隐喻并由此导致的对于疾病和死亡的态度。她在《疾病的隐喻》一书中指出："疾病是生命的阴面，是一种更麻烦的公民身份。每个降临世间的人都拥有双重公民身份，其一属于健康王国，另一则属于疾病王国。尽管我们都只乐于使用健康王国的护照，但或迟或早，至少会有那么一段时间，我们每个人都被迫承认我们也是另一王国的公民。"这段话，将我们的目光从身体疾病本身转到如影随形附着在疾病之上的隐喻。桑塔格所谓的疾病隐喻，就是疾病之外的某种具有象征意义的社会重压。疾病属于生理，而隐喻常常属于社会意义。桑塔格利用各类文本考察并批判了结核病、癌症、艾滋病等疾病如何在社会的演绎中一步步隐喻化，从"仅仅是一种身体的疾病"转化成了一种道德批判，并进而转换成政治压迫的过程。

结核病曾一直被情感化地加以看待，被浪漫化地加以处理。结核病患者常被视为生性敏感、耽于感情的人，其脸色的苍白和潮红，也被视为热情的顺从与举止的亢奋。结核病一直被认为能带来情绪高涨、胃口大开、性欲旺盛。它也是关于时间的疾病——它加速了生命，又因其发生的肺部是位于身体上半部的，即处于精神化的部位，因此结核病获得了与其所在部位相对应的精神化品质。而结核病患者的死亡也被美化，被赋予道德

色彩,从而这种疾病成为一种"贵族病"。

在很多人的眼中,癌症等于死亡的化身,死亡的隐喻缠绕着癌症,这使许多患者悲痛欲绝,甚至放弃治疗。不仅如此,癌症还隐喻着患者人格上的缺陷,容易罹患癌症的人,是心理受挫的人,不能发泄自己的人,遭受压抑的人,尤其是压抑自己的肝火或性欲的人。这使桑塔格感到痛苦和愤怒:"不是如此这般的命名行为,而是'癌症'这个名称,让人感到受了贬抑或身败名裂。只要某种特别的疾病被当作邪恶的、不可克服的坏事而不是仅仅疾病来对待,那大多数癌症患者一旦获悉自己所患之病,就会感到在道德上低人一等。"

进入 20 世纪 80 年代,癌症已不再是最恐怖的疾病了。艾滋病作为被填充了更多耻辱感的疾病,逐渐承受了过去加诸癌症之上的那些负担。它被描述为一种"入侵",一种"污染",被视为具有强得多的损毁个性的能力。"就目前大多数艾滋病病例来说,患艾滋病的人被发现正好是某个'高危群体'的一员,某个被社会所蔑视的群落的一员。艾滋病把艾滋病患者的身份给暴露出来了,而这重身份本来是对邻居、同事、家人、朋友隐瞒的。"最后,艾滋病被视为边缘人群、亚文化群体的传染病。

20 世纪人们对癌症及艾滋病的隐喻与 19 世纪对结核病的隐喻虽有不同,但存在着相同的规律:本来纯粹是身体的病,却被当作隐喻,从中阐发出种种社会、政治、道德和文化意义。"尽管疾病的神秘化方式被置于新的期待背景上,但疾病(曾经是结核病,现在是癌症)本身唤起的是一种全然古老的恐惧。任何一种被作为神秘之物加以对待并确实令人大感恐怖的疾病,即使事实上不具备传染性,也会被感到在道德上具有传染性。"

桑塔格对结核病、癌症和艾滋病的考察还结合了对淋病、梅毒、霍乱、麻风等传染病的研究,这些疾病都是由于其传染性而被附着上各种危险、不名誉或不合社会规范的各种隐喻色彩。不论在西方还是东方,即使在今天,许多疾病的原本真相仍然遮蔽在人们对疾病的联想和恐惧而塑造的各种隐喻之中。比如,对慢性乙型肝炎的歧视,就存在着种种对这一疾病"妖魔化"的阐释,似乎乙型肝炎就意味着不卫生甚至是肮脏的、危险的。

桑塔格以其"反对阐释"的立场,试图通过对社会生活中的疾病隐喻进行深刻分析,层层剥除笼罩在这些疾病及患者之上的各种隐喻,为人们在还原疾病的本来面目与反思真实的疾病对人们真正的意义之间搭起桥梁。她努力挖掘一些疾病隐喻及其背后内涵的过程,实际上就是在实践她反对阐释,以还原疾病的真相。

那么,疾病的真实面目又是怎样的呢?法国学者福柯对临床医学的出现过程所做的研究,可以构成桑塔格剖析疾病隐喻的基础。福柯认为,"疾病的'实体'与患者的肉体之间的准确叠合,不过是一件历史的、暂时的事实。它们的邂逅仅仅对于我们来说是不言而喻的,或者更准确地说,我们现在只是刚刚开始客观地看待这种邂逅。疾病构型的空间与病患在肉体中定位的空间,在医疗经验中叠合,只有一段较短的时间,在这个时期,19 世纪的医学同时发生……"这是疾病这一概念的"实体"产生的状况,福柯从另一个角度佐证了桑塔格论述的疾病被隐喻的历史。虽然桑塔格从文本研究中难以涉及社会舆论层面形成隐喻的过程,在今天也许疾病隐喻形成的过程更需要在疾病与人、疾病与社会,以及疾病与文化关系的研究视野中加以思考。但无论如何,桑塔格的代表作《疾病的隐喻》已成为当代社会批判的典范,她为揭示被遮蔽的事实的本真而进行的反思方式,对医学哲学研究而言具有深远的启发性和基础性意义。

第二节 医学知识的本体论

在中国古代哲学中,本体论也叫"本根论",是关于存在及其本质和规律的哲学理论,即关于事物的最普遍、最一般、最根本的依据、本质、基础的知识或理论。医学的本体论要求把医学当作一种自然和社会现象的客观发展过程来研究,对于医学知识而言,诸如生命、健康、疾病、衰老、死亡等本体范畴,都为其他医学基本概念、基本框架提供了赖以存在的本质基础和逻辑根据。然而,人的生命本质是医学的一个最高层次的本体范畴,医学知识的本体就是人的生命,人的生命是医学得以存在和发展的最终根据。虽然医学本体论中蕴含着不少认识论和方法论的问题,但是医学本体论是医学认识论和医学方法论的逻辑前提和基础;对医学本体论问题的回答,决定着回答医学认识论问题和医学方法论问题的基本路线和方向。

一、医学知识的结构与特点

知识是人类实践的产物和理性的结晶,包括经验知识和理论知识。经验知识是知识的初级形态,系统的科学理论是知识的高级形态。知识通常以概念、判断、推理、假说、预见等思维形式和范畴体系表现自身的存在。

人类文明演变发展的历史,从某种意义上讲,也是知识不断编制和创新的历史。人类与动物的根本区别在于人类有理性、有意识,能够依靠自己的理智,创造出一个来自物质世界又高于物质世界的知识世界,英国科学哲学家波普尔(Karl.R.Popper)称之为第三世界或世界3。波普尔认为,第一世界是物理客体或物理状态的世界;第二世界是意识状态或精神状态的世界,或关于活动的行为意向的世界;第三世界是思想的客观内容的世界,尤其是科学思想、诗的思想及艺术作品的世界。例如,小河里的水、个人对水的感受、化学技术对水的分析,分别对应于这三个世界。第一世界是其他两个世界的基础。第二世界是第三世界的创造者,也是联结第一世界和第三世界的中介和桥梁。当知识产生以后,第三世界不断作用于其他两个世界,并影响着第二世界与第一世界的关系。例如,农民和化学家对同样是小河里的水,却会有不同的感受。

知识的主要特点可以概括如下:①人为性,只有人才能创造可积累的、系统性的知识,拥有知识、创造知识是人与其他动物的根本区别;②信息性,知识来自人的认知能力对信息的整理和总结,并可作为信息而储存,所以,知识通常体现出信息所具有的特性;③交流性,知识通过某种交流手段,以日渐系统化的各种方式传播给其他人,可编码的知识能够由信息化转化成知识的客体形式(如书籍、软件等),通过这些知识的物质载体进行保存和交流;④隐含性,除了可编码的知识,还存在不可言语的意会知识(或称默会知识),这种难以用语言加以清晰表达的知识,隐含于人们的经验之中,包含了处理可编码的传统知识的能力;⑤创新性,这是知识的核心特征和动力,没有不断的创新,知识必然枯竭,一切知识系统的产生

和生长都以系统的知识创新能力为基础。

科学知识来自观察和实验,并经过科学实践的检验。科学知识的结构是由知识单元与科学概念体系组成的知识体系。爱因斯坦认为,"理论物理学的完整体系是由概念、被认为对这些概念是有效的基本定律,以及用逻辑推理得到的结论这三者所构成的。"可见,作为反映事物本质联系的、相对系统化的知识体系通常由三个基本要素构成:科学概念,与这些概念相关的科学判断(原理或定律),由这些概念与原理推理出来的科学结论(各种具体的规律和预见)。

科学概念是科学知识体系的逻辑出发点,科学认识的成果首先就是通过制订各种概念来加以总结的。正如列宁所说:"自然科学的成果是概念",它也是"帮助我们认识和把握自然现象之网的网上扭结"。如细胞、基因、染色体、遗传、进化等。这些概念是构成科学理论的基石,只有形成一定的科学概念,才能把握住事物的本质和规律。

科学判断是科学对所研究对象的基本关系的反映,也是科学知识体系赖以建立的基础,它反映了事物在一定条件下发生一定变化过程的必然关系。它在语言、结构上表现为判断的形式,一般用全称判断来表达。如细胞学说、基因学说、染色体学说、遗传学说、进化论等都是如此。

科学结论是按照一定的逻辑规则,运用相应的科学概念,依据一定的科学原理,对某类事物的各种现象及其内在联系做出科学的推理,它是科学理论解释功能和预见功能的具体体现和逻辑展开。如进化论中引申出现的自然选择效应等。

在由概念、判断和结论所构成的知识体系中,各种要素不是按照任意的、外在的次序排列的,而是相互形成一个严密的、前后一贯的逻辑结构。

作为一种科学理论的医学,和其他科学一样,它不是简单的或零碎的知识的机械堆积,而是具有层次、具有内在联系,按照一定规则构建起来的知识体系。医学知识体系的构建不同于一些演绎系统的理论构建,它所使用的一些基本概念,往往带有经验性、模糊性、历史性,所以不像演绎体系那样,从一些公理出发,根据逻辑规则,推导出一系列定理。但是,医学知识体系的建构同样必须遵循科学理论的一些基本原则。美国科学哲学家库恩(Thomas S.Kuhn)认为,一个好的科学理

论应当具有五个特征：精确性、一致性、广泛性、简单性和有效性。精确性就是说，在这个理论范围内从理论推导出的结论应当与观察实验的结果相符合；一致性是要求理论不仅体系内部自我一致，而且与适合自然界的其他方面公认的理论相一致；广泛性是指理论应有广阔视野，特别是一种理论推导出的结论应远远超出它最初所要解释的特殊现象；简单性是指理论应当简单明了，给现象以秩序，否则现象就成了各自孤立的、一团混乱的；有效性是指理论能产生大量新的研究成果，应揭示新的现象或已知现象之间新的关系。

医学知识体系的建构也无疑应当遵循上述基本原则，特别是科学性与实践性相统一的原则，它不仅能解释现在，而且能预测未来；它不仅能解释医学现象，而且应当在诊治疾病、预防疾病、揭示人体生命活动机制、指导卫生保健活动、搞好卫生管理等方面发挥指路明灯的作用。

医学是关于人的生命的科学、技术与艺术，旨在维护和增进人的健康、解除病痛、提高生命质量的人类实践活动与知识体系。由此可见，医学知识不仅具有科学性，而且具有技术性与人文性。

医学技术是指为了研究、诊治和预防疾病等特定目的所应用的一种手段和方法，它包括物化手段（如工具、仪器和设备），有关操作的知识、经验、技能，以及组织形式、工艺等密切联系在一起的要素总和。医学知识的技术性源于医学活动的技术性。医学活动既是一种对人自身的生命现象与本质的研究活动，也是一种对维护健康与防治疾病的实践活动，是不可能失去技术性的。医学实践活动起源于经验性的技术活动，古代医学前辈就将医学视作一种"技艺"，今天的、将来的医学也不可能脱离这种技术活动的技艺性，比如临床诊疗技术操作和外科手术操作，尽管它们大大地被医学理论所强化，但是仍然具有鲜明的工艺性操作特征，离开这种技术性的操作实践，任何一个人想单凭书本的理论知识，是绝不可能成为一名临床医生的。随着一大批诊疗仪器和设备的发明和应用，以及人们对医学技术本质的反思，现代医学技术的内涵与外延发生了变化，它不仅是诊治和预防疾病的手段，而且还是认识健康与疾病，进行医学探索的手段；它不仅是经验的产物，而且越来越成为医学理论物化的结果。现代医学知

识的技术性不是以一种孤立的属性存在于医学，而是有它自身的特殊性。

"天地之性，人为贵"。作为医学的本体，人的生命的意义具有至高无上性和无条件性。医学对象的特殊性决定了医学知识不仅具有科学性、技术性，而且具有人文性。医学知识的人文性突出表现在两个方面：第一，医学的专业伦理和人们对一些新的医学理论和新的医学技术的看法上。比如，细胞核移植技术可以解决许多医学难题，大大延长人的寿命，但克隆人的问题给整个人类社会带来无法预测的后果；转基因技术在提高作物产量和畜禽质量的同时，也带了生态和健康安全的可能威胁问题。另外，人类基因组研究、胚胎干细胞研究，以及器官移植、生殖技术、基因检测和治疗、生命维持技术等，医学上的突破和奇迹给人类带来莫大福祉的同时，也引发了空前的伦理冲撞。第二，医生的职业伦理和对人及生命的看法上。古往今来，国内外许多医家对医生的道德修养都有精彩的论述，如在中国，有的认为"人命至重，有贵千金，一方济之，德逾于此"；有的认为"医者易也""医者意也""医者艺也"，表明医学或医术是哲理思辨、观念理论、技术技艺活动；有的认为"上医医国，中医医人，下医医病"；也有的总结自己的亲身经验，认为"夫医者须上知天文，下知地理，中知人事"，"先知儒理，然后方知医理"；而"医乃仁术"更是精炼地概括了医学是一门治病疗伤、普救众生的仁爱技术或高尚事业。在西方，古希腊名医希波克拉底所著的医生誓词，更是对医生道德修养的重要论述，影响了两千多年西方医学的发展。医学的人文性要求医生加强道德修养，提高伦理思维，具有深厚的人文情怀。

然而，在今天的医学领域，人们对医学知识本身的追求远胜于对人性的重视，医学知识与人文价值出现分离倾向。法国学者福柯试图通过疯癫、畸形、自慰儿童等一系列例证，揭示现代人在医学领域的一种不自由的境遇，即人的自由是由知识所决定，而不是由人自己决定，人不再是规定者，而是被规定者。他认为，"根据拥有权力的特殊效力的真理话语，我们被判决，被罚，被归类，被迫去完成某些任务，把自己献给某种生活方式和某种死亡方式。"在医学研究和医患交流过程中，人们遵循的不是人本身的逻辑，而是一种知识的

逻辑,即一种只有真或假做标准的知性逻辑。医生在这种情况下,可以只从知识的角度去考虑患者的病症,而患者作为一个人所应该得到的全部尊重则未必会得到体现。知识通过拥有某种知识的人而获得实际权力,并被用以规范和控制生活在"知识－权力"这一模式之下的人,拥有某种知识的人也因此获得某种特权,医患交流过程中,医生以一种审视者的姿态出现,出于医学知识的结论,他具有审判病症的权力,成为患者的一个实际主宰者,而患者作为不具有医学知识的人,往往只能接受各种合理的与不合理的训诫。

二、医学知识的本体论承诺

作为研究存在的本质和规律的哲学本体论,目前被广泛应用于人工智能、计算机语言、数据库等学科或理论之中,在医学领域也发挥了作用。迄今虽然对具体领域中的本体论还没有统一的定义,但一般认为它是对事物本质概念化的精确描述,其核心作用在于定义某一领域或领域内的专业词汇及它们之间的关系。它犹如一座大厦的基石,为各方提供了一个统一的认识。

对于医学而言,医学的本体就是人的生命。人的生命是一个最高层次的医学本体范畴,是医学得以存在和发展的本质基础和最终根据;对于医学哲学而言,人的生命是一个具有丰富内涵的医学本体范畴,可以分为四个层次:生物学意义上的生命,这是人与其他生命体的共同点,是人的生命存在的物质基础;心理学意义上的生命,这是人的生命有别于动物的显著特征;社会学意义上的生命,这是人的生命存在和发展的本质规定;宗教意义上的生命,这是人的生命摆脱烦恼和庸俗,追求宁静和永恒的境界。一个完整的生命,是上述四个层次的和谐与整合。

人类对生命的认识有一个发展过程,纵观历史,唯心论生命观把生命看作是神造的,或由物质性的躯体和超物质的"活力"或"灵气"所构成;朴素唯物论生命观简单地认为生命是从非生命的物质自然而然产生的;机械唯物论生命观则把生命有机体等同于机器;而辩证唯物论生命观认为生命的本质是物质的,是自然界长期发展的产物。

今天生命科学家一般认为,生命的基本特征主要表现在:共同的生命大分子基础——核酸、蛋白质;相似的生命基本单位——细胞;高度一致的生命基本运动形式——新陈代谢;维持机体生命活动的统一机制——信息传递;生物体量变与质变的表现形式——生长和发育;生生不息的基础——生殖;生命的中枢——遗传与变异;生命发展的全部历史——进化;自然界相互依存的基本法则——生物与环境的统一。在这些基本特征中,一般认为,新陈代谢是生命的本质特征,它包括同化作用和异化作用两个过程。生物体从食物中摄取养料转换成自身的组成物质或贮存能量的过程,称为同化作用(组成代谢)。反之,生物体将自身的组成物质分解以释放能量或排出体外的过程,称为异化作用(分解代谢)。生命系统的新陈代谢是从非生命物质的新陈代谢发展来的,但是它们之间又有本质的区别,一些哲学家将其主要区别概括为以下3个方面:

1. **自我调节** 生物体内的运动是自我调节、自我完成的过程,这是生命系统的重要特征,也是它有别于非生命物质的第一特点。任何生命,存在的每一瞬间,都在不断地调节自己身体内各种功能状况,以及调整自身和外界的关系。高等动物有多层次的调节,除细胞水平的调节外,还有神经、体液调节。恩格斯曾说:"生命,蛋白体的存在方式,首先是在于:蛋白体在每一瞬间既是它自身,同时又是别的东西;这种情形和无生命物体所发生的不同,它不是由某种从外面造成的过程所引起的。相反地,生命,即通过摄食和排泄来实现的新陈代谢,是一种自我完成的过程。"

2. **自我复制** 生物体内部大分子的自我复制是生命系统另一个重要特征,也是它区别于非生命物质的又一特点。在生物体内,有脱氧核糖核酸(DNA)复制酶系统,在它的作用下,以一条DNA的正链作为模板,以脱氧核苷三磷酸为原料,根据碱基配对规律,在模板上面聚合成与正链互补的负链;同样以一条负链为模板合成了正链。经过这样的过程,一个DNA分子就变成两个一模一样的DNA分子。当然,这种自我复制的特点是从分子水平上考察的。从细胞水平来看,则表现为细胞分裂;从个体水平来看,则表现为个体增殖。但像病毒这一类生命不是上述所有的水平都具备的。因此,以所有生命共同具有的"自我复制"来标志这一特征,看来具有更一般的意义。

3. 选择反应 生物体内部的化学反应、生物与环境的反应是有选择的独立的反应,这是生命系统的又一个重要特点。生物体内的化合反应过程,尽管千差万别,却有条不紊地进行,反应过后,生命系统仍然是生命系统。这种反应是选择性的,受生物体自身控制,随体内外条件不同而不同。例如,细胞与外界进行物质交换,存在扩散、渗透作用,但是细胞膜吸入什么,排出什么是有高度选择性的。一个明显的事实是细胞膜的主动运输,物质逆浓度梯度而运动,或穿过原来不可能透过的细胞膜。生物对环境所表现出来的主动的选择性反应不同于非生命体所表现出来的被动的、直接的反应。机械的、物理的、化学的反应是由外部提供的物质与能量所决定,而生物体的反应是取决于生物体内部的功能状况,并且是在自身的调控机制的作用下进行的。

可见,自我调节、自我复制、选择反应是生命区别于非生命的特征,也是生物规律不同于物理化学规律的本质与根据。当然,在生命活动中也包含有机械的、物理的和化学的过程,而且这种过程是大量存在的。但是,在生物体内的这些过程只是一种次要形式,它们都服从于生物学的规律。

人的生命包括人的生物学生命(生物的人)和人的人格生命(社会的人)。生物的人从受精卵开始到作为人类生物个体不再存在(死亡)为止。社会的人是作为有意识的实体存在时期。人的生物学生命有其种系和个体发育的历史,人的人格生命是指在伦理和法律上具有权利和义务的主体,必须是一个处于一定社会关系中,具有自我意识和理性的人。可见,人的生命本质就是对人的生物特征、心理特征和社会特征的抽象和概括。

从医学哲学的视角来看,人的生命在本质上是在生物因素、心理因素和社会因素互动中,以生物性征为基础的、机体的各个层次功能的整体表达过程。在这个概念中,人的生命的本质被界定为"机体——功能的整体表达过程",强调了人的生命与其他生命体的本质区别在于它是生物、心理、社会因素的互动的结果;而且无论科学对机体的结构层次的研究深入到基因层次、蛋白质层次还是更深入的层次,这个本质所在不会发生改变。

第三节 医学理论的哲学假定

自古以来,医学家总是自觉或不自觉地运用某种哲学思想来指导自己的医学研究和医疗实践,总结自己的科研成果和临床经验,正如医学史家西格里斯特(H.E.Siegrist)所说:"所有的哲学体系都在医学中有所回响,正如医学和科学的经验在哲学上有回响一样。"

一、机械论与有机论

机械论和有机论各自以不同的视角探寻世界,机械论把世界看成是有机联系着的整体,但这个整体是笼统的、粗糙的、模糊的。在整个科学方法发展过程中,机械论是一个不可逾越的阶段,它为人类认识自然提供了有益的工具,也给人们留下了一种具有局限性的自然观和思维方式。有机论则把世界看成是各部分简单组合而成的整体,即"加和性"的整体,但这个整体是机械的、呆板的。机械论和有机论都既有其合理性,又各持片面性。机械论和有机论的哲学思想都对医学的发展产生了重要影响,然而,现代科学已超越了它们,走向了有机联系着的一体化的世界。

(一)机械论

机械论萌芽于文艺复兴时期,它是一种比古代朴素唯物主义更高级的唯物主义。它以反对神学和经院哲学为己任,随着科学技术的不断进步而产生和发展。在17、18世纪,自然科学首先是从研究最简单的运动形式——机械运动开始的。牛顿力学将这一研究推进到了顶峰。当时机械力学获得了最高程度的发展,科学家习惯用力学原理来解释一切自然现象,从而使自然科学带上了浓厚的机械论色彩。那时的物理医学派就是其中典型的代表。

17世纪,意大利物理学家伽利略(G.Galileo)在机械力学上所取得的成功,使人们以为一切自然现象包括生命活动都可以运用机械力学原理而迎刃而解。伽利略的朋友桑克托留斯(Sanctorius)首先应用伽利略发明的仪器,根据度量原则,企图测定人体的体温、脉搏及体重等动态变化。英国医生哈维也深受这种思潮的影响,他把心脏比喻为唧筒,并以动力学原理和计量方法描述血液循环。法国哲学家、数学家笛卡尔在哲学上确立了机械论，并将其引入生物界，他将动物视为具有各种生理功能的"自然机器"，甚至提出人体本身也是一种"尘世间的机器"。在笛卡尔看来，宇宙是一个庞大的机械，人的身体也是一部精细的机械，从宏观到微观，所有物体无一不是可用机械原理来阐明。他赞赏哈维的血液循环理论，认为哈维的理论正好说明了生命就在于血液的机械运动。受笛卡尔哲学思想的影响，伽利略的学生博雷利（G.A.Borelli）在对动物运动的研究中，试图以严格的机械论加以解释，并用数学公式表达出来。他曾用杠杆原理来说明手臂的运动，认为人体的生理活动都可以用机械律说明，如胃肠的消化是机械性的磨碎，呼吸是肋间肌和膈肌的运动，心脏是唧筒等。

第一个从哲学上对"人是机器"思想加以详述的是 18 世纪法国哲学家拉美特利（J.La Mettrie），他在《人是机器》一书中，不仅批判了宗教神学唯心主义的灵魂不朽说，也否定了笛卡尔关于灵魂是一种独立存在的实体的观点，直言不讳地宣称自然界和物质无所依赖地在宇宙中独占首要地位，没有给造物主留下丝毫空隙。拉美特利对机体和心灵活动的形式做了机械论的解释，认为人与动物并无太大差别，人只不过比动物"多几个齿轮"，"多几个发条"，它们之间只是位置的不同和力量程度的不同，而没有性质上的不同。在他看来，"人体是一架会自己发动自己的机器；一架永动机的活生生的模型。体温推动它，食物支持它。"拉美特利关于"人是机器"的思想打破了自然哲学中唯心主义的最后壁垒，正是在"人是机器"的口号下，宗教神学唯心主义被驱逐出了医学领域，医学开始成为精细分析的实验性科学，人们看到了人体内各种精细的构造和各种精密的功能。

人体是世界上最复杂的物质形态，人的生命运动是世界上最高级的运动形式，虽然它具有与机器相同的物质性，并包含着一些机械运动，有着类似机器的许多特征，但是这毕竟只是人的最简单的部分特性，此外还有物理的、化学的、更有生物的、思维的物质特性和运动形式，这是无法用机器来类比、用机械运动规律来解释的。机械论以分门别类、彼此孤立的研究方式，使人们在认识生命时割裂了整体与局部、结构与功能、运动与平衡诸方面的相互联系。18 世纪，意大利医学家莫尔加尼把人体看成是器官的堆积，把疾病仅仅视为局部器官的损害。19 世纪，德国病理学家魏尔啸（R.Virchow）创立了细胞病理学说，这无疑是人类认识疾病的一大突破，但他把人体看成是细胞的堆积，认为"所有疾病都是局部的"，"除了局部疾病之外，没有别的疾病"，忽视了疾病的全身性反应和发展过程。机械论的固有局限性同时给唯心主义留下了余地。笛卡尔因无法解释生命活动的特性，只好设想"上帝已经创造了一个有理性的灵魂"；哈维创立了血液循环理论，却说有个"至上权力在主宰血液循环"；拉美特利最后也不得不求助于神秘的"本元""始基"来推动人体这架机器。机械论最终成为医学进一步发展的羁绊。

（二）有机论

有机论是一种把活的有机物当作整个自然的模式和比喻的哲学，认为生命并不是机械论所描绘的是一种"机器"，而是一种"有机体"。这种有机体的进化并不单独取决于有机体自身，也不完全取决于外界环境的单独作用，而是取决于有机体与环境的复杂作用。相互联系和相互作用构成了生命有机体的主要特征。在中国古代，认为万物皆有"生命"、世界是一个变动不居的有机整体的有机论思想屡见不鲜。英国科技史家李约瑟对中国古代有机论自然观曾做过深入的研究，他指出："可以极详细地证明，中国传统哲学是一种有机论的唯物主义。历代哲学家和科学思想家的态度都可以形象地说明这一点。机械论的世界观在中国思想中简直没有得到发展，中国思想家普遍持有一种有机论的观点，认为每一现象都按照等级秩序和其他一种现象联系着。"他还指出："中国的世界观所遵循的是一条截然不同的思想路线。所有存在物的和谐协调并非出于它们之外的某一更高权威的命令，而是出于这样的事实：它们都是等级分明的整体的组成部分，这种整体等级构成一幅广大无垠、有机联系的图景，它们服从自身的内在的支配。"与之相对，在西方，从古希腊一直到 20 世纪初，尽管不时有各种有机论思想的闪现，但占据主流地位的是机械论的自然观。这种哲学思想的盛行，在极大推动近代科学产生与发展的同时，也日渐暴露出其所固有的弊端。随

平,而非被动的单纯的治疗。

医学思维是生物医学研究工作者和临床医学实践工作者特有的思维方式,研究医学思维方式是一个十分重要的课题。与其他科学思维方式类似,医学思维也有一个逐步分化和历史演进的过程。按照基础研究和临床研究的区别,医学思维可以划分为理论思维和临床思维。临床思维又可以进一步划分为诊断思维、治疗思维、预防思维、保健思维等;按照临床科室的差异,还可以分为内科临床思维、外科临床思维等。按照科学与技术的差异作为分类标准,医学思维可以进一步分为医学(科学)发现思维与(医疗技术)发明思维等。不论属于哪一种思维方式,它的发展都经过了一个从简单对比,到逐渐形成,再到上升为哲学思维的演进过程。生物医学科学家和医学家的思维方式经历了质的飞跃:实现了描述与思辨、分析与综合、具体与抽象的统一。思维的进步与生物医学科学的重大发现与发明同步发展和提高。

人类思维方法是由多层次和多要素构成的复杂系统。几乎所有的思维方法都围绕着"系统"这个核心概念展开,因此掌握思维方法的关键是掌握"系统"。从系统论的角度,可以把思维方法划分为三个层次:一般的思维方法,各学科共同的思维方法,以及某学科特有的思维方法,它们之间的关系是一般和特殊的关系,也是大系统和小(子)系统的关系。

二、医学发现与医学发明的思维特点

医学是人们以生命和健康科学知识为基础的一种维护健康、预防疾病和治疗疾病的实践活动,是一个科学知识体系,是一种特殊的知识形态,也是一种思维方式。从广义的角度理解,这里的知识不仅包括医学科学知识,还包括医学技术知识。

(一)医学科学与医学技术的区别

医学既是科学,又是技术。医学科学与医学技术如同科学与技术一样,在许多方面密不可分,在许多方面又区别明显。我国著名医学哲学家杜治政教授提出医学科学与医学技术的 8 个不同点。

1. 医学科学与医学技术追求的目标不同　医学科学的目标是揭示生命发展和运动的规律,解释生命发生、成长,生命内在系统的相互关系,以及死亡的本质;医学技术的目标是祛除疾病、增进健康,前者将知识视为目标,后者将知识视为手段。

2. 医学科学与医学技术的研究对象不同　医学科学以人的生命、人体的自然生物属性为研究对象,医学技术以谋求发明和制造增进人体健康、消除疾病的物质手段为研究对象。

3. 医学科学与医学技术的启动和催生原因不同　医学科学研究的启动和催生原因与社会需求不那么直接,很大程度是受科学家的好奇心和发现欲驱动的。医学技术的启动和催生原因则是治疗的直接需要,与社会背景和社会需要直接相关。

4. 医学科学与医学技术的关注重点不同　医学科学的关注重点是"是什么"和"为什么",医学技术的关注重点则是"做什么"和"如何做"。前者的重点是发现,后者的重点是设计。

5. 医学科学与医学技术采用的方法不同　医学科学大多采用实验推理、归纳演绎的方法,医学技术更多的是使用构思、调查、设计,然后进行试验、修正设计的方法。

6. 医学科学与医学技术的最终结果与评判标准不同　医学科学成果的形态是理论、概念、假说和定律,评判标准在于是否反映了客观真理性、解释的全面性、逻辑的完备性。医学技术的成果则是物质化的技术产品,评判标准是其有效性、可靠性,以及其经济价值、社会价值等。

7. 医学科学与医学技术遵循的规范不同　医学科学遵循着美国社会学家默顿(P. K. R. K. Merton,1910—2003)所总结的规范:普遍性(universalism)、公有性(communism)、无功利性(disinterestedness)、有组织的怀疑主义(organized skepticism)。医学技术的规范以获取某种设定的物质与经济效益为旨归,其特质是事先保密、事后有专利。

8. 医学科学与医学技术的价值含蕴不同　医学科学的价值往往是中立的,或者不含有特定的价值成分。医学技术则处处渗透价值,与价值有不解之缘。科学家只衡量自己活动和成果的价值,技术专家凡事都要衡量其价值。

医学发现和医学发明是医学创造新活动的两种基本形式。医学发现是指医学科学研究和健康维持,疾病预防、诊断、治疗等活动中对人的生命运动、健康与疾病现象及其规律的揭示,其本质是了解生命现象,掌握人体构造、生理功能、病理变化,以及疾病防治和增进健康的规律,是发现新事实、揭示新规律;它是一切医学科学研究活动的直接目标和医学科学进步的主要标志。医学发明是指为了人类健康维持,疾病预防、诊断、治疗的需要而创造出的新的物质产品、技术手段和方法,其本质在于创造,开创前人没有的技术手段、方法和设备。

20 世纪 30 年代以来,美国、苏联、德国、日本等国相继兴起了专门探讨科技创新发明活动的一般规律和方法的创造学研究热潮,从国际到国内涌现出一些专门论述科学发现和技术发明活动规律及其思维方法的论著。事实上,科技史上有所发现发明的科学家和医学家们都十分重视并富有科学思维。然而,令人遗憾的是,其中较少见到生物医学思维方式与其他学科思维方式异同的研究。

1949 年的诺贝尔物理学奖获得者、日本物理学家汤川秀树(Hideki Yukawa, 1907—1981)说:"人类在创造科学中所能做的就是发现隐藏在自然界中的某种东西。人类必须在自然界中发现的两种最重要的东西,就是最基本意义下的原料和自然界的普遍规律。"于是,我们遇到了汤川秀树同样的问题:人类怎样才能够发现(或发明)它们呢? 自然科学的各门学科虽然具有不同的研究方法,但一些基本原理和思维技巧是大多数学科研究共同使用的,包括实验、观察、调查等经验方法;概念、判断、推理,包括抽象、假说、比较、分类、归纳与演绎、分析与综合等逻辑方法;猜想与反驳、辩证思维等哲学方法;概率统计、数学方法;以及系统论、控制论、自组织、耗散结构、突变理论、协同学等系统科学和复杂科学等一般的科学方法论。但各学科本身进展的阶段性及学科之间发展的不同步、不均衡特征,无不在科学家思维方式上表现出鲜明的时代烙印和个性色彩。

(二)医学发现与医学发明的思维特点

1. **可变性**　作为生物医学研究对象的人具有主观能动性,其年龄、生理、疾病、文化和科学素养等始终处于一个动态变化过程,尤其精神、心理、社会因素对生理变化的影响难以把握。

2. **复杂性**　医学既不是自然科学,也不是人文社会科学,而是兼具有自然科学和人文社会科学属性的综合性科学,因而它的基本因素包括基础医学知识、技术医学知识和人文社会医学知识,对于一个生物医学科学技术问题来讲,其复杂程度可见一斑。

3. **特殊性**　研究对象的特殊性,决定了生物医学科学技术研究既不同于自然科学研究,也不同于人文社会科学研究;人的个体差异的特殊性,也决定了生物医学科学研究与自然科学研究或人文社会科学研究的不同。

4. **交叉性**　自然科学研究有其自身的规律和方法,人文社会科学研究有其自身的规律和方法,生物医学因其兼具自然科学和人文社会科学特点的属性,常常综合采用自然科学研究和人文社会科学研究的方法,也就形成了自身特有的规律和方法。

5. **实践性**　生物医学的根本特征是它的实践性,就是说生物医学科学研究成果对于生命机体健康的维持、增进和疾病的诊断、治疗的应用效果,或者说,是对于已经收到维护健康或治疗疾病效果的技术、诊疗方法、药物等作用机制的确切了解。

6. **持续性**　一方面,自然界生命有机体特别是人体的生理、心理和精神的奥秘成千上万,人类自诞生以来就想穷尽,然而至今仍九牛一毛;另一方面,随着经济社会的发展和人们生活水平的提高,健康需求与日俱增,新的疾病不断涌现,决定了无论基础研究还是临床研究,都需要不断探索,以穷其理,以解其难,以供其需,以治其病。

此外,作为生物医学研究对象的人的生物属性,又具有宏观直观性;作为生物体的人,还具有动物的一般属性,因此可以建立动物模型,用模型的方法模拟人体的结构和功能,并可以通过建立计算机模型而模拟某些特定的病理和生理过程,对未知的生物现象做探索性的研究。在临床研究中,还可以通过人体试验和临床观察,确定模型研究结果与临床应用之间的相关性,通过安全性、有效性、副作用等指标体系,对理论研究的临床应用效果做系统的评价。生物医学研究还包括了对人的行为模式及生态环境等方面的研究和评价。这些也是生物医学思维的特点。

1995 年,我国著名科学家卢嘉锡、吴阶平、于光远、陈宣瑜、卢良恕担任主编,中国科学院学部联合办公室为主导的《院士思维》编委会正式成立,并于 1998 年出版了第一卷和第二卷。我们对其中收录的中国科学院生物学部和中国工程院医药卫生学部部分院士的"思维之光"进行了梳理提炼,尝试提出生物医学科学家有别于其他学科科学家的思维方式:

1. **经验转移**　人人都有不同程度的某种经验,但把解决某个问题取得的经验用来解决类似的其他问题的能力并不相同,即运用转移经验的能力不同。其要点在于善于发现不同问题之间类似的地方。著名医学家、中国科学院院士吴孟超教授认为"要注意积累经验,更要注意触类旁通,对于经验,至少要做到以一当十"。

2. **积累资料**　在实验室研究和临床研究中都会遇到大量资料,只有注意积累,进行分析,形成见解,批判性思考,记录感想,才可能发现逻辑上的矛盾、方法上的疏忽和理论上的失误等,使思想进一步充实、成熟、完善,最后进行科学总结和创造。

3. **见微知著**　人体系统过于复杂,生命之谜待解甚多,然而人又是一个生物体与精神心理交织而成的有机整体,系统之间、部分之间、有形无形之间,相互联系,彼此影响。在科技研究中,如何"一叶知秋",需要很强的预见能力。吴孟超院士在开创我国肝胆外科事业的初期,根据肝癌在我国发病率很高,而在西方发达国家发病率极低的情况,认识到一定要建立具有中国特色的肝胆外科学,一定要从中国人肝脏的解剖这个基础开始研究中国肝胆外科。依据这一科学预见性的认识,经过一段时间的艰苦工作,他终于独创性地提出了以"五叶四段"为特色的肝脏外科解剖理论。

4. **勤于动手**　当今的实验室条件今非昔比,专门的技术人员分工明确,很多科技工作者觉得只要有思路、有助手、有研究生就行,用不着自己动手,但实际上问题可能恰恰出在这儿,动物准备、试剂存放、实验操作、资料整理、计算、图表,每一个看似无关的步骤与环节,都可能发生问题,使实验结果在不知不觉中出现伪迹,最终酿成大错。著名生理学家、中国科学院院士张香桐认为科学研究过程是脑与手相结合的创造过程,并保持参与从研究课题一开始直到实验最后结束的全过程,并在此过程中多次且及时地抓住"光顾"的机遇。

5. **缜密思考**　近几十年来,生物医学科学技术研究表现出两个现象,一个是以临床观察为主要方法的传统临床研究在实现重大医学科学技术突破方面越来越显示出其局限性,另一个是重大医学科学技术成就的取得越来越依靠于实验研究。尽管如此,医学仍是一门具有人学特征的学科,也是一个既具有经验学科性质又具有理论学科性质的复杂的综合的人文社会科学和自然科学技术门类。医学的研究对象是人,作为医学研究对象的人同时具有生理心理和文化社会属性,医学的性质和对象决定着研究课题、研究方法、实验设计、实验结果、研究结论、论文观点的特别要求,那就是严谨逻辑与缜密思维,决定着对规范程度的更高要求,如药物临床人体试验研究均需要得到医学伦理审查委员会的批准,新的医疗技术的临床应用必须采取准入制度。

(三)医学发现的思维方式

科学通过新发现得到发展,其本身是一种思维过程,是一种思想在实践中的具体体现。从这个角度讲,科学发现都是能够深入到自然界内在活动中的人类思维。

"科学本身就是一项矛盾的活动。几乎所有伟大的思想都来自个人的头脑,且往往先由一个人通过实验进行测试。但是,验证和接受新的信息都需要交流、会议并建立共识等涉及社会团体的活动。在许多方面,正是这种个人的想象力与社会的约会之间的平衡,使得科学变得格外有趣和令人满足。科学家们可能以个人方式进行工作和竞争,但这种竞争性的努力却最终定向于一个共同大厦的建设,即对自然界的理解。"这里的"思想"是指科学家和医学家们的主观能动性,"自然界"是指作为科学家和医学家们研究对象的客观性。瓦穆斯(Harold Varmus, 1939—)的这段话清楚地分析了医学发现的客观性与主观性的关系。事实上,科学发现最能张扬主体能动性。因而,人类在思维活动中的客观性与主观性的关系,实质上是客观性思维与主观性思维的关系。客观性思维和主观性思维不是彼此相反,而是互补的,即主观性思维用实例验证了客观性思维。

医学哲学关注的是生物医学科学发现的本质,即发现的思维方式。心理模式的一个典型案例是 2005 年诺贝尔生理学或医学奖获得者马歇尔（B.J.Marshall，1951—）的论述。他认为，逻辑实证主义在 20 世纪 30 年代的崛起使发现偏离了哲学议程，但发现问题的再度复兴是通过一大批哲学家努力付出的结果。科学发现已成为认知心理学和人工智能领域研究者的研究对象。今天，科学发现已成为哲学、历史和心理学交叉研究的跨学科研究领域，并且研究了是否存在发现逻辑，讨论了不属于形式逻辑的医学发现模式，提出了心理模式、神经发现模式，以及计算机在当前医学发现中的作用。

马歇尔和沃伦（J.R.Warren，1937—）获奖成果的"发现逻辑"是这样的，在他们之前，人们普遍认为细菌不可能在胃的酸性环境中生存。沃伦在他的日常工作中偶然意外地发现了一种螺旋型致胃癌细菌，并带着惊奇继续观察这些细菌。马歇尔加盟后，帮助沃伦搜寻该螺旋细菌的特质和医学意义。首先是沃伦观察到细菌与胃炎有关，马歇尔发现胃炎常伴有消化道溃疡，他们自然形成了一个假说，即细菌可能与溃疡有关。通过胃镜检查和组织病理活检发现，有溃疡的患者远比没有溃疡的患者可能更容易感染该细菌，他们因此产生假设，即细菌引起溃疡。通过给动物注入这些细菌并导致溃疡，通过建立动物模型研发出了有效消灭细菌的多种抗生素，最后得出研究结论：这些细菌是一个新的种类，新的属，最终称之为幽门螺杆菌。

马歇尔和沃伦的发现，主要涉及两种概念变化。第一类是引进新概念——幽门螺杆菌，是观察细菌和概念组合认知过程两种感知认识的结果。起先他们以为这种细菌可能属于公认的菌种——弯曲杆菌，因而最初命名为"幽门弯曲菌"，标志着新物种居住在幽门连接十二指肠的胃部分，但形态和 RNA 分析显示，这种新的细菌与空肠弯曲杆菌（campylobacter jejuni）非常不同，因此它们被重新分类为一个新的属的成员。这种重新分类是第二类主要概念性变化——细菌引起胃溃疡从而产生了消化性溃疡病的一系列概念性的戏剧性的重新分类。以前，溃疡被看作是代谢性疾病，甚至更早些时期被认为是来自精神压力而导致的心身疾病。通过马歇尔和沃伦的工作，消化性溃疡被重新分类为传染病。

这些新概念的起源，是沃伦通过显微镜观察细菌活动的过程，也是研究者本人心理活动的过程，是马歇尔在概念层次质疑这些细菌医学意义的心理活动的过程。溃疡细菌理论的发现涉及"心理活动在科学发现中的作用发挥"这种说法的重新生成和修订。这些发现过程，其实是真正的客观性思维验证真正的主观性思维的过程，除了前述质疑和探索两个心理过程以外，还包括猜测、反驳、假说、推理、分析和综合等逻辑思维，也包括直觉、灵感、创造性思维等非逻辑思维。

（四）医学发明的思维方式

技术通过新发现得到进步，其本身也是一种思维过程在实践中的具体体现。从这个角度讲，技术发明是能够深入到自然过程的人类思维的外在活动。人类在技术发明的思维活动中的客观性与主观性的关系，实质上也是客观性思维与主观性思维的关系。医学科学发现是一个天然的自然过程，需要社会因素作用，意在提出符合某一客观事物发展的说明；医学技术发明是一个社会的自然过程，需要符合天然的自然过程，意在用对客观事物的已有认识创造出新的客观事物。鉴于客观性思维本身也是人的主观能动性的表现，从某种角度讲，医学技术发明的思维方式中，至少在形式上主观性思维具有更多的"主动性"。

自 20 世纪以来，心脏介入技术彻底改变了心脏疾病诊断及治疗的传统模式。这就不能不提及 1956 年诺贝尔生理学或医学奖获得者福斯曼（W.Forssmann，1904—1979），他成功完成了世界上第一例人体心脏导管术，为心导管技术的创造和发展做出了里程碑式的贡献。这项医学技术发明可以分为两个过程，其中的一个过程是对客观事物的已有认识。导管术在福斯曼之前已初露端倪：1844 年，德国生理学家伯纳德（C.Bernard，1813—1878）尝试用导管记录马匹心脏内压力，并创造出"心导管术"一词；1861 年，实验生理学家永夏凡（Jean-Baptiste Auguste Chauveau，1827—1917）和马雷（Étienne-Jules Marey，1830—1904）成功地从颈部血管将测压计引入麻醉动物的左、右心室及右心房，测量到心脏内压力变化；1912 年，德国医生昂格尔（Ernst Unger，1875—1938）、布莱雪（Fritz Bleichröder，1875—1938）和罗勃（W.Loeb，1859—1924）在患者身上进行了静脉探查,并提出了用导管进行"动脉内治疗"的想法;1928年,意大利人蒙塔纳里（Arrigo Montanari）利用导管顺利完成了狗和人尸体的右心探查。

福斯曼自大学时代起,就经常根据已有认识不断提出新的问题。在大学临床实习期间,他目睹了许多心脏病患者由于得不到正确诊断和恰当治疗而饱受疾病折磨后,就产生了寻找一条新途径有效诊疗心脏疾病的想法,他认为如果能将抢救心肺复苏的药物直接给到心脏的话,那么心肺复苏的成功率会更高,从此开始刻苦钻研心脏解剖,多次在尸体上进行导管试验。1919年,他成为一所城镇医院的外科住院医生,他认为通过肘部的静脉能够将一根导管送至心脏,但这一设想遭到同行的嘲笑和医学会的反对,因为他们认为这会引起致命的心律失常;于是福斯曼开始在自己身上进行心导管试验,几经周折失败。1929年的一天,福斯曼成功将一根导尿管从贵要静脉插到自己的心脏,并爬楼梯走到放射科拍了人类历史上第一张心脏导管的X线片。科学从问题开始,福斯曼的主观性思维始终以发展的眼光看待医疗实践和医学研究,始终想寻找到有效诊疗心脏病的新途径,不断在对现实客观事物已有认识的基础上抓住其内在联系,比如将心导管技术与刚起步的X线造影技术相联系,又不断提出新的客观性思维,将二者辩证统一后,建立了"一根导管全贯通"的新理念。可见,在医学技术发明中,积极的主观性思维有助于客观性思维的不断深化与验证。

第二节 逻辑与经验

关于人类怎样才能发现和发明的问题,科学家们自身的科研经历和研究成果就是最好的和最直接的回答。汤川秀树认为,其中最著名的或许是伽利略的回答:"经验和推理是科学赖以建立的两根支柱。"而"大胆假设,小心求证"则是科学哲学家波普尔的回答。

一、医学问题

（一）医学发现和发明始于问题

医学发现和发明始于什么? 在这一点上,它们与科学技术其他学科之间没有本质的区别。科

学技术探索始于什么? 不同学科的专家与实践者存在不同的认识。在历史上,亚里士多德曾在认识论层面提出"质料因"（matter）和"形式因"（form）概念,在方法论层面总结出"归纳-演绎"的程序理论,牛顿总结出"分析-综合"及"数学-模型"综合方法的程序观,他们认识的共同点是科学发现和技术发明始于观察。迄今为止,绝大多数专家与实践者的观点认为,科学发现和技术发明始于问题。爱因斯坦认为,"提出一个问题往往比解决一个问题更为重要,因为解决一个问题也许仅仅是一个数学上或实验上的技能而已,而提出新的问题,新的可能,从新的角度去看旧的问题,却需要创造性的想象力,而且标志着科学的真正进步。"

那么,什么是医学问题? 如何才能提出问题? 如何提出一个科学问题? 如何知道提出的问题是否科学? 这些问题都是关于医学科学发现与技术发明问题的问题。

医学问题是指医学领域中的矛盾,是医学工作者在知识背景或专业实践中提出的关于医学认识与实践活动需要解决又未解决的矛盾。人的生命运动、健康维持和疾病防治有内在规律,是一个非常复杂而又精致科学的客观存在,其中充满了大大小小的问题,能否提出问题往往决定着解决的难易程度,只有提出恰当的问题才能在科学发现和技术发明中实现目标、达到目的、取得成功。1951年秋天,时已35岁尚在攻读博士学位的克里克（Francis Crick, 1916—2004）和年仅23岁但已获博士学位的沃森（James D.Watson, 1928—）走到了一起。他们对于将投入的研究工作——结晶体的化学及物理分析在此之前都没有任何科研学习背景,克里克是从物理学进入DNA分子的研究,而沃森则是从遗传学踏入,两人都因工作需要刻苦补学。但重要的是,除了个性与专业背景的差异之外,他们对问题的看法是一致的,都深信DNA的结构是生物学的一个基本问题,或许是生物学最根本的问题。

（二）科学问题的由来

生物医学过程中存有许许多多的问题,其中有科学问题与非科学问题、真实问题与虚假问题、待解决问题与无知问题、抽象问题与具体问题。因此,在提出问题以后,紧接着的问题就是如何确

定科学发现和技术发明选题的科学性。科学技术的发展具有连续性，随着科学技术水平的提高，科学技术成果的增加，生物医学科学发现与技术发明创造的难度越来越大，在前人基础上从理论中发现问题的情况愈来愈多，选题科学性的确定难度也就愈来愈大。

科学与非科学的划界是一个仍在争论的科学哲学的最基本问题。波普尔（K.Popper，1902—1994）认为"一个问题只要它是可检验的，或可证伪的，就是科学的"。沃森和克里克之所以能在解开 DNA 结构之谜的竞赛中后来居上，战胜其他两个著名的小组——英国的威尔金斯（Maurice Hugh Frederick Wilkins，1916—2004）和美国的鲍林（L.C.Pauling，1901—1994），除了通过比较和归纳正确地选择了 DNA 结构这个课题以外，还有检验方法选择的正确和不断地证伪：一是运用综合方法，把此前在遗传问题研究上相对独立的信息学派、结构学派和生化学派等领域统一起来，综合他人意见和建议果断证伪、摒弃错误，例如，他们第一次提出的三链模型经弗兰克林等提出存在含水量错误而被当场否定之后，转而经过了一年的努力，又第一次提出了双链同类配对模型，但再次被多诺休（Jerry Donohue，1920—1985）指出 G-T 互变异构形式选择错误，他们则很快放弃了同配的偏见，从而最终发现了碱基的互补规则。二是运用模型方法，其他两个专业造诣均比沃森和克里克深厚的小组恰恰输在了经验方法的选择上。鲍林单纯运用直接生化法，从化学角度解决了许多问题，认识了 DNA 的多链、氢键，但他没有及时掌握 X 射线晶体分析最新成果，不能运用功能和信息方法，因而在碱基互补等问题上束手无策。威尔金斯本应有机会最先解决问题，但他不认为模型法能解决问题，从未打算用结构理论说明生物遗传的功能。弗兰克林完成了发现 DNA 结构的大部分工作，但她认为解决问题的唯一方法是使用纯结晶手段，因而对模型法和综合法不感兴趣。

问题就是矛盾。生物医学科学发现和技术发明中问题可以来自多个方面：已有理论同经验事实的矛盾，现有理论内部的逻辑对立，不同理论体系或学派的、相关学科知识领域的交叉地带，寻求新理论的逻辑统一性，社会发展新需要与满足这种需要的理论技术手段之间的矛盾等。不论哪一个问题，其解决过程不可避免地涉及发现与发明者的逻辑与经验。

二、猜测、反驳与假说

（一）猜测与反驳的特点、方法、原则

科学发现与技术发明永远具有某种不可预料的性质，因而其中充满着猜测与假说。事实上，到目前为止的所有医学发现都涉及特定新假说的产生。这些不断出现的猜测与假说，所涉及的事实，与我们已知的理论或实践基本不符，或者是难以用现有理论和掌握事实加以解释，因而就会随着科学实验或临床实践的不断变化，质疑甚至自我否定。如此一来，又会不断出现对猜测、假说的最终内容进行批判的状况，这就是反驳。因此，猜测是指根据已知的科学知识和科学事实对研究的未知问题试探性地提出一种假定性的推测和说明。一般来说，猜测没有大小，随时随地可以发生；假说则充满了理论色彩，理论的形成必定以假说为先导，有假说的成功才能产生科学理论，其实质也是猜测。反驳是指对猜测的结果即假定性的推测和说明进行的理性批判和经验检验。

1963 年，波普尔在《猜测与反驳——科学知识的增长》一书中提出猜测、反驳、再猜测、再反驳的科学发现的理论。猜测与反驳作为科学技术发展的重要形式，科学技术研究的重要环节，科学技术研究的基本方法，表现出具有一定科学性、推测性和假定性的特点。猜测与反驳的反复过程涉及逻辑思维与非逻辑思维的诸多方法，其实在整个过程中，多种方法往往是综合作用的。猜测与反驳既有假定性的一面，又有科学性的一面，故在应用过程中还需遵循一些原则：解释性原则，相容性原则，预见性原则，简单性原则，可检验性原则。

（二）猜测与反驳的模式

刘大椿教授主编的《科学哲学通论》中较详细地介绍分析了波普尔提出的科学知识增长模式，即猜测与反驳的模式。

首先是提出问题，接着是猜测与反驳，再提出新的问题。猜测 - 反驳模式可表示为：

问题→猜测→反驳→问题……

或用公式表示为：

$P1 \rightarrow C \rightarrow R \rightarrow P2$

其中 P1、P2 表示旧、新问题（problem），C 表示猜测（conjecture），R 表示反驳（refutation）。这四个环节可表达为：

（1）科学技术从问题 P1 开始，促使科学技术工作者思考。

（2）针对问题，科学技术工作者根据现有理论技术知识和实践经验进行大胆的试探性的猜测 C，即提出假设或理论。

（3）各种理论接受批判，经过观察、实验、实践的严格反驳（R），通过反驳证伪存真，提出真理程度更高的新理论。

（4）新理论作为一种假设，只能得到部分的确认或验证，必然产生新的问题 P2。

随着以上四个阶段的循环往复，科学技术不断发展。猜测-反驳模式的成功运用，需要满足以下条件：①提出各种各样不同类型的理论；②各种理论包含足够丰富的猜测性内容；③经受严格的理性批判和经验检验。

（三）猜测与反驳的验证

猜测与反驳需要大胆假设，仔细求证，需要具有高度的怀疑精神和敢于否定的胆略，更需要通过逻辑分析、非逻辑分析、实验检验和实践检验等步骤得到验证。2004 年诺贝尔生理学或医学奖授予美国科学家阿克塞尔（R.Axel, 1946—）和巴克（L.B.Buck, 1947—）师生，表彰他们发现人类嗅觉系统的奥秘。早在两千年前，希腊的卢克莱修（T.Lucretius Carus, 约公元前 99—前 55）就认为，不同的气味是因为气味分子的形状不同，但生物是如何分辨气味分子的形状呢？虽经多年努力，一直没有人能分离这种神秘的气味受体，也使得我们一直无法了解嗅觉形成的分子机制。因而寻找气味受体或其基因就成了嗅觉研究最重要的目标。阿克塞尔和巴克并没有直接针对受体蛋白，而是转向嗅觉细胞中决定蛋白质的基因。

巴克首先根据实验结果假设受体在形态上和功能上的一些特性，即气味受体可能与 G 蛋白结合，这就可能缩小研究范围；其次，她假设气味受体是一个相互偶联的蛋白质家族中的成员，即气味受体为一基因族，这就可以从大型蛋白质超家族入手研究；再次，她假设气味受体基因应只表现在嗅觉神经细胞中，主张只对嗅觉细胞中出现的基因进行研究。在这一过程中，巴克提出的三个假设极大地缩小了研究范围，使研究小组能集中对一些可能专门为受体蛋白质而编码的基因进行研究，为研究至少节省了好几年时间，从而取得较大进展。可见正是关于嗅觉现象的三个假设引导研究者揭开嗅觉的神秘面纱。

有研究认为，在医学发现中至少有四种不同的假设：关于与健康相关的基本生物学过程的假设，关于疾病原因的假设，关于疾病治疗的假设，以及关于物理仪器如何有助于疾病诊断和治疗的假设。尽管医学在很大程度上关注疾病的诊断、病因和治疗，但大量的医学知识涉及支持身体健康功能的基本生物学过程。

三、推理、分析与综合

（一）推理

逻辑方法是科学发现和技术发明的重要方法，而且是最基本和最普遍的方法，推理是其中之一。推理是指由一个或几个已知的判断推导出一个未知的结论的思维过程。其种类主要有类比、溯因（逆推推理）、全情推理、归纳推理和演绎推理等。

类比是根据两个或两类研究对象之间某些方面的相似或类似关系，推出它们在其他方面也可能相似或类似的一种逻辑思维方法。类比推理任何时候都包含着猜测的成分，总是以已知的科学技术知识和实践经验为依据。类比包含着比较和联想两个环节，其模式有简单共存类比、因果类比、数学类比、对称类比、协变类比、模拟类比、综合类比等。虽然早在古希腊时代，亚里士多德就分析过类比，类比是多种逻辑的整合，但类比得出的结论并不总很可靠，尤其是表层上的类比极不可靠。类比常常需要与其他逻辑方法结合使用，可以作为一种科学猜想的方法，只有深层次的类比才能成为科学发现和技术发明的一种重要的创造性思维方式。

溯因（逆推推理）是从结果反推出原因的一种推理方法，用于阐明新观念、新假设是怎样产生的。亚里士多德等人都曾提出溯因推理形式或模式。溯因推理以科学理论的可错性为认识论基础，吸收了假说-演绎法的合理成分，强调了假说形成中创造性思维的作用，提示了观察中的理论渗透。

合情推理是一种或然推理，没有固定的标准和程式，实际上是由一些猜想构成的。合理推理是似乎正确的推理，是似乎合理的推理，而不是必然正确、必然合理的推理。有人认为，类比推理和归纳推理作为科学发现与技术发明的两种重要模式，只不过是合情推理的特殊情况而已。

归纳推理在医学科学发现和技术发明中，是指从许多实验观察或临床实践的个别医学现象或医学事实中概括出医学的共同本质或医学的一般原理的逻辑思维方法，即从特殊到一般。可分为完全归纳法和不完全归纳法，不完全归纳法又可分为简单枚举法、判明因果关系归纳法和统计归纳法等。生物医学领域的问题大多比较复杂，而且具有个体差异，因而归纳推理的结论难免出现误差，需要演绎、分析等逻辑方法补充。

演绎推理在医学科学发现和技术发明中，是指从许多实验观察或临床实践的一般原理、结论出发，推出对某一个别医学现象或医学事实的新认识的逻辑思维方法，即从一般到特殊。演绎推理通常由大小前提和结论构成。演绎推理需要前提真实且遵守一定的逻辑规则，结论才可靠，否则会由于演绎推理不当造成误判，因而需要归纳、分析等逻辑方法结合使用。

（二）分析与综合

尽管科学发现与技术发明的水平与其所处时代的科学研究方法相适应，但分析与综合作为一种基本方法，却始终贯穿各个时代，所有的区别仅是二者在不同时代的权重不一而已。就科学发现和技术发明面对的问题而言，不论大小难易都可视为一个整体，为了解决这个问题，加深对问题的认识，弄清问题的本质，常常需要把面对的问题分解成部分，再把分解的部分重新结合为整体。医学科学发现和技术发明中的分析，是指把医学研究对象的整体分解为若干部分、侧面、属性、层次、阶段等分别加以研究的逻辑思维方法。医学科学发现与技术发明中的综合，是指把医学研究对象的若干部分、侧面、属性、层次、阶段等按内在联系有机地联结为一个整体加以研究的一种逻辑思维方法。

分析类型有定性分析、定量分析、定性与定量结合分析、功能分析等，综合类型有结构综合、机制综合、动态模型综合等。分析是认识研究对象整体的必要阶段，综合是把握研究对象本质与规律的必然过程。分析与综合相互渗透与转化，在分析基础上综合，在综合指导下分析，二者不断循环往复，交替进行，推动对研究对象认识的深化与发展。

在生物医学科学技术史中，没有分析就没有近现代医学科学技术，没有综合就没有若干重大医学科学技术的创新。在医学科学技术发展过程中，我们又常常由于局限在分析或综合的形式上而导致创新缺憾。因此，在医学科学发现和技术发明过程中，不能仅仅局限于医学研究对象的某一部分、侧面、属性、层次、阶段而忽视了其整体，也不能仅仅局限于医学研究对象部分、侧面、属性、层次、阶段的简单相加而造成认识错误。

从医学科学技术研究的哲学层面来看，当前表现最为突出的问题是还原论至上。还原论自科学诞生之日起，就一直是科学技术研究的主要驱动力，至今仍然统摄着大多数生物医学研究领域，以至于我们长期以来的科学技术研究方法都是把一个系统拆解至基本构成部分，然后尽可能地在其最基本的层面上进行探究。这种思维方式曾为医学科学技术的迅猛发展提供了强大的指导与支持，但它越来越明显地暴露出其自身存在的缺陷，那就是"将无可挽回地导致两重深层的混淆与误解：第一层混淆与误解，是将生命的物质体现等同于或归因于生命本身；而第二层则仅将生命组成部分之加和错误定义为生命整体本身"。正是在这个过程中，科学技术工作者越来越多地感到一样的困惑："在我的工作中，经常遇到的困难是：如何把对于有机体现在低层次上的研究，整合为对其整体方面更为广泛的理解。"

四、直觉与灵感

（一）直觉

直觉一般指不经过复杂智力操作的逻辑过程而在头脑突然出现的直接领悟的思维。人工智能领域的权威专家朱迪亚·珀尔（Judea Pearl）认为，人类的直觉是根植于因果的，而不是根植于统计和逻辑的。直觉思维过程，没有明显的分析活动，没有严密的逻辑推理，个体往往"知其然而不知其所以然"。但是直觉的产生并非毫无根据，它与掌握牢固的科学知识、丰富的知识经验，以及积极地从事实践活动有密切的关系。直觉在生活实践中具有重要的价值，是创造活动的重要特征。

1969年诺贝尔生理学或医学奖获得者卢里亚（S.E.Luria，1912—1991），于1935年以名列前茅的成绩获得医学博士学位，但却凭直觉认为自己并不适合当一名医生，如果以神秘的物理学为手段来研究生物学问题，或许会取得突破。于是他便义无反顾地做出了非同寻常的选择。在与物理学家们相处的日子里，他知道了缪勒（H.J.Muller，1890—1967）及其有关X射线诱导突变的论文，特别是从中学会了以物理学家的方式深入思考。在其后对噬菌体的研究中，卢里亚观察到一个现象：如果将噬菌体去感染某种敏感细菌，第二天除了极少数的细菌外，其他细菌全都会被杀死并溶解掉，这极少数的细菌最终会长成一群一群的菌落，从这些菌落培养出来的细菌便永远不会再被那种噬菌体感染，而只会对另一种噬菌体有反应。他不由得想到：这些抗噬菌体的细菌是如何产生的？这种变化究竟是在噬菌体的诱导下产生的，还是只是一种基因的随机突变？曾有一位英国物理化学家利用数学公式证明，细菌所有的变异都是针对环境改变的一种适应性行为，它不同于高等生物的随机突变。但曾与物理学家交往和相处，并不像一般生物学家对数学感到太陌生的卢里亚，却实在搞不懂这位物理学家的数学论证。相反，他却有一种强烈的直觉，认为抗噬菌体细菌的产生是由于基因突变引起的。他当时的根据有三：一是无法想象一个没有基因的生物会是什么样子；二是只要有基因就会有突变；三是极少数细菌对噬菌体的抵抗性如此稳定，看来只能由突变所导致。后来，经过苦苦思索，卢里亚完成了一个极为著名的实验，即对于细菌自发变异的证实，从而与同事们一起开创了微生物遗传学，尤其在对噬菌体侵染过程本质的探索和噬菌体遗传学的研究方面，开辟出了一条崭新的科学道路。

（二）灵感

灵感是指创新性劳动活动过程中出现的一种功能达到高潮的心理状态。这种状态是由疑难转化为顿悟的一种特殊的心理状态，是在创新性思维过程中的酝酿期后产生的，能导致科学和技术新的构思和观念的产生或实现。灵感的发生是突发式的、飞跃式的，其出现是以长期的、辛勤的巨大劳动为前提或基础的，是在创新性劳动过程中出现的心理、意识由量变到质变的转化结果。灵感的特点是注意力高度集中，创新性想象活跃；情绪亢奋，精神状态良好；思维高度敏锐，工作效率提高。灵感的捕捉，需要创新者进行长期的预备性劳动，对要解决的问题达到痴迷的程度，思维高度集中，并摆脱习惯性思维的束缚，随时准备记录、实验等。

1969年诺贝尔生理学或医学奖的三位获得者中，其中两位是德尔布吕克（M.Delbrück，1906—1981）和赫尔希（A.D.Hershey，1908—1997）。德尔布吕克开始以天文学为主修专业，后转而攻读天体物理学，曾任哥本哈根理论物理研究所客座研究员。1932年，26岁的德尔布吕克有幸聆听了诺贝尔物理学奖获得者玻尔（N.H.D.Bohr，1885—1962）在丹麦哥本哈根国际光疗会议上做的题为《光与生命》的演讲。玻尔在演讲中从量子力学的角度出发，论述了物理学与生物学的互补原理。当时，德尔布吕克深受启发，忽然萌生了投身于生物学研究的想法。1933年他参加了德国柏林"基础物理学未来"讨论会。在会上得出了生物学中没有获得解决的问题最多，一些人将进入生物学研究领域的结论。而后，他毅然由主攻物理学改为专攻生物学，并推测应当从遗传学领域发现生命本质，而运用新的量子物理学理论有可能认识遗传现象。为了观察遗传过程和掌握基因本身的性质，他决定以噬菌体为模式系统进行研究。有一天，他突然想到，噬菌体头部含有DNA，其他部分都是蛋白质，它是生命的最简单形式，那么，从这个最简单的生物着手，搞清噬菌体的繁殖过程，就可以找到生物的遗传基因。问题是怎样才能知道噬菌体的何种部位是遗传基因，他苦思了很长时间，仍然找不到解决的办法。后来，他和赫尔希反复研究，终于从物理学有关放射性同位素的原理中找到灵感：用放射性同位素磷和同位素硫分别给DNA和蛋白质做上记号，然后噬菌体溶解大肠杆菌大量繁殖，这时，带有放射性同位素的噬菌体子代，一个个就像带上了一部发报机似的，让人看到了它的行踪。1945年，德尔布吕克和赫尔希等发现DNA才是生物的遗传基因。这一发现，开创了生物学的新纪元,使生物学进入分子生物学时代。

第三节　研究设计

我们这里探讨的既不是世界伟大的思想家之一霍金寻找的想成功终结过去三千多年来的一场智力探索的大设计,也不是谷歌风投如何5天完成产品迭代的设计冲刺。研究设计是对研究活动开展全过程的设计,是确保研究质量的关键环节,不同类型的项目或课题研究,对设计有不同要求,我们这里不涉及研究设计的具体技术问题,只是从哲学角度进行一些分析。

一、概率和随机性

概率是临床医学中的一个重要因素,大多数临床研究人员依靠概率论和从中得出的统计技术来验证归纳推理,特别是当研究采用随机临床试验时。因此,熟悉它和由它衍生出来的统计技术很重要。概率论、数理统计与随机过程是现代数学的重要分支,概率论的内容包括随机事件及其概率、随机变量及其分布、多维随机变量及其分布、随机变量的数字特征、大数定律与中心极限定理,数理统计的内容包括样本及抽样分布、参数估计、假设检验,随机过程的内容包括随机过程引论、马尔可夫链、平稳过程等,在自然科学、社会科学和工程技术的各个领域都具有极为广泛的应用,但对于医学研究人员来说,这的确是一个非常具有挑战性的内容,有时它甚至是一个纯粹的数学问题。

在研究设计中,随机的概念常常被严重地误解,甚至滥用。一些研究人员把随机等同于随意、随便。这主要是其价值取向和科学观念出了问题,这些问题常常有意或无意地成为某些人投机取巧、急功近利、学术不端的一个思想源头。事实上,一方面,在科学研究中,随机性是必不可少的,因为它能理想地消除,至少可以减少混淆;另一方面,随机性只能保证每一个试验组都能平等地代表随机抽取样本的较大总体,但再大的样本也不等于全部或整体,再随机也只是更加接近于事实整体,而不是等于事实整体,因而随机性实质揭示的永远是部分和整体的关系。科学研究中的随机性是为了最大限度地解决研究结果的真实性,

由于研究不可能面对所有的服务对象,就需要进行抽样,抽样就涉及样本被抽取机会的均等问题,就涉及研究者主观倾向的可能影响,就涉及样本被抽取的概率和研究者主观倾向可能影响的概率问题,就需要在研究设计阶段刻意避免,因而也就成为研究设计的一个重要原则。

随机性的主要目的是保证统计方法应用的有效性,尤其对于显著性检验。在研究设计中,研究者最需要克服或避免出现的是频率主义和主观主义。在过去的一个世纪里,对概率演算有四种广泛的解释:逻辑的、频率的、主观的和倾向的。对概率最常见的解释是频率解释,这是临床医学研究的主导解释,大多数关于概率解释的著作都集中在频率和主观主义解释之间的差异上。频率解释并没有把概率演算与它在世界上的应用分开,也没有捕捉到这些差异的动态变化。根据主观主义的解释,概率是个人对事件主张的信念程度的表达,这种解释抓住了这些差异的动态性。与逻辑学解释相反的是,频率解释和主观主义都认为概率描述了世界的行为方式。研究者在研究过程中很容易出现的一个哲学问题就是如果在因果推理中形而上学特征明显的话,此时的因果推理很可能成为概率推理。

随机性的方法有多种,抓阄、摸球、抽签等方法均可使用。这些方法简单易行,但不适于观察对象较多的样本。在实际研究中,广泛应用随机数字表和随机排列表进行随机化。随机化已经成为随机对照试验这种特定研究方法的一个基本组成部分,在临床医学研究中普遍存在。需要注意的是,在临床医学中,因果主张的正当性难以保证,因而以频率为基础的方法都不能完全充分地保证因果主张。

二、因果关系和归纳

因果性在人类实践生活中具有头等重要的地位。寻找事物之间的因果关系,是人类的一种自然冲动。数万年前,人类开始意识到某些事会导致其他事的发生,并且改变前者就会导致后者的改变。我们的因果直觉通常足以让我们应付日常生活乃至职业生活中的不确定性。对于科学研究而言,研究的假定目标就是揭示因果关系,归纳原因。一个多世纪以来,科学家一直信奉"相关

关系不等于因果关系"这句统计论断,逐步形成了闭口不谈因果关系的局面。今天,这一禁忌被打破了。珀尔及其同事领导的因果革命,确立了因果关系研究在科学探索中的核心地位。爱因斯坦曾说:"西方科学的发展是以两个伟大成就为基础的,那就是古希腊哲学家发明的形式逻辑体系(在欧几里得几何学中),以及通过系统的实验发现的因果关系(文艺复兴时期)。"为什么科学家没有在更早的时间就开始用公式去捕捉显而易见的事实?珀尔认为,阻断因果推断(理)这一科学诞生的最大障碍,是我们用以提出因果问题的词汇和我们用以交流科学理论的传统词汇之间的鸿沟。

珀尔等提出的"因果推断",或叫"因果推理",改变了我们区分事实与虚构的方式。它假设人类大脑是大自然有史以来为处理因果知识而设计出的最先进的工具。这门新科学改变了几乎所有依赖数据信息学科中研究者的思维模式,并将改变我们的生活。譬如,它解决了一种特定的疗法在预防某类疾病方面的效果如何,由肥胖引发的医疗保健成本增长的总体占比如何等看似简单明了的问题。它在自然科学、社会科学和人工智能领域有着极为广泛的应用,已经成功地将广泛多元且完全不具可比性的问题全部纳入一个统一的框架。珀尔教授一生致力于因果关系科学及其在人工智能方面领域的应用,他出版过三部因果关系科学的专著,最新出版的《为什么:关于因果关系的新科学》是目前已出版的唯一一部因果关系方面的科普著作,他深入浅出地介绍了因果推断的理论建构。以下根据该著作及其附带的《为什么:导读手册》简要介绍因果关系和归纳。

因果性是哲学传统中的大问题。早在两千多年前,亚里士多德等西方哲学家就已经提出了因果的概念,并开始思考事件之间的"导致"关系。需要指出的是,古人的原因概念和近代以来的因果概念有所区别。从那时起,决定论(determinism)这一哲学立场就一直统治着科学界,其认为宇宙是由因果律支配的一连串事件,一切自然规律都有其因果基础。其中,德国哲学家亚瑟·叔本华(1788—1860)在《充足理由律的四重根》中,把充足理由律分为四种表现形式:①因果关系,生成的充足理由律;②逻辑推论,认识的

充足理由律;③数学证明,存在的充足理由律;④行为动机,行动的充足理由律。充足理由律是一切科学技术的基础原理。毫不夸张地说,牛顿的经典力学,爱因斯坦的狭义/广义相对论、量子理论,甚至整个科学的发展都是决定论的产物,由此也可见因果关系在科学研究中的重要地位。德国哲学家马丁·海德格尔(1889—1976)认为,没有充足理由律就没有现代的科学技术。可以说,因果思维是一切科学技术的基础,珀尔在书中给出了很多因果推断的应用实例,他们来自社会各个领域的方方面面。

珀尔把因果论分为三个层面,他称之为"因果关系之梯":第一层级研究"关联",第二层级研究"干预",第三层级研究"反事实推理"。珀尔特别指出,我们当前的AI(人工智能)和机器学习只处于最低的第一层级,只是被动地接受观测结果,考虑的是"如果我看到……会怎样"这类问题。处于第二层级的"干预"则关乎主动实施某个行动,考虑的是"如果我做了……将会怎样""如何做"这类更高级的问题。第三层级的"反事实"在现实世界里并不存在,它是想象的产物。反事实推理处于因果关系之梯的最高层,其典型问题是"假如我做了……会怎样?为什么?"这类问题属于反思性问题。

因果推断是人类的基本能力。近代以来对因果的理解主要有两种:规则论和反事实论。规则论因果说源于休谟:"我们可以给一个因下定义说,它是先行于、接近于另一个对象的一个对象,而且在这里,凡与前一个对象类似的一切对象都和与后一个对象类似的那些对象处在类似的先行关系和接近关系中。"问题在于:相关并不蕴含因果,事件 a 和事件 b 规则性相关,但二者之间并非因果关系。哲学家刘易斯意识到规则论的局限提出了因果的反事实理论。珀尔关于因果推断的想法受到了刘易斯反事实因果理论的启发。反事实推理对于人类生存实践至关重要,因为人类不可能实际上穷尽所有的可能性,只能基于有限的数据进行推断。规则因果建立在对实际发生的事件彼此关联的归纳之上,反事实因果则建立在非实际发生事件的关系上。反事实推理要比规则推理更抽象、更普遍,也更符合人类实际的推理情况。理解因果推断的关键,就是理解反事实的思维方

式。反事实推理是人类独有的能力，也是真正的智能。

20世纪50年代末60年代初，关于吸烟的争论将因果论的重要性推到了风口浪尖，统计学家和医生就整个20世纪最引人注目的一个医学问题产生了意见冲突：吸烟会导致肺癌吗？在这场辩论过去了半个世纪之后的现在，我们认为答案是理所当然的。但在当时，这个问题处于迷雾之中，众多科学家乃至家庭成员之间都因此问题产生了分歧。所以说，那是因果论发展史乃至科学史上的一个重要时刻。

医学发现和发明中不止一次蕴含着一个幸运的巧合——其原因与结果恰巧是一对一的关系，但这种巧合并不总是存在。吸烟与癌症之关系的辩论就挑战了这种单一的因果关系概念。许多人吸了一辈子的烟，却从未患肺癌；有些人从不吸烟，却依然患上了肺癌。作为研究者，需要做的和能做的，就是用科学方法追问因果关系，归纳原因，并在此基础上提出对策。

大约从1950年开始，到1964年美国卫生局的报告中明确指出："在男性中，吸烟与肺癌有因果关系。"其间花了过长的时间，主要是科学家们没有及时找到一种更有力的因果关系理论。

1902年，香烟仅占美国烟草市场的2%；到1952年，烟草市场的香烟份额已经飙升到81%。1900—1950年间，美国的肺癌发病率翻了一番。这些巨大变化迫切需要专业人士做出解释。英国伦敦大学统计员奥斯汀·布莱得福·希尔建议将已经被诊断为肺癌的患者与由健康志愿者组成的对照组进行比较，采访每一组的成员，了解他们过去的行为和病史。研究结果令人震惊，在649名接受采访的肺癌患者中，除两人外，其余均为吸烟者。这一结果在统计学上与随机水平相去甚远，是一件极不可能发生之事。英国流行病学家理查德·多尔和希尔将"病例"与对照组进行了比较（这种研究类型现在也被称为"病例-对照研究，case-control study"），并在不同国家进行了19个病例-对照研究，基本上都得出了类似的结论。但这种方法存在一些明显的弊端，它是回顾性的，概率逻辑也是反向的（数据提示的是癌症患者中吸烟者的概率，而非吸烟者患癌症的概率）。1951

年，多尔和希尔开始了一项前瞻性研究，向6万名英国医生发放调查问卷，采集关于吸烟习惯的信息，并对他们进行追踪调查。所有结果都表明了一个一致性结论：吸烟越多，患肺癌的风险就越高，而戒烟能降低这种风险，这是一个强有力的因果证据，但是医生们仍然心存疑虑。美国癌症协会在1960年的一项民意调查显示，美国只有1/3的医生认同吸烟是"肺癌的主要原因"。

1962年，英国皇家内科医学院发表了一份报告，其结论就是吸烟是肺癌的致病因素。此后不久，美国卫生局局长宣布成立一个特别委员会专门研究这个问题，该委员会由5名吸烟者和5名不吸烟者组成。委员会用了一年多的时间，列出了5条标准：一致性，关联强度，关联的特异性，时序关系和连贯性。1965年，希尔在此基础上增加了4条标准，形成后来人们熟知的"希尔标准"。从公共卫生的角度看，委员会的报告是一个里程碑，报告发表后两年，美国国会便提出要求烟草制造商在所有卷烟包装上标明"吸烟有害健康"的警示。从未来科学研究路标的角度看，希尔标准只能作为一份历史文献参考，因为除了最广泛的因果问题之外的其他问题还需要一种更精确的分析工具。

在吸烟与肺癌的关系问题中，利用"干预"解决了"吸烟-肺癌"的问题，明确推导出"吸烟"是"肺癌"的因，所以，如今的香烟盒上都会标注"吸烟有害健康"，烟草公司也已承认这个因果事实。从中也可以看出，处于第一层级的相关性分析只能得出二者是强相关的结论，不具有公共健康的指导意义。在日常生活中，我们随时会遇到把相关等同于因果的现象，但在科学研究中，这却是最需要注意避免的问题，它需要用科学的方法给出科学的回答。

三、随机对照试验

随机对照试验（randomized controlled trial，RCT）是采用随机分配的方法，将合格的研究对象分配到试验组和对照组，然后接受相应的试验措施，在一致的条件下或环境中，同步地进行研究和观察试验的效应，并用客观的效应指标对试验结果进行科学的衡量和评价。这是一个在更普遍

挡不住，有的起到一定的阻挡作用。伦琴意识到这可能是某种特殊的射线，它具有特别强的穿透力。于是，他立刻集中全部精力进行彻底的研究。他深深地沉浸在这一新奇现象的探究中，一连许多天把自己关在实验室里，达到了废寝忘食的地步。6个星期后，伦琴已经确认这是一种新的射线。当年底，他在公之于众时把这一新射线称为X射线。对于伦琴来说，他当然没有料到在重复阴极射线实验时，会发现一种新的性质特殊的射线。在整个过程中，机遇之所以成为线索，主要得益于他几十年的实践所造就的敏锐观察力。

（二）准确判断

在科学发现与发明研究中，靠敏锐的观察力发现了线索，还需要有高度的判断能力，才能及时看出其潜在的可能性，判断这个线索的潜在价值，决定有无进行深入研究的必要，并知道如何把它推向下一步。遇到机遇时不能准确判断，这是许多生物医学科技工作者常常错过机遇的原因之一，诺贝尔生理学或医学奖史上也不止一次地出现过这种现象。中国医学科学院基础医学研究所的薛社普院士就曾亲身经历过一次。他当年在美国华盛顿的哈姆巴格实验室（Hamburger's Lab）留学，他的一个师兄巴克（Elmer D.Bueker，1903—1996）在该实验室读博士。巴克的毕业论文首先提到有关神经生长因子方面的概念，他把肿瘤种植到了鸡胚中，促进鸡胚神经系统增长了两三倍。他虽认为这种现象很奇怪，但没有沿着观察到的线索深究其原因，从而错过了一次机遇。后来，哈姆巴格（Viktor Hamburger，1900—2001）的两个学生，美国的科恩（S.Cohen，1922— ）和意大利的蒙塔尔奇尼（R.Levi-Montalcini，1909—2012）在他的指导下证实并提纯出世界上第一个细胞因子——神经生长因子（nerve growth factor，NGF），三人于1986年共同获得诺贝尔生理学或医学奖。

（三）科学素养

在生物医学科学发现与发明研究中，对机遇的敏锐观察和准确判断能力来自研究者的科学素养。正如弗莱明所言："一切新事物的发现都是偶然的：牛顿看见苹果从树上落下来，瓦特看见正在沸腾的水壶，伦琴发现一些雾状感光的底片。而这些人也都具备了足够的知识，能够由这些稀

松平常的偶发事件中，发现新的事物。"

其实，生物医学科技工作者的科学素养不仅限于本专业的微观领域，还需具有相关宏观领域的知识积累。生物医学是一个非常大的学科领域，几乎与每一个学科都有关系，在生物医学科学技术发现发明过程中，需要全方位、立体化、多视角研究生命和疾病的全过程。生物医学科技研究要从传统描述性的科学走向综合的分析表述性的科学，我们需要关注的不仅是包括计算生物学、代谢组、蛋白组和高通量的筛选在内的系统生物学，也不仅是生物医学基础研究向临床应用的转化医学，而应扩展到所有学科之间的关系。国家杰出青年科学基金成立十周年纪念活动时有一个报告，题目是NBIC，非常简单，就是纳米科学（nanotechnology）、生物技术（biotechnology）、信息技术（informational technology）和认知科学（cognitive science）的英文首字母，生物医学已经高度重现这些学科的交叉渗透和融合，这是宏观文明和微观文明并进的一个突出特点。这些综合丰富的科学知识中蕴藏着生物医学科学技术研究方向确定、整合与凝练的若干机遇。

（四）自由眼光

1957年诺贝尔物理学奖获得者杨振宁在第22届国际科学史大会（北京）上的演讲中提出，孤持、距离、自由眼光是互相联系的特征，是所有科学、艺术与文学创造活动中必要因素。他认为，爱因斯坦凭借比一般人更自由的眼光抓住了时代的机遇，从而有机会改写物理学的进程。诺贝尔物理学奖和化学奖获奖项目中有许多与生物医学有着密切联系，提示我们眼光需要更宽广长远一些。长期以来，以美国为代表的西方医学研究水平代表着人类征服疾病、改进健康的希望，但从另一个角度看，它也存在着缺陷，比如机械还原论成为限制医学发展的枷锁，研究方法存在盲目性和局限性，生物学家主导研究，单一药物治疗疾病等。这就为我国在生物医学科技研究的某些领域领先起跑、成为未来的生物医学科技强国提供了宝贵的机遇，比如促使生物医学研究向临床转化，利用新的生物医学技术研究疾病的整体变化，鼓励新的研究思路和技术创新，加速新药的研发和临床应用。这种战略机遇和政策机遇为生物医学科技研究方向的选择、调整、整合，技术方法应用，

提供了更加宽泛的视野、更加自由的眼光和更多潜在的机遇。

第五节　创　新

科学研究是一种创造性的精神生产活动，需要富有质疑精神的创造力。哲学家认为创新是一个民族的灵魂，创新也是学术发展的不竭动力。医学领域的创新精神和创新能力是医学发现和发明的思想源泉和动力。创新机制的完善为医学发明和发现提供机构保障。创新政策引导为医学发现和发明提供政治环境。创新需要满足的外部条件是：社会需要创新，社会能够为创新提供必要的物质条件，社会意识和文化环境能够与创新精神相协调。有了良好的外部环境，还需要培养科学家成为具有创新精神和创新能力的卓越人才。

一、创造与创新

过去多提创造，现在多说创新。其实，创造与创新是两个具有内在联系而又不尽相同的概念。创造，是指首创前所未有的事物，是一种最终产生创造成品的活动或现象；创新，是对过去已存在的事物进行改进、扩展，并赋予新内容。从定义上看，创造侧重于"再创"。从层次上看，创造是最高层次，创新则低一个层次。

对于创造性和创新性的认识，心理学、教育学、哲学等不同的学科有不同的解释，至今尚无完全统一的认识，但基本上都把创造性与创新性等同认识，认为创造性或创新性是一种能力。有学者认为，创造性是指个体产生新颖的有社会价值的产品或对问题做出独特解答的能力。现代心理学的研究认为，创造性是几乎所有人都有的一种心理能力，也就是说，每一个正常人都具有创造性，区别仅在于程度不同。

创新是科学技术研究的生命，是一种艰苦探索的过程，是一种批判、质疑、求证的过程，是一种坚持独立见解的过程，是一种接受新事物、维护新观点的过程。求新的结果是创新，从时间过程上看，这个结果的到来有长有短，几月、几年，甚至几十年，这在科学技术史上屡见不鲜；从研究过程看，这个结果的到来，往往要经历曲折反复、失败、误解，直到最终成功；从评价过程看，外界的惊羡赞叹，讽刺挖苦，甚至排斥打击，不一而足；从接受过程看，人们对其从怀疑、反对、否定，到认可、接纳、借鉴、推广、改进、发展，一应俱全。

二、医学创新的原动力

人类历史的发展证明，医学创新必须具备的条件之一，是动力因素，即驱动人们从事科学创新的力量。这种力量可以是政治的、经济的，也可以是精神的、心理的，不论哪一种，其原动力几乎都是人们对自然现象的好奇心、求知欲、兴趣和责任感等非功利化的因素。

（一）好奇心、求知欲、兴趣——心理层面的生物医学科学技术创新原动力

好奇心是人们对新奇事物积极探索的一种心理倾向，求知欲是人们积极探索求新知识的一种欲望，兴趣是人们积极认识某种事物或关心某种活动的心理倾向。从横向看，三者是互相促进、彼此强化的；从纵向看，三者是沿着好奇心—求知欲—兴趣方向发展的。人的兴趣的发展一般要经过有趣—乐趣—志趣等三个阶段。一个人的兴趣只有上升到了志趣阶段，他才会全身心地投入学习或工作中去。

科学家和医学家的成功经历虽各有特点，但都有一个共同点，那就是他们对生物医学强烈的好奇心、旺盛的求知欲和浓厚的兴趣，这正是他们产生奇思异想的土壤。在这些土壤里，科学家和医学家的心灵绝对自由，想象空间无限，随着兴趣层次从起初的有趣到乐趣，再到志趣的逐步提高，促使他们在丰富和掌握知识的同时，培养了全面细致的观察力，提高了敏锐而灵活的思考力，发展了丰富的想象力，推动科学家和医学家们在科学技术活动中孜孜不倦地探索，创新性地做出了贡献。

爱因斯坦曾说，科学的殿堂里有三种人，一种人是把科学作为谋生的职业，一种人是把科学作为智力的游戏，还有一种人把科学作为自己的"宗教"，他们兢兢业业、废寝忘食地寻找科学现象背后的规律，发现自然的和谐，从中得到无穷的乐趣。科学家和医学家的成功经历告诉我们，他们几乎都是第三种类型的科学家和医学家。因此，可以说好奇心、求知欲和兴趣是科学家和医学家心理层面的科学技术创新原动力，它们对科学家

和医学家的科学活动起着启动作用,在他们正在进行的科学活动中起着推动作用,在他们科学活动的创新性方面起着促动作用。

（二）责任感——精神层面的生物医学科学技术创新原动力

科学技术研究活动的过程,不仅是一组技术性的和理论性的操作活动的集合,而且也是全面体现和反映科学家与医学家责任感的过程。科学家和医学家不是自封的,它是一个人的责任感,特别是社会责任感充分表达和积累的结果;科学理论不是信手拈来的,在获取的过程中需要科学家和医学家的责任感为内驱力;科学技术研究活动过程比其他认知活动过程更需要精神力量的支持和维系,这种精神力量的基础和支点是科学家和医学家们的责任感。显而易见,责任感是科学家和医学家们精神层面的科学技术创新原动力。

一个人复杂的责任感系统可分为个人责任感和社会责任感两个方面或两种形式。从系统论角度看,社会责任感的层次结构可分为:家庭责任感,他人责任感,集体责任感,国家、民族责任感和人类责任感。科学家和医学家具有无处不在的集体责任感,国家、民族责任感和人类责任感。

在绝大多数情况下,科学家和医学家们的责任感是以他们的创新行为作为标志的。1933年诺贝尔生理学或医学奖获得者中摩尔根(T.H.Morgan,1866—1945)筛选的"蝇室"(flyroom),1969年诺贝尔生理学或医学奖获得者德尔布吕克和卢里亚其同创造的"噬菌体研究组",1963年诺贝尔生理学或医学奖获得者埃克尔斯(J.C.Eccles,1903—1997)领导的神经细胞生理学研究集体等,都已成为具有良好集体责任感的优秀合作团体的代名词。诺贝尔生理学或医学奖获得者的创新无一不来自其高度的人类责任感。1989年诺贝尔生理学或医学奖获得者毕晓普(J.M.Bishop,1936—)说出了这些科学家和医学家的共同思考:"科学受到赞扬,但同时也受到害怕、不信任和蔑视。科学为未来提供希望,但同时也引起道义上的冲突和模糊不清的选择。前进的困难是很大的,但假如后退就会一无所有,所以困难再大也得往前走。"

三、医学创新性思维的特征与过程

（一）创新性思维的含义

创造心理活动的基本成果是创造力,创新性思维是创造力结构的核心。创新性思维是一种有创见的思维,是思维的高级形式,学者们对这一概念的理解至今仍不一致。有人认为,创新性思维有狭义、更狭义和广义之分,狭义的创新性思维,指在人类认识史上首次产生的前所未有的具有较大社会意义的高级思维活动;更为狭义的创新性思维,指创新性思维基本上等同于直觉、灵感和发散性思维,认为唯有这几种思维活动才具有创新性;广义的创新性思维,指对某一具体的思维主体而言,具有新颖独到意义的任何思维。

随着心理学研究的进展,更多地立足于广义的角度去研讨,甚至在表述时不再提广义、狭义之分,而只用广义的含义,即认为创新思维就是个人在已有理论知识和实践经验的基础上,以新颖独特的方法从某些事实上寻找新关系,提出新问题,找出新答案,造出新产品的思维过程。

（二）创新性思维的特征

1. **敏锐性**　这是创新性思维的前提特征。在司空见惯的事物中发现未知的新东西,在已有知识经验的基础上对未知的新东西提出预见或假设,通过已知的现象提示其未知的内在客观规律,根据人们生活需要设计制造原本没有的新产品等。凡是属于探索未知的活动都首先需要问题解决者提出问题,而问题产生于好奇和质疑,好奇和质疑需要通过敏锐的观察和敏捷的反应才能发现问题。这个过程中的思维特性,属于创新性思维的敏锐性。

2. **层次性**　这是创新性思维的结构特征。在人的认识活动中,思维是一种高级的认识活动。在人的思维活动中,创新性思维是一种高级活动。在创新性思维内部,其结构也存在层次性,且复杂多样,如生理结构、能力结构、形式结构等,每一种、每一层结构都影响和制约着创新性思维整体水平的高低。

3. **整合性**　这是创新性思维的方法特征。创新性思维是问题解决者认识过程、情感过程和意志过程的结合,是问题解决者多种思维的结晶,因而,其潜能的挖掘和水平的发挥,就需要一种整合。这种整合是在对已有知识、经验、能力进行分析基础上的整合,是把创新性思维作为一个整体的整合,是通过交叉联系、辩证统一、分析组合、抽象概括以后的整合,是以不同的思维对相同或不同的内容进行的整合。

4. 灵活性 这是创新性思维的过程特征。创新性思维之所以能创新,就在于它的问题的可变性、求解的主动性、方式方法的不固定性、对象的转移性、概念的跳跃性、结构的变换性、经验的借鉴性、变化的迅速性、程序和途径的不恒定性、过程的动态性、结果的不确定性等。正是这些动态的、不断变通的具体表现,构成了富含创新意义的创新性思维的灵活性。

5. 求异性 也叫新颖独特性,这是创新性思维的实质所在。创新性思维的成果水平与问题解决者的年龄和角色有一定相关性。从成果水平衡量标准来看,成年人以独创性和新颖性为重要特征,青少年、儿童以问题解决者从未见过、听过或接触过的非模仿抄袭为主要特征,科学家等以独创性为重要特征,普通人以新颖性为重要特征。从创新性思维的全过程来看,求异性贯穿和体现在每一个环节,从问题的提出、方法的选择、对象的筛选到结论的给定等,只要有别于前人和常人,只要是新的发现、新的见解、新的突破,具有一定的首创性和开拓性,其思维特性就都属于创新性思维的求异性。

(三)创新性思维的过程

关于创新性思维过程的分析,20世纪初已有心理学家研究,自始至今,最有影响的理论当数华莱士(G.Wallas,1869—1937)1926年根据名人事业成功的步骤提出的四阶段理论:准备期、酝酿期、豁朗期、验证期。

1. 准备期 准备是解决问题的先决条件。准备期主要是熟悉问题,对欲解决的问题进行有意识的、较系统的准备,如收集必需的信息、掌握有关的知识和技术等。这种准备包括一般准备和特定准备。从问题的解决过程来看,有的准备期容易察觉,有的准备期不易察觉。

2. 酝酿期 在充分准备之后,经过苦心思索仍不得解决问题的要领而暂缓探讨、等待有价值思想的期间。这一时期如何度过很有讲究。华莱士认为,在问题不得其解而暂时将其搁置起来

的这段时间,干一些轻活,解一些简单的小题目,对问题解决是有好处的。酝酿期在解决问题中的作用可能是放松考虑、除去压力有助于排开无效设想,开朗的心境有益于活跃新的或有效的办法;也可能是问题解决者的潜意识仍在对已有信息进行重新组织加工,从而产生新思想。不同问题的酝酿期可能不同。简单问题不一定有这一时期。

3. 豁朗期(灵感期) 在创造成功的过程中,这是最重要的阶段,也是一个激动人心的阶段。这一时期,由于某种机遇突然使新思想浮现,使百思不解的问题一下子迎刃而解。在前提上讲,酝酿期是基础;在必要条件上讲,客观上可能受益于某一重要信息的启发,主观上可能受益于问题解决者重压后的放松、急迫后的舒畅;从判断角度讲,豁朗期来临之前,问题解决者往往有一种预感。

4. 验证期 是对豁朗期产生的思想进行验证、修正或评价。这一时期,不仅要运用已有的信息,也要获取新的信息。任何新的思想,只有通过实验、实践或时间的检验,才能被完善、承认、确定、传播、表现或否定。从本质上看,验证期与准备期相一致,只不过准备期验证的是问题解决者头脑里已有的思想,验证期验证的是问题解决者的新思想。

四、医学创新性思维的培养与运用

(一)医学创新性思维的培养

1. 努力丰富知识,占有足够信息,建立合理知识结构 学习是创造的前提,没有扎实的基础知识,就不可能进行创造。目前的一般共识是,东方学生的理论基础知识比较扎实,西方学生的创造性思维基础比较强。尽管如此,我国的研究生仍需努力扩大知识面,广泛占有信息,为培养创新性思维能力打下坚实的基础。

2. 善观察,敢质疑,学会发现和提出问题 科学独创,贵在质疑。要提出问题,就要学会善于发现问题。要发现问题,就要善观察,敢质疑。这就要求在课堂上要主动参与老师的教学,在实验中积极动手,在课外独立活动,在临床上认真实践,敢于发表自己的见解,培养自己的自主意识。

3. 积极地发展想象力,培养科学思维能力 以一定的科学理论和认真细致而深入的观察为基

础的想象,是提出科学假说的酵母和前奏。创造性活动离不开想象,科学研究中的创新性思维必须借助于想象。丰富想象力有赖于发散思维的培养。发散思维是培养创新性思维的基础。发散思维与集中思维的有机结合是培养创新性思维的一种有效途径。

4. 注意集中思维热点,及时捕捉灵感 一个人的思维是经常在进行的,但思维的热点并不一定经常集中,这段时间可能在学习方面,那段时间可能在生活方面。思维热点集中,就有可能产生灵感。不是所有的创造都需要灵感,但灵感的确可以促进创造。心理学研究表明,灵感是创新性思维活跃的一种表现。在诺贝尔生理学或医学奖史上,不止一位科学家利用灵感进行了创造发明。

5. 注重个性品质和创造精神的培养 古今中外许多成功者的经验表明,能否创造性地开展活动,以及创新活动的成败,不仅取决于创新能力的大小,而且和创新者的个性品质密切相关。有突出成绩的创新者,都具有强烈的事业心、责任感、勇于探索、勇于创新、自强不息等优良个性品质。众多科学家的成功还表明,个人的创造开发程度取决于他的创造精神。这种精神既包括探索创新、奋斗拼搏,也包括无私奉献、为社会服务。只有具备了这些品质和精神,人的创造力才能充分发挥,才能在未来的事业中取得成功。

(二)医学创新性思维的运用

1. 研究选题 科学研究是从问题开始的,因此问题是科学研究的起点。生物医学科学技术研究也不例外。尽管在技术领域有许多未知的东西,但也不是任何一种都可以成为创新目标。因而,研究选题在科研工作中极具重要地位,有经验的人都认为选题成功,科研就成功了一半。那么,问题是怎样产生的? 从创新思维角度来看,问题产生于怀疑。怀疑就是在医学科学技术研究中对传统的概念、学说、理论在新的条件下失去信任,对其重新进行审查、检查、探索的一种理论思维活动。可见,能否在选题环节充分体现创新性,是生物医学科学技术研究工作成败的关键。

在生物医学科学技术实践工作中经常会遇到各种实际问题,这些问题可能会引起我们对医学科学技术活动认识中的矛盾,如经验事实之间的矛盾、科学理论和经验事实的矛盾、理论与理论之间的矛盾、一个理论自身的逻辑矛盾、理论发展引起的矛盾、对新成果的需要和原有成果不能满足需要的矛盾。要注意观察并记录这些矛盾和临床资料。这些数据在当时看来可能并没有一定的规律性,但当积累到一定程度时,通过整理、归纳、分析就容易发现新问题。积累资料到归纳总结的这个过程其实就是一个运用发散思维和聚合思维的过程。同时,在遇到实际问题时,要大胆提出设想,特别是多次遇到某种现象,而现有知识又不能圆满解释,意味着有未知的规律、原理值得研究。这时就需要运用直觉思维,不畏险阻,坚定自己的想法。如果经过长期的坚持仍得不到结果,这时候又需要发散思维,同不同学科、不同专业的研究人员互相结合,针对同一问题,从不同侧面去探索问题的本质和规律,进行学术思想上的交叉、互融,达到学术理论之间的碰撞、互补和衔接,从学术争论中激发灵感,启发思维,从而通过创新性思维的科学应用在已知与未知的联系中,发现、提出、选择、确定生物医学科学技术研究中有价值的选题。

2. 研究过程 生物医学科学技术研究过程在总体上是一个从抽象到具体的过程,要把一个浓缩为几十个字的抽象问题,分解为研究对象的选择、确定、分组,观察指标的选择、确定,研究方法的选择、应用,研究结果的收集、整理、评价等,有些还需要进行预实验。在这个过程中,首先需要进行的是关于研究的总体设计,这就需要运用发散思维和辩证思维,即需要从多种设想出发、多方面寻求答案,又从总体上把握部分与整体的关系、定性与定量的关系、简单与复杂的关系、原型与模型的关系、经验与理论的关系、模仿与创新的关系等。在生物医学科学技术研究过程中,还需要运用概念、推理、归纳、分析等逻辑思维,更需要运用直觉、灵感、顿悟等非逻辑思维。生物医学科学技术研究过程又是一个不断地从具体到抽象的过程,生物医学科学技术研究的目的是要透过医学科学技术现象揭示生物医学的本质和规律,这就需要对在研究过程中搜集的客观事实材料和阶段性结果进行分析和抽象,也就是从感性的具体上升到抽象的规定,这又需要运用聚合思维、推理思维和决策思维,对研究过程中的各种信息进行概括,使之朝着一个方向集中,努力找出事物的共同点,形成一种答案、结论或规律。

3. 研究结果　　根据思维探索答案的方向,可以把思维分为发散思维和聚合思维。发散思维和聚合思维是创新性思维的基本成分。发散思维,又称扩散思维、辐射思维或求异思维,是指在思维过程中,从多种设想出发,不按常规地寻找变异,使信息朝各种可能的方向辐散,多方面寻求答案,从而引出更多的新信息。其主要功能是求异,它并不局限于从一种途径或一种既定的结论去思考问题,而是尽量提出各种符合条件的答案。对问题的解决提出新假设时,起着重要的作用,在创新性活动中具有重要地位。聚合思维也叫集中思维、辐合思维或求同思维,是指思维过程中对信息进行抽象、概括,使之朝着一个方向集中、聚敛,从而找出事物的共同点,形成一种答案、结论或规律。聚合思维同发散思维一样,也是一种重要的创新性思维。其主要的功能就是求同,当问题存在一个正确的答案或一个最好的解决方案时,人们把已知的各种信息重新加以组织,找出那个答案或方案,从而有利于认识事物的本质和规律。

就创新性思维的全过程来说,创新性思维是一个聚合—发散—聚合……这样一种多次循环往复、螺旋式上升的过程。因而,只有发散思维与聚合思维的有机结合,才能显示出各自和综合的意义。诺贝尔生理学或医学奖史中的众多事实都说明了发散思维和聚合思维各自在获奖者创新过程中的地位和作用。

4. 研究总结　　这是生物医学科学技术研究创新的最后阶段,因为生物医学科学技术研究总结的一个十分重要的功能就是实现科技创新。对此,不少论著的作者和专利申请者并没有真正意识到这一点。实际上,许多情况下生物医学科学技术论著的写作并不是简单、原始地反映科学研究的实践。科学技术研究实践所得到的感性认识、第一手材料和原始数据等还只是一堆"矿石",必须运用创新性思维进行分析、比较、综合、归纳、推理、总结等一系列"冶炼"过程,才能得到科技含量高的"纯金属"——科研成果。因而,在生物医学科学技术研究总结中,总体上是一个从具体到抽象的过程,需要运用的更多的是聚合思维、逻辑思维、推理思维和决策思维。但顿悟等非逻辑思维也往往发生在对研究成果的反复思考之中。仅得到了科研资料和数据,还难以写出高质量的论著,甚至写不出论著,只有通过创新思维过程,充分挖掘资料和数据中蕴含的科学内涵,才能实现突破。这也是为什么同样辛辛苦苦地做研究,研究者写出的科学技术论著水平却大相径庭的原因所在。

（段志光）

思 考 题

1. 科学发现和技术发明的本质是什么?

2. 生物医学科学发现和技术发明中主观性思维与客观性思维的关系如何?

3. 生物医学思维的特点有哪些?

参 考 文 献

[1] 段志光.诺贝尔生理学或医学奖获得者成功之路.2版.北京:科学出版社,2020.

[2] 杜治政.医学哲学:不是多余的话.南京:江苏科学技术出版社,2012.

[3] 汤川秀树.创造力与直觉:一个物理学家对于东西方的考察.周林东,译.石家庄:河北科学技术出版社,2000.

[4] 刘虹,张宗明,林辉.医学哲学.南京:东南大学出版社,2004.

[5] 卢嘉锡.院士思维(卷一).合肥:安徽教育出版社,1998.

[6] 斯蒂芬·罗思曼.还原论的局限:来自活细胞的训诫.李创同,王策,译.上海:上海世纪出版集团,2006.

[7] 默顿·迈耶斯.现代医学的偶然发现.周子平,译.北京:生活·读书·新知三联书店,2011.

[8] 梅德瓦.科学家成功的道路——致青年科学工作者.石进超,陈莹,译.西安:陕西科学技术出版社,1987.

[9] 迈克尔·毕晓普.如何获得诺贝尔奖:一位诺贝尔奖获得者的学术人生.程克雄,译.北京:新华出版社,

带来的并不是质量的同步提高。由于过分依赖高新技术,医生应有的针对病史、体征获取信息的综合分析判断能力下降,进而临床决策能力下降,这已经成为不争的事实。一项来自德国的 40 年尸检报告分析显示,高精尖诊断技术的进步,并没有提高临床和病理诊断的符合率,甚至有的误诊恰恰是由于高新技术检查结果误导所致。这个结论被写入教科书。于是,社会和医学界都发出了有关降低诊断治疗费用,提倡有效、适度的治疗,提高临床决策质量的呼声。

三、临床诊疗不规范

虽然临床各学科在诊疗疾病中有了诊疗常规、临床诊疗指南及临床路径等规则,但临床诊疗不规范在全球范围内是普遍存在的,只是发生的程度不同而已。美国《慢性病》杂志发表了一个研究报告,收集总结了 400 多篇文章,描述了这个问题,即不同医生对同一临床问题做出相左的判断,或者同一个医生做出前后矛盾的判断,这种情况临床经常发生,发生率在 10%~50%。这种不规范治疗在我国更为严重,辽宁省抗癌协会 2005 年的一项抽样调查表明,该省癌症的规范化治疗率仅为 32.46%,其中 A 级医院不规范治疗为 53.21%,B 级医院不规范治疗为 66.49%,C 级医院不规范治疗高达 96.69%。在抽查的 1 534 个常见癌种病例中,规范化治疗最高的是乳腺癌,为 52.61%;膀胱癌的不规范治疗率最高,为 96.43%,其次是肠癌,为 71.79%;胃癌为 68.66%。正是由于缺乏规范化的治疗,我国的癌症患者 5 年生存率不足 25%,而一些国家则高达 68%;德国中晚期肝癌患者确诊后,平均一年生存率为 70% 以上,两年生存率为 50% 以上,而我国绝大多数中晚期肝癌患者从确诊到死亡,一般不超过半年。广州某大医院曾对 100 余名肝癌患者的死亡追踪,结果发现超过 40% 的患者死于肝衰竭,而非死于真正意义上的肝癌。其他如糖尿病、心血管病、肝炎等疾病的诊治,也大体如此。

临床决策的科学化是提高临床诊疗质量的关键,是世界范围内临床医学面临的主要课题,更是我国临床医学迫在眉睫的任务。

第二节 医学决策学的微观层次——临床决策

20 世纪 70 年代以来,随着医学技术的进步和卫生保健服务的发展,医学决策问题成为各方广为关注的问题之一。1979 年,一个国际性跨学科的"医学决策学会"(Society for Medical Decision Making, SMDM)在美国成立,SMDM 主要是通过为医学研究者,医疗服务的提供者、决策者,以及公众建立相互交流、相互讨论学习的学术平台,在促进医疗中的临床决策和政策制定等系统性方法进步的同时增进医疗效果。

SMDM 的主要研究领域有:有关患者服务的最佳策略和政策制定;患者、临床医生、政策制定者做出决策的方法;决策效果及其测量与评估;制定最优决策的必要信息来源;决策制定的伦理、法律问题;教育与改进的方法;制定和改善实际决策的方法。SMDM 出版了国际医学决策学会期刊《医学决策》杂志(Medical Decision Making),该杂志提供了一整套严格和系统的医学决策制定的方法。它运用决策分析的基本原理、经济价值、质量评估的依据,从理论和实践上展示了各种统计学的技术模型和方法,在国际上有广泛的影响。

与此同时,国外一些大学也相继开设了医学决策学方面的课程,如美国宾夕法尼亚大学从 1980 年开始就为三、四年级的医学生开设了《临床决策》课程,受到学生的欢迎。荷兰莱顿大学医学中心建立了医学决策学系,主要从事临床决策的分析研究和教学,推动患者保健过程中决策方法的实际应用,其研究领域包括:①描述性决策分析,即决策行为的分析;②规范决策分析的方法学和应用,如问题陈述、效用评估、生命质量分析、费用分析;③应用临床决策分析,如临床医学和初级卫生保健政策与决策的支持,改进保健质量与效益。医学决策作为一门学科的建制化过程此时已基本完成。

医学决策包括宏观决策和微观决策,涉及决策分析、多元分析、预测建模、临床流行病学、循证医学、认知心理学、医学社会学、社会医学、卫生经济学、药物经济学、医学信息学、医学伦理学、卫生法学等诸多学科。卫生发展战略、卫生资源分配等属于医学宏观决策问题，宏观决策关涉医疗卫生服务和公共卫生政策等社会重大问题，临床决策则属于医学决策的微观层次，长久以来，人们关注的大多是医学决策的宏观层次，而对微观层次的临床决策往往忽略。实际上，人们更多地面对的是日常工作中大量的临床决策问题。临床决策不仅涉及临床医生，而且也将患者与患者家属包括在内。医生通过在可行的选择中间进行比较，衡量它们可能产生的种种事实后果，临床决策能够提供一个框架，帮助医生权衡利弊。此外，临床决策因其强调患者在决策过程中的重要性而能增进医患之间的沟通。医生可以依据决策树来考虑患者自己的背景和经验，向患者仔细地解释目前的情况和治疗选择，然后询问患者的意见，双方共同选择对患者有利的行动。因此，临床决策既是针对个体病例的决策，也应是宏观决策的具体运用。

临床决策研究的目的主要在于：①理解临床决策理论的原理并应用这个信息，以便更有效地评价住院医生对患者的管理；②开发诊断推理技术，促进与患者、家庭和其他医务人员的有效的信息交流；③不同决策方法包括模型认同、算法和假设推导方法的形成，将增进患者的保健，并有助于收集科学证据；④评价临床决策如何增强医患关系。"临床决策"作为"医学决策"的一个分支，在20世纪90年代得到迅速发展。从1990年起，《美国医学会杂志》（JAMA）连续五年连载刊登了医学家、卫生政策与管理高级顾问艾迪（David M.Eddy）探讨临床决策的系列文章。文章发表后受到医学界内外专家学者的广泛好评。哈斯廷斯中心（The Hastings Center）主任卡拉汉（Daneil Callahan）认为艾迪的文章为面临卫生保健危机的美国医学界提供富有洞见的、及时的思想资源。《临床伦理杂志》主编奎斯特（Norman Quist）也指出，临床决策将理论与实践结合起来，是患者利益与医学善行相统一的标志。

我国也在2000年以后开始关注临床决策问题，2004年12月刊登在《医学与哲学》的论文首次将临床决策作为一个医学哲学问题加以深刻系统论述，2005年9月，《医学与哲学》创办了临床决策论坛版。自此，临床决策研究才在国内开始广泛地开展起来。研究内容主要涉及：临床决策的绩效评述，临床决策与政策环境，临床决策与舆论导向，如何看待临床决策的失误，患者经济情况的临床决策，医师法与临床决策，临床组织决策，以及当前临床决策中一些普遍关心的热点问题的研究和讨论，如支架的放置，肝移植手术适应证的权衡与选择，器官移植，合理应用抗生素的问题，缺血性脑卒中的管理问题，关于诊疗的最优化和个体化，比较诊疗学，治疗指南的评价等。

第三节　临床决策的四个维度

临床决策的影响因素已经变得更加复杂、综合，临床医生再也不能像以往不受限制地进行决策。临床决策的多样性，既有选择药物、处方的问题，也有是否实施外科手术、特殊检查的问题，还包括是否进行试验性治疗，是否撤除治疗的问题；临床决策目的的多重性，如因为什么决策？是为了节约费用还是为了避免法律诉讼？是为缓解疼痛、痛苦与恢复功能，还是为了避免残疾或早死？面对一个晚期癌症患者，应该采取何种治疗方案？依据什么来决定治疗方案？这些问题充分地揭示了临床决策的多维度特征。

一、临床决策的科学维度

毋庸置疑，医学科学知识和诊断技术是临床决策的基础。一般的临床决策基于这种假设，即医生或医疗小组可依据医学理论知识和临床经验判断诊断、治疗和预后的合理性。因此，是否能把握疾病的发病机制和病理生理学过程是临床决策正确与否的关键所在。对于复杂的临床问题，可求助于专家权威的经验和知识，也可通过实验研究来寻求支持。但是，医生在决策时，主要根据他们对"事实"的解释来建构有关某种特定疾病状态的看法。而他们收集和组合信息的方式的局限性将影响到决策的有效性。一个科学的临床决策，首先取决于医生对病情的正确判断。这就要求医生对接诊的患者有全面准确的了解，对所观察到的实质性的变化必须在诊断程序的每一个环节上有所体现。从病史的采集、理化检查的选择、实验室结果的评估、病理诊断与临床资料的比较，以及拟行治疗方案的确定,不仅要周密细致,而且必须建立在合理的程序上。在这方面,合理的思维与诊治程序,或者用现在时髦的话来说,科学的诊疗路线图,对于保证诊断的正确性有重要的意义。

循证医学为临床医生的科学决策提供了另一条选择路径。由于我们实际上对于疾病的机制只是部分了解,疾病原理和药物疗效的实验室研究结果或许并不是临床实践的最好指南。循证医学通过结合医生的临床经验与最佳临床证据,对患者进行评价并按照这些评价做出临床决策。例如,癌症治疗的决策涉及患者和医生之间复杂的互动。通常对患者存在几种治疗选择,包括标准治疗、研究性治疗和支持保健方法。对癌症患者的医疗决策是比较独特的,因为癌症患者通常面临高死亡率,选择其中哪一种治疗方案,这关系到潜在的严重后果。在做出治疗选择时,患者必须权衡每种治疗选择所伴随的利弊。这个过程涉及对于从医务人员和其他来源获得的信息进行评价,并须在个人的医疗条件、个人价值、背景、个性特征等情境中考察。循证医学方法有助于癌症患者选择最佳治疗,使临床决策与个体患者的价值协调一致。将数学模型应用于临床决策,以对策论和概率论为基础,对临床问题做数量化的处理,可以提高决策的科学性。如近年来有学者应用马尔可夫模型进行疾病筛查、临床干预措施的决策分析和药物经济学评价,辅助医生提高诊断质量、选择合理的临床治疗方案、评价疾病预后等,引起了医学界的广泛关注。有学者指出马尔可夫模型可以取代决策树方法,作为标准的决策分析模型,因为它简明、计算上易于操作,用它来描述临床问题较少失真。

二、临床决策的伦理法律维度

20 世纪 60 年代以后,医学高新技术带来的临床伦理和法律难题日渐突出。例如,在生殖技术、器官移植等医学高新技术的临床应用方面,如何确保技术应用的正当性,精子、卵子和器官来源及是否存在商业化等,是临床决策中不能回避的问题。生命维持技术的应用,使得医生必须重新评估死亡标准和患者的生命质量,而对于要求安乐死的患者如何做出适当的决策,还要顾及伦理

法律的屏障及患者和家属的意愿,这些也是困扰医生的难题。

与其他自然科学研究不同的是,医学研究的最终成效都须经过临床人体试验的证实。即便是在试验后,无论是新药物,还是新的诊断治疗技术的临床应用都需要医生审慎、切实地以患者的利益为首要考虑,风险评估应视为实施前的常规手段。现在包括我国在内的许多国家都立法规定患者对临床决策的知情同意,即便是对本人没有决策能力的患者,如精神病患者、儿童等,医生也应寻求其代理人的知情同意,前述的临床人体试验和实验性治疗等也都在履行知情同意范围之内。

三、临床决策的心理学维度

医学决策需要收集和综合大量复杂信息。然而,人脑的信息处理能力有限。即使这一任务被有选择地执行,某种程度的不确定性仍然伴随大多数医疗决策。只有小量假设(不多于 7 个)能被随时评估。处理复杂的、随机的决策,人们依靠的是思维中的心理学捷径,即直观推断(heuristics)。直观推断一般是有用的,使复杂决策简化。但是,有些直观推断是不准确的,可导致偏差估计和决策。意识到并理解这些人类信息处理的错误可帮助医生认识和避免之,使对患者的诊断和管理得到改进。医生的不良心理状况也会影响诊治的判断和决策,甚至导致医疗差错和医疗纠纷。

另外,现代医学已经充分认识到,人的健康和疾病不仅仅与生物学因素有关,而且与心理因素关系密切。心理因素影响健康状况,会导致疾病发生,患有生物性疾病的患者也会产生心理反应而影响疾病的发展和转归,许多心脑血管疾病、消化系统疾病、肿瘤等慢性疾病是生物与心理双重因素共同导致的。单纯的精神心理性病症现已成为影响人类健康的主要杀手,临床决策中加以心理因素的考量,是正确诊治疾病不可或缺的内容。

四、临床决策的经济学维度

成本 - 效益分析是临床决策的重要因素之一。费用 - 效益分析通过定量研究的方法,对各种备选方案的费用、风险和效益进行比较。这种

决策方法在卫生保健领域具有广泛的应用价值，不仅可用于卫生政策方法，也可用于患者个体和患者群体的评估。在临床决策中引入费用 - 效益分析方法，有助于补救目前医生在临床决策中很少考虑费用因素的不足。

另外，在有限的社会和个人资源及健康保险限制的条件下，费用开支和临床决策有更大的关联。有限的资源不应浪费。例如，当筛查一种发病率很低（如卵巢癌）的疾病时，追查实际上是假阳性的阳性结果的费用可能超过对真正有病患者的检查和治疗费用。从社会的角度看，误工损失的时间（患者和家属）和现金支出（例如家庭成员的车费，有时还有食宿费）也必须予以考虑。最后，患者经治疗康复后会发生其他疾病（医源性或自然发生），其治疗费用也可能是可观的。例如，一名年轻人治好了淋巴瘤以后，过几年可能又发生白血病或冠心病。

第四节　临床决策模式

回顾临床决策的历史，决策模式大致可分为三种类型，即家长式决策（parentalism decision making）、知情决策（informed decision making）和共享决策（shared decision making）。

一、家长式决策

家长式决策是指建立在传统医学模式基础上，医生受患者托付，在医疗活动中完全代理患者进行决策。这种决策模式基于医生与患者之间知识的不对等状况，主观上假设患者所患疾病只是躯体结构上异常、生理功能上障碍的客观存在，医生在医疗活动中可自主地对患者的诊疗进行决策，患者并不参与决策，患者只不过是呈现疾病模型的载体。在我国，医生这一职业自古以来被人们所尊敬，"医者父母心""医乃仁术"等深入人心，患者和家属对医生大都信任无疑，医患关系就如同家长和子女的关系。故以经验医学为基础的临床决策在很大程度上属于家长式决策，医生的临床经验对决策起主导作用。例如在对纤维囊性乳腺病是采取手术全切乳房还是药物治疗结合随访的决策时，相当多患者的乳房因为医生的一句"可能会癌变"就被切除了，而事实上其癌变概率

不到2%，这种现象目前仍然存在。

二、知情决策

知情决策是指基于目前患者法律意识不断增强的情况下，患者主动从医生和其他医务人员及非医务人员等不同渠道获取相关信息，医生将所有的可能性选择都告诉患者，让患者自己全权决策的过程。20世纪70年代以后，随着患者权利运动的发展，患者要求参与更多医疗活动，甚至认为自己作为患病的主体应比医生具有更多的决定权。我国医疗卫生事业的发展一度定位于市场经济的框架内，医患关系甚至被认为是消费者与被消费者的关系。在这一理念下，社会和法律界将患者这一"消费者"定位于"弱势群体"加以"保护"。由此，医患之间的矛盾和冲突时有发生，医患出现信任危机。在医患双方不充分信任的情况下，医生将所有的可能性选择都告诉患者，让患者自己全权决策。这种决策过程表面上看起来是尊重了患者的权利，但实际上是医生放弃了自己的责任。

而患者也认为自己作为患病的主体，有权拒绝无论从临床实践还是临床研究证据都表明对其病情能达到最好疗效的治疗方案。其实，患者在医疗知识的掌握和判断上，还达不到完全自我决策，自我自主决策会产生不良后果。例如：某女，28岁，本科，未婚，确诊右乳癌（Ⅰ期），医生向其及家属说明最佳手术方案为保乳术，同时说明保乳术与改良根治术的各自优缺点。如保乳术局部复发率较改良根治术可能增加4%~8%，术后需行全乳放疗，但总有效生存率没有差异，且保乳术可明显提高家庭社会生活质量、减少术后并发症，治疗总费用也基本相同。结果患者家属等人以"是癌就得切乳房""医生拿你做实验"等观念拒绝保乳，可术后半个月患者要求做乳房成形术。其实类似现象屡见不鲜，尤其是近几年还在不断增多。

三、共享决策

共享决策是临床决策的一种方法，其要点是使患者参与决策过程，提供患者可选择的必要信息，使患者的选择和价值更好地结合入医疗方案。其中患者应该：①理解疾病和预防措施的风险和

严重性；②理解防治措施的风险、益处、替代方案和不确定性；③权衡了价值和利弊；④平等、愉快。这种决策方法是一个过程而不仅是一个事件，它作为相扶持的医患关系的一部分和治疗同盟情况下的对话的一部分而发生。

共享决策代表了临床互动的合作类型，医生与患者都发挥重要作用。具有医学专长和情感支持的临床医生能帮助患者考虑各类与患者的目的相符的医疗选择。患者提供有关他或她的生活经历、社会关系、资源、选择、价值和希望等方面的信息，这些信息也会有助于做出最佳的决策。临床医生与患者一起协同工作以决定双方最适当的可接受的医疗方案，然后制订执行策略。共享决策模式能被广泛地应用于各种不同的医疗决策，尤其是在多种选择存在的时候，以及患者选择是关键的时候，共享决策模式更为优越。例如，对于PSA（前列腺特异性抗原，一种检测前列腺癌的血液试验）癌症检测试验，测试的效果是有争议的，临床指南推荐临床医生向患者介绍阳性和阴性结果，与患者讨论是否进行检测。

共享决策强调忠诚的重要性。因为实际遵循哪一种治疗和保健方案，最终取决于患者。共享决策考虑患者的生活方式和患者看重哪些事情，这将使执行计划更有可能。例如，如果患者不愿意每日服药三次，并且有每天一次的替代选择存在，那么让患者知道这一点并以此制订计划，将是十分有用的。另一方面，每日一次的选择比每日服三次的药贵上 10 倍，低收入患者可能就不会选择更贵的药品。与患者讨论当前面临的实际问题并充分考虑各种不同的选择，能够最大限度地优化计划的结构，最后患者服下的药既是有效的又是符合其需要的。公开征求患者的同意，这将提供一个机会，让患者不再只是唯唯诺诺的角色，假如计划不能为患者所接受，医患双方也有了协商的可能。

患者应当被允许尽可能多地参与临床决策过程，但医生也必须对患者是否具有正确的决策能力做出判断。判断患者决策能力的基本要素包括：患者是否理解基本的医疗情况？患者是否理解要求他所做的决定的性质？这种理解包括患者是否知道所做决定的真正含义，他所做出的选择的益处与风险如何，以及是否存在其他的替代方

法等。另外，有哪些社会问题可能影响到患者真实的观点和要求，如经济问题，家庭问题等因素的影响？如果存在这些不确定问题，那就要考虑咨询家庭成员、社会服务人员和伦理工作者。根据决策的两个主体所起作用不同，又分为强势互动与弱势互动。强势互动主要是要求医患两者要摒弃市场经济理念的干扰，建立充分的信任机制，真正达到互动合作。弱势互动则主要反映了医生对患者权益关注不够，或者是患者及家属素养过低，致使医生需考虑自身行医安全而处于被动地位，结果有可能导致"防御性医疗"。

第五节　临床决策研究的热点问题

国际医学决策学会曾发起有关医学决策相关问题的讨论，其热点问题主要包括以下 6 个方面：健康经济学与成本 - 效益分析，临床方法学研究进展，医患双方的临床决策选择，公共卫生服务研究和诊疗策略的关系，临床策略与治疗指南，高新技术与适宜技术效果的平衡关系等。通过学者们研究和讨论，已制定出了相关的方针政策，并在临床工作中起到了指导作用。

一、健康经济学与成本 - 效益分析

近十年来，医学决策网（medical decision making）研究讨论最多的话题是健康经济学与成本 - 效益的关系问题。

健康经济学（health economics）是对生活质量的研究，对时间经济学的研究，又称健康与疾病的经济学（economics of health and disease）。它是把新古典经济学应用于卫生保健部门而发展起来的，并以其在资源配置的选择方面不可比拟的优势，为一些国家制定相关公共卫生政策提供了科学的理论支持。健康经济学具有双重学科性质：作为医疗政策健康保健研究的投入要素的经济学和作为研究健康行为医疗保健的经济学。1963年，美国经济学家阿罗（Kenneth Arrow）发表的经典论文《不确定性和医疗保健的福利经济学》标志着健康经济学确立，在以后的 40 多年的时间，各个国家在制定卫生政策的时候，以健康经济学

为基础,探索更光明的方向。研究者和制定者也提出了两个被忽略的却十分重要的问题:一是健康保健技术的不确定性;二是个体偏好的异质性。这是两个同样值得健康经济学家努力的方向。

2004年的国际医学决策学会年会将健康经济学问题作为会议讨论的主题,对卫生保健中存在的医疗资源包括人力物力的浪费和人类健康对社会的影响提出讨论。会上,Kaan Tunceli 博士特别提出对糖尿病发病的预防干预,从社会学的角度看可以对经济、社会产生影响,减少不必要的人类资源的浪费,提高患者生活质量,合理配置社会资源。这项研究提供的部分证据表明,糖尿病的负面影响会使人们的工作时限缩短,难以保证工作效率,造成社会资源的损失。虽然糖尿病患者没有减少工作时间,但确定损失的相对工作天数增加。糖尿病不仅影响就业,而且也使患者的劳动能力受到影响,对社会及雇主产生了负面的作用。

成本-效益分析(cost-effectiveness analysis, CEA)是一种经济评估类型,主要是检测和评估可选择的临床干预策略的成本和健康结果。通过 CEA 的比较,对健康结果进行测量,得到干预策略的效益及其成本。CEA 的结果以“成本-效益比”表示,是对每个健康结果在生存年限中成本的评估。CEA 通常有两种应用:对常见的健康结果的替代方案进行比较和评估现有方案扩大治疗的后果。

通过对成本-效益分析概念的应用,威尔伯特(Wilbert)博士在两个非小细胞肺癌的姑息性放射治疗的时间比较中发现较长的时间治疗能更好地保证患者的生存,并初步估计了终身应用放射治疗的成本和有质量的生存年数。结果在预期放射治疗时间(36%)可使患者寿命增加,由于部分治疗费用与健康状况恶化有关,因此导致了非放射治疗费用(19%)小于按比例增加的放疗费用,包括患者一生中的额外费用,因此导致成本较高,但经成本-效益分析,最终这种总体的费用是可以接受的。因此对疾病的治疗,通过成本-效益的分析后,可整体了解治疗的可行性,从另一种角度诠释这种治疗方法的优越性。

因此,在对成本-效益与健康经济讨论后,学

术界应用此方法在疾病的诊治方面进行评估。事实证明,成本-效益分析正是在健康经济学产生之后来辅助健康经济学发展的工具,是患者所要追求的最佳治疗,是医疗手段对疾病治疗的最佳结果,即使用最低的费用保证患者的健康。目前大多患者在疾病的治疗过程中属弱势,微薄的医疗保险难以支付高额的诊治费用,因此,医生在制定疾病治疗决策时,要充分考虑治疗成本-效益,既要看到近期治愈的费用,又要考虑患者长期随诊的支出情况,做到有的放矢,重视患者一生所发生的事件,一切以患者利益为重。

二、临床方法学研究进展

临床科学研究方法主要分为原始研究和二次研究,原始研究又分为观察性研究和实验性研究。观察性研究又分为描述性研究与分析性研究,其主要特点是研究对象的各种特征是客观存在的,研究者不能随机分配研究因素。观察性研究是依靠全面、客观的描述或精心设计的方案对人群特征进行分析、比较、归纳、判断,以揭示事物之间的联系。观察法较易实施且不存在医学伦理学问题,但研究存在多种偏倚,影响研究结果的真实性。实验性研究是将人群随机分为试验组(如给予新药)和对照组(如安慰剂)。由研究者随机分配研究对象的暴露因素,故研究结论可靠,可论证因果关系假说。

临床科学研究的方法学是临床试验研究在临床诊治中应用的依据,包括资源区域配置、提供政策性的资源分配。2004年、2005年、2006年国际医学决策学会均提出了临床决策方法学的进展问题;2006年针对方法学的进展,具体提出了方法学进展与应用;2007年提出了方法学进展的定量研究。这种方法学研究主要是针对临床中出现的各种待解决诊疗问题,应该在研究之前,提供一种适合本研究的方法,只有提供正确的方法,才能保证在以后的临床试验研究中按正确的预知方向发展,提高研究和分析的效率,使研究更具合理性。

2004年临床决策学会年会上,约翰斯顿(J.A.Johnston)博士为了探索某种疾病的控制方法,利用与传统相比较的方法,对患者变量加以调整,结果顺利得到回归模型,并准确地评估出治疗效果,使这种研究方法的优越性得以实现。

2005 年，Meng 博士针对 59 个组织器官采购的汇总，调查了美国器官移植和分配区域，制定分配规则，分析重点地区，在此基础上评估目前器官移植的区域配置的效率是否优化，即最大限度地满足器官移植需要数量和减少相对的浪费。研究者提出了一个分析的方法，即生产组织法，以求可利用器官在所有可能的区域配置得以全面优化。因此，研究者们已经提出了一个解决的方法，提出用足够的规模和复杂性模型来解决，并增加了额外的数据参数，以提高临床诊治效率。因此对这种方法的选择，研究者通过分析表明，通过区域重组，有效的器官分配可能会使患者受益，更重要的是，这个分析框架的应用程序允许对现实建模的复杂性进行评估和模型优化。

相关的研究进展层出不穷，不管是临床医生还是基础研究工作者，利用有效的实验方法，开发出有利于人类健康的多种药物或诊断治疗手段，为人类的健康做出了突出的贡献。从当初青霉素的发现和发明到如今的基因治疗不依赖载体的外源基因导入途径，随着导入效率和耐受性研究的开展，电穿孔和基因枪等直接导入方法将应用于基因治疗中。相信随着研究方法的不断提出和改进，无论是抗生素的发明还是基因治疗的发展将会越来越快，基因治疗在恶性肿瘤、癌症、心血管疾病和遗传性疾病的治疗中将扮演更为重要的角色。所以，提醒研究者正确认识方法学的技巧，做出有益的科学研究，必将为人类造福。

但是，对于基础研究如何转化为临床实用技术仍是值得关注的问题，在医学技术和医药的基础研究与临床技术和医药应用之间，存在不同的两种结果，基础研究只是一种既定的结果，而临床应用是要把这种技术应用到对患者的治疗当中，进而使患者受益，存在一种应用价值的结果。研究者通过转化医学或者转化医药的方法，将两种看似不同的领域相互结合，准确地说是将基础的研究快速转化为临床可用的技术和应用药物，为临床患者服务。技术的实用性，就是要明确这种基础研究在临床应用中的可行性、患者受益程度、医生可操控程度等。医学在所有科学中是较为特殊的学科，它是与患者生命息息相关的，所以要重视临床研究方法，对人类有益，同时要为人类健康负责。在科技发展的今天不断地出现各种新的技术、新的药物等基础研究成果，由于经济利益的驱使，在没有完成足够时长的临床试验，就应用于患者的治疗，结果造成各种技术或者药物使用的不良反应。例如，中药注射剂的大分子毒性作用。实际上，已有许多学者认为对中药注射剂毒性控制质量标准制定偏低，分析不彻底，同时由于方法学的制约，到目前仍未见切实可行的技术策略。而《中国药典》第一部增加了《中药注射剂安全性检查法应用指导原则》，基本属于"事后"检查，没有与物质基础建立直接联系，对提高中药注射剂安全性的指导意义有限，对生产环节也缺乏直接的技术指导。这就说明基础研究在向临床转化的过程中，药物特性和对人体的损伤性未充分通过试验证实就应用于临床，必将产生严重后果，因此重视临床方法学的研究，提高技术与药物有效性的同时，还要关注减少或者杜绝其后期的伤害和毒性作用，为临床医学的发展、为患者健康提供强有力保证。

三、医患双方的临床决策选择

在制定临床诊治决策时，由于患者对待医学往往是外行，医生占据主导地位。但是，应当重视患者及其家属在临床决策中的地位和作用，患者的参与往往能使医生有多方面的选择余地，从而制定出更加合理的决策。同时，医患双方共同参与临床决策的选择对患者的依从性与治疗效果有一定的促进作用，这种方式的选择是以一种医患互相信任为基础的，要有一种主动性的心理，帮助医患双方完成共同参与，制定最佳诊治方案。

遵守医患双方共同参与诊治的原则，重视患者诊治的选择，一直以来都受到众多学者的探讨和重视。2007 年国际医学决策学会第 29 届年会对就诊患者寻求医疗帮助的意愿和患者家属的诊治选择提出了较深刻的分析探讨：对于患者及其家属的要求，综合临床医生的诊治经验，选择临床决策，医患双方共同来完成疾病的诊治。会上提出，在基层医院对抑郁症患者进行临床观察，若患者能够参与临床过程，可能会使其对治疗提高信心，增加其依从性。通过提高患者参与决策的具体途径，可以促进并改善临床结果。研究结果揭示了作为以提高患者依从性和改善临床结果为关键因素，提出患者及其家属参与决策制定的意义。

抑郁症的治疗应强调质量,改进战略,即患者及其家属的参与。

但是,在随后《行为医学学报》(*Annals of Behavioral Medicine*)杂志上由奥斯汀(Austin)发表的一篇文章认为,过多地给予患者决策权力,似乎在某种疾病的诊治当中会产生负面影响。研究者选取了189名高血压患者,进行分组治疗。结果显示,以患者为中心意愿、以患者偏好采取药物治疗的疗效不佳。

因此,针对出现的争论,会后众多医生也提出了大多数人都感到困惑的关键问题:如何平衡医患双方的医疗行为选择?研究者提出,在某种疾病的治疗当中,包括高血压、高血脂等慢性病的患者,过多强调以患者及家属为中心的角色定位,可能会对疾病的治疗不利。这样就提出了相对的两种观点,其中之一就是完全支持患者参与决策的观点,此种观点的支持者强调,医生在疾病的诊治过程中,认真聆听患者的诊治需求,结合具体症状指征,为患者的治疗提供最佳计划;而另一种观点是,在接受患者参与决策的观点下,要分清具体疾病的具体情况,不能一概而论,应具体问题具体分析。如上述提到的慢性病治疗,就是要采取一种以医生为主体、患者意愿为辅助的对策,或者是完全听取医生意见,坚持疾病治疗的过程,这样对患者的治疗有很大意义。另外,要真正做到患者参与决策,就必须使患者做到真正全面的知情,这是做到正确决策的必备条件。

四、公共卫生服务研究和诊疗策略的关系

国际医学决策学会在分析临床实践诊治策略与治疗指南的关系的同时,又十分重视公共卫生服务的研究。在2004年年会上提出了公共卫生服务研究的方法和应用;在2005年和2008年的年会上又将公共卫生服务研究和诊疗策略作为讨论议题。

要使公共卫生服务更加趋于合理化,服务于广大的患者,医学决策学会提出在全球范围内,关注公共卫生服务,重视医疗方式方法,合理利用卫生资源,重视决策的制定与应用。2004年国际医学决策学会年会将公共卫生服务及在临床中的各项检验研究方法作为本次会议的主题,其间有许多学者认为在今后的临床诊断和治疗过程中,对公共卫生服务应更加重视,提高诊疗方式方法的有效性,普遍围绕"成本-效益"的理念进行讨论,而在2005年年会上,继续了上一次的议题,进一步深入探讨公共卫生服务,评价临床治疗效价比的影响。

在2004年的国际医学决策学会上,根据会议主题"公共卫生服务研究的方法和应用",与会专家学者就自己在本研究领域的体会,提出相应的个人观点。多纳图斯(Donatus)博士通过制定决策模型概率来计算成本和效益,目的是重视公共卫生服务,寻找节约医疗成本的应用方法的有效性。结果在考虑成本和效益的同时,对患者进行疾病管理,合理利用成本-效益分析,大大缩减了诊治成本。因此,通过有组织的干预和选择公共卫生服务研究方法,有效延长患者生命的同时,也减少了社会各个组织部门、社区和个人的医疗成本支出。

在2005年的年会上,提出了提高公共卫生服务效率的具体措施,其中重点就是要通过对个体差异性的评估,对患者进行针对性监督,促进患者健康行为。莱斯利(Leslie)博士使用纵向的临床数据评估公共卫生服务利用率和患者生活质量,评估结果受到各种治疗方法和医疗决策的影响,主要对患者的健康护理负责。研究者主要针对前列腺癌患者进行为期10年的健康保健利用率和疾病风险控制费用评估,以确定疾病负担相同时风险及费用随时间改变情况。结果PSA检测和新的治疗方法的使用对早期诊断和早期治疗具有更积极的作用,研究表明,以前列腺癌的诊治为例,提高公共卫生健康服务的利用率对逐步提高资源的使用和节约患者医疗费用有一定的促进作用。2008年布兰德鲁(Brandeau)博士就公共卫生服务研究提出了相应的方针政策要求,他认为关于死亡率和费用问题应提高报告方面的质量,建议形成一套标准的规范的报告模式。例如,应合理地模拟设计相应场景并与实际情况进行对比,提出选择相应处理措施的详细理由。鉴于许多公共卫生疾病的性质极不明朗,提倡重叠式地制定报告,其中包括相关决策者和利益相关者向患者提供的早期干预措施。因此提出的指导方针旨在增加提高战略、战术和运营方面的准备工作

非常艰难，评审专家内部意见得不到统一，经常为在会议期限到来前无法形成最后的结论而苦恼不已，往往是匆忙形成最终文稿。

专家共识会议的评审专家组成也值得商榷。NIH 的专家共识会议项目追求评审专家在评审论题上的中立性，因而评审专家对他们所评审的问题都没有专门的研究，那么他们是否有能力评判他们要评判的问题，由这些评审专家得出的结论是否更接近真理，这些都有值得怀疑的地方。在欧洲一些国家里评审专家中还包括了政治家、记者等非医学专业的人士，他们对于最终结论的政治、经济、社会、伦理因素当然会有比较充分的考量，但是对于最为关键的、结论的科学性则没有足够的知识做出判断。真正从事该领域研究的专家或者医生没有最终决定权，由非该领域的人士甚至非医学专业的人士决定的临床共识是否科学、是否有效也因此会受到质疑。

临床共识的制定，依靠医学团体和卫生行政机构的组织，他们之所以能够承担这项任务，是因为这些团体或机构本身的权力，他们依靠自身的权力能够将相关领域的专家和杰出医生组织在一起。临床共识的形成经常是依靠评审专家的投票，那么是否得到更多人支持的观点更科学或者与真理更接近呢？显然答案并非如此。无论是评审专家的挑选，还是他们的决定，其本质是职业权力或者政治、社会权力的运作，在这里权力对知识又具有了决定权。此外临床共识的推广同样是依靠医学团体的职业权力或者卫生行政机构的行政权力。如果没有医学职业团体或者行政机构的推广，有多少临床医生会接受它们，或者知晓这些临床共识的存在，这都是值得注意的问题。虽然临床共识不是强制性标准，但医生在临床医疗中不自觉地受到它的约束。这样用权力去保障某些知识的运用，或者用权力去压制另外一些知识的实践，权力和医学知识之间形成某种或敌对或结盟的关系。那么医学知识能否应用于临床，是应该取决于它本身的科学性或者有效性，还是应该由它能否得到职业权力、行政权力的认可来决定？

（三）在临床上，科学是唯一的标准吗

需要注意的是，类似临床共识这种形式的专家共识，仅仅存在于临床医学领域，在其他自然科学领域，找不到类似的共识性知识。这种现象的

形成，是因为临床医学相对于其他自然科学而言，具有它自身的特殊性。它的特殊性表现为，临床医学不仅仅是自然科学，它还是技艺，同时还有社会科学的许多因素，包括政治的、社会的、经济的及伦理的因素。正因为如此，科学性不应该是临床实践的唯一标准。临床医学是医生将他们所掌握的医学知识付诸实践，它的效果不仅仅依靠知识本身的科学性，更多的是依靠医生本人的技艺，依靠医生根据患者的病情和自己的经验做出的决策。例如在外科领域，医生的技艺对治疗效果具有更大的影响。

现代医学高新技术的发展，对临床医学造成巨大的冲击，表现在多个方面。克隆技术、人类辅助生殖技术、器官移植技术的发展已经比较成熟，而这些技术能否应用于临床，或者在临床应用中是否应该受到约束，不仅是科学的问题，更多的是社会政治和伦理上的问题。同样，现代临床医学中许多治疗方案存在成本高昂的问题，这给大部分的患者带来巨大的经济负担。这些问题的存在，使得临床医学实践中，除了科学外，还应注意非科学方面的因素。

第二节　临床共识的方法论审视

在共识法引入医学之前，由于缺乏合适的方法，使得单个医务人员的经验、建议和不同意见、观点、论述等主观世界的研究在临床科研与临床决策过程中无法充分体现价值。另一方面，由于个人视野、专业知识的局限，临床专家个人的观点和意见在诊断和治疗的决策不一定是最佳选择，只能算作"仅供参考"。例如，无论一个医生有多勤奋，他亲手诊治的病患数量和种类总是有限的；另一方面，医生的个人精力也是有限的，医生有限的精力决定了他阅读、消化、占有的相关资料也是有限的。在资料不全的情况下，要做出完全正确的抉择是困难的，更不要说医生还会受到知识误区、情感误区、利益误区的影响，由此带来的意见偏差更是难以避免。因此通过专家共识改变医生的个人"习惯"，从而规范医疗行为，为广大医生在争议较大的问题方面提供有效的诊疗参考，就是推出临床共识的根源所在。既然临床共识在现代医学实践中扮演越来越重要的角色，那么应

该如何看待临床共识的客观性？面对疾病的复杂性，如何理解临床共识的意义？

一、科学知识社会学视野下的临床共识

临床共识的制定过程，包括了文献检索、咨询专家、专家会议等一系列环节，直到最后达成共识，如果把这一过程放到科学知识社会学（sociology of scientific knowledge，SSK）的视野中，有助于对其有更为深入的认识。

自20世纪末以来，SSK在英法等国家迅速兴起，该理论的基本观点认为，科学知识本身并没有什么与众不同之处，和人类其他一切知识一样，都是处于一定的社会环境之中建构而成。科学知识并非是具有的"绝对正确"和"普遍有效"的真理。科学理论生产过程和人类其他知识诸如宗教、迷信、巫术等形成过程一样，要接受同样客观和严格的学术考察和研究。科学研究中存在政治、经济、教育等诸多社会因素，科学知识就是在诸多利益因素中综合产生的。

其一，SSK对科学主义进行了消解。科学主义又叫"唯科学主义"，这种观点认为，通过科学，人类可以认识一切进而可以控制一切。SSK认为，首先，科学的优越性并不是天定的，只有在特定领域，科学的优越性才得以表现。其次，知识有多种，自然科学知识只是其中一种，以科学为典范去改造其他知识既无必要也不可能。第三，科学典范的地位不能加以无限外推，要从文化的角度来理解科学，各种知识都是平等的。

其二，SSK对科学知识的完全客观性进行了否定。在科学知识社会学家看来，客观性只是一种由信念和社会意象构成的东西，科学知识其实反映在不同心理条件下不同科学家集团所产生的不同信念。科学本身既不受理性权威的支配，也不受经验权威的支配。即使选择了正确信念的人其工作也不是客观的，而要受到社会文化因素构成的环境背景的影响。科学家同样如此，科学是处于社会中的科学，社会并无客观可言，因此，科学也不可能是客观的，可以看作人工建构的产物。

SSK在研究科学知识的内容和形式与社会的关系方面，主张科学知识不仅是理性的产物，社会因素也制约、影响甚至决定知识，突出了认识的建构者及认识的建构过程对认识结果的影响，因而具有一定的积极意义。临床共识的形成过程也应该避免"唯医学论"的倾向，要充分考虑患者的利益，同时也要引入各种社会因素参与互动。

第三，可以说SSK无疑夸大了科学的建构成分。科学知识固然是科学共同体互动、磋商的结果，具有解释学的特征，受到各种外在因素的影响，但是，科学的理论并不仅仅是解释，它还受到实验、逻辑及相关理论进一步发展的检验，科学研究的逻辑标准和经验标准仍然起着重要作用。如果得出科学知识从内容、形式到其生产过程完全是社会产物的结论，显然就走向了极端。在临床共识的形成过程中，很重要的一个步骤就是充分地依据已有的循证资料，从统计学角度对多个不同的临床试验结果进行综合与分析，从而为临床实践提供可靠有利的证据。即使在遇到因文献证据级别不够明确和无法判断群体专家经验证据级别时，也可以根据情况选择特定的共识法，在前期系统检索文献合成可靠证据的基础上，组织和邀请多学科领域的专家进行讨论，以弥补循证依据的不足问题。临床共识必须是建立在可靠的临床证据基础之上，而不是建立在其他社会因素之上，否则就与制定共识的初衷相违背了。

二、临床共识与疾病的复杂性

临床共识的形成需要专家参考相应的实验数据，但是临床医学实验与临床实践之间始终存在着转化的隔膜，这是因为医学研究对象具有特殊性，也就是患者是有意识、有主观能动性的，人类机体的生理活动无时不受社会心理环境等多种因素的制约，人体不仅始终处于新陈代谢的变化过程中，而且由于年龄、性别、社会文化背景的不同而差异甚大。这给在研究中如何更好地把握客观真实，带来许多其他理工科学不曾遇到的复杂性。人体生理指标在一定范围内的不稳定性与许多边界的模糊性，特别是精神心理意识状态对生理活动的影响更难以把握。这些给医学研究特别是临床研究带来很大的复杂性。看不到这种特点，把人体当作一般的客观物体，或者因为人的这种特点而否认人体的客观实在性，都可能把医学引向歧途。

不可否认，医学是以科学知识为基础进行诊断和治疗的，许多情况下，医学的成功也的确是以科学为基础的，但是，医学是一种实践的事业，常常会由于情况紧迫而要求医生果断采取措施以挽救病危，因而不少治疗措施是在病因机制不完全了解的情况下进行的。医生不能指望对一切病因及药物作用机制都全部明了之后才进行治疗。也就是说，医学在不少情况下是边探索、边行动的。与医学相对比，"科学是一种闲暇的事业。它可以受到外在需要的推动去解决实际问题，但是它的内在的成功标准仍然是真理。它可等待和工作到满足这一标准。对于医学，促进健康这个经常的外在需要与医学的内在目的是统一的；实践结果上的成功既是外在的标准也是内在的标准。"但是，由于人体的复杂性也就是生命运动的多因素制约这个特殊性，治疗的动因从结果上得到回报，并不等于治疗已经建立在科学的基础上，并不等于对客观病情的真实变化有了切实的了解。正是医学的外在需求与内在目的的一致性特点，决定了医学即使取得了成功，也应继续探索以求得对客观真实的全面了解。一些医生甚至是专家的临床经验之所以在某一患者身上得到成功而在另一患者身上失败，就是因为把医学的某一次成功当成对所有客观真实的掌握。

而要获得对疾病机制的全面了解，医学主要是借助实证方法实现的，也就是说医学主要就是通过探索人体的生理病理过程，研究增进健康和控制疾病的方法，这就必然要依赖观察和实验手段，诉诸分析和还原方法，并将观察和实验所得的结果进行归纳和上升，除此之外无路可走。医学常常是"以仪器为工具，以实证为特征，通过归纳与统计达到一般"。医学实验和治疗在某一对象或病例上取得成功，并不意味着某一对象或病例提示的认识就是客观真理，它还有待从更多的对象或病例的统计中得到证明。而且统计的范围与数量愈多，排除偶然性因素更多，则越是接近客观真理。所以关于证据的可靠性已有一个清楚的分级：最具价值的第一级证据是随机对照的系统综述；依次为随机对照试验研究；非随机对照的研究为第三级；无对照病例系列为第四级；专家的个人经验和观点为第五级。也就是说专家个人的观点和意见在决策临床问题时处于最后一级。从证据的质量来看，一个专家如果没有把自己的医疗行为纳入国家注册的计划，他所能调动资源的范围、强度等都是有限的，因而很难在治疗上实施"随机、对照、双盲"等"最佳证据"的必要条件，这必然使他个人所具有的病例可信度比较差。但是，这样说并非要完全排斥专家经验的重要性，而是说由于疾病的复杂性，越高等级的证据，越接近对真理的把握。

虽然较高级别临床共识是临床诊断和治疗决策的重要参考，但在面对具体疾病的时候，共识本身并不能也不会自己做出决策，决策是要靠临床医生和专家做出的。这是因为共识是根据相关临床问题的共性规律做出的，它所回答的问题也只是一般问题，而临床医生所要决策的问题是一个患者的个性问题、具体问题。这些共性规律到底能涵盖多少个性特质，而患者的个性特质中又有多少不受共性规律的支配等都需要医生和专家分析比较做出最佳决策。例如，一项国际性指南虽然具有国际性的普遍性，但是它尚不能保证完全涵盖各个不同国家的特点，同样一项国内医学指南也是如此。它只是提供了一个共性、普遍性的原则供大家参考，具体应用中还要个体化，即结合各自临床实践的具体情况，也就是临床共识应用中的本国化、本地化和个体化，只有这样临床共识才会具有生命力，而不是一个空洞的教条。如果一个医生没有评价证据的能力，没有相应的临床经验，不能辩证地把共识和患者的实际情况有机结合，将导致共识的盲目使用，即使有最佳证据也可能造成某个患者不适用，或者合适的患者未能及时应用。当然，如果完全不参照共识，即使经验丰富和技术高超的医生也可能落后于医学的发展，对患者不利。对特殊患者、特殊情况，医生和患者的最终决断是个别情况个别处理，有时即使偏离共识也是合适的。

当然，由于生命现象的多样性和复杂性，医学特别是临床医学要取得完全的成功是不容易的，现代医学对人体的认识远未终结，它试图在发展进程中征服一个个难题。医学为了要得到更大的成功,则不应放弃这种努力。在这一过程中,临床共识的制定和使用体现了现代医学遵循的客观性、可检验性的原则,以及分析和还原的认识方法,它不是疾病复杂性的终结者,它也不能取代医生的精湛技艺,但它的确有助于一步一步提升人类对于疾病防治的认识。

(张　宁)

思　考　题

1. 临床共识是科学真理,还是医学科学家之间对某个临床问题达成的一种妥协?

2. 如果你是临床医生,你将如何看待临床共识对临床实践的意义?

参 考 文 献

[1] OLSZEWSKI T M. Between bench and bedside: Building clinical consensus at the NIH, 1977-2013. J Hist Med Allied Sci, 2018, 73 (4): 464-500.

[2] 周奇,王琪,俞阳,等 . 临床实践指南制定中的共识方法 . 药品评价, 2016, 13 (16): 13-17.

[3] 陈正洪 . 对 "科学知识社会学" 的科学解读 . 湖州师范学院学报, 2010, 32 (6): 56-60, 65.

[4] 杜治政 . 如何理解作为一门科学的医学 . 医学与哲学, 2000, 21 (7): 1-6.

[5] 何权瀛 . 如何科学地制定临床决策——循证医学、指南共识、精准医学、整合医学与临床决策 . 医学与哲学, 2016, 37 (6B): 1-3, 7.

延 伸 阅 读

[1] 布鲁诺·拉图尔,史蒂夫·伍尔加 . 实验室生活:科学事实的建构过程 . 张伯霖,刁小英,译 . 上海:东方出版社, 2004.

[2] SOLOMON M. Group judgment and the medical consensus conference. Amsterdam: Elsevier, 2011.

第八章 医务人员

医务人员是现代医学的认识主体。所谓医学认识主体，是具有一定医学知识、业务能力和职业人格的运用一定物质手段和精神手段，从事医学认识和实践的个体与群体。医学主体，具有主观能动性，在医学认识与实践中处于主导地位、起着主导作用。因此，研究医学主体的性质、特点和作用，探讨现代医学主体的知识结构、能力结构和品格结构，对优化主体，促进医学科学技术与卫生事业的发展，具有重要的理论意义和现实意义。

第一节 现代医学主体的性质、特点和作用

一、现代医学主体的规定性

（一）医学与医学主体

医学（medicine）一词的原意为"具有治疗魔力的药物，魔术"，后用于指关于治病的知识、经验、理论、方法、技术（技艺）的总和。

医学主体，属于哲学认识论范畴，具有特定的规定性。主体是与客体相对而言的，是在同其客体相互联系中获得其规定性的。医学主体，也与其客体相对而言，也是在同其客体的相互联系中获得其规定性的。医学主体首先必须是社会主体，但它只是社会主体中的一部分，即以医学认识与实践对象为客体的，具有一定医学知识、思维能力，并运用一定物质手段和精神手段、从事医学认识的实践的个体与群体。然而只有当他们从事以探索疾病发生发展规律、维护人类健康为宗旨的医学实践活动，并与该种实践活动的现实对象——人、人体、疾病与健康等发生相互作用时，才能实现其主体的地位、作用和属性，即成为现实的医学主体。

医学主体又有不同的层次，由于其所受教育和实践水平不同，知识、经验、技能等积累和运用质量不同，自然形成不同层次。同时，由于现代医学科学的分化，在主体中也有相应的分工，产生了不同的主体系列，如基础医学系列、临床医学系列、预防医学系列、生物医学工程系列等。所以，处于不同层次系列的医学个体主体，要实现其主体地位和作用，就必须具备适应主体的素质——合理的知识、能力结构和共同的品格结构。

（二）现代医学与现代医学主体

现代医学，一般是指20世纪以来的医学。特别是到20世纪50年代后，由于分子生物学的飞速发展，并迅速渗透到医学各个部门，产生了诸如分子遗传学、分子病理学、分子药理学、分子免疫学、分子内分泌学、分子神经学等学科，使生物医学进入分子层次。随着医学模式的转变及医学科学技术化、医学技术科学化进程的推进，现代医学已发展成以生命医学、保健医学系列，数学、医学工程技术系列，哲学、社会科学系列等若干学科系列组成的巨大的学科群。

现代医学主体，则是指相对于现代医学客体而存在的医学主体。具体地说，现代医学主体，是指适应现代医学模式（生物 - 心理 - 社会医学模式）发展要求的、面对新医学模式规定的医学客体，并从事实际的认识与实践活动的人们。他们必须是有一定的现代医学科学知识、经验（合理的知识结构），掌握一定的现代医学理论思维方法和科学技术手段的人们。他们具有覆盖现代医学诸学科系列知识并与新医学模式相应的知识结构。

二、现代医学主体的本质属性

作为医学认识和实践活动的人——医学主体的本质属性同社会主体的本质属性一样，具有主体的能动性、实践性、社会性和历史性。

（一）主体的能动性

医学主体的主观能动性,主要体现在医务工作者们有目的、有意识地从事认识人、人体、疾病和健康的理论研究及医疗卫生服务活动之中。特别是现代医学主体,这种有目的、有意识的认识与实践活动,无论在其社会规模和认识深度、广度上,都是以往任何时代无可比拟的。如医理的深入研究、对新技术方法的创新和广泛应用,从而使现代医学的实验、临床、现场研究的效率和质量大大提高,医学主要依托经验和个人技术的时代已一去不复返了。现代医学主体的这种自觉能动性,则更为增强了。

（二）主体的实践性

医学主体的实践性,是指医务工作者从事认识和变革医学客体、促进人体健康转化的自觉行动。医学主体的实践性,大致有三层含义:首先,医学实践活动是医学主体认识活动的基础,也是医学主体活动的最高级表现;其次,医学主体的一切活动,无非是认识人、人体、健康与疾病的发生发展一般规律,其根本目的是防治疾病,维护人类健康,如离开了这种实践,它本身也就不成为主体了;另外,医学实践,不仅是医学主客体分化的基础,也是两者联系的桥梁和纽带及解决两者矛盾的唯一途径。现代医学主体的实践性,更加广泛深入和艰难了,它为了获得关于生物自然因素、社会因素和心理因素对健康与疾病相互转化的规律性的认识,医学主体要进行各种艰巨的科学实践。

（三）主体的社会性

社会性有两重含义:其一,是指作为医学主体的人,既具有自然属性,又具有社会属性,而且,只有社会属性才是医学主体最根本的属性。人们要生存和发展,不能不和自然界发生关系(认识与改造),而且,人们之间又必然得结成一定的社会关系,在这种双重关系中,人与人的社会关系是最根本的。只有在这种社会关系中,才能有人和自然的关系,才能解决人和自然的矛盾。其二,是指医学主体所从事的医学认识和实践活动,都是社会的活动,特别是在当代,医药卫生已发展成高度社会化的事业。脱离社会的孤立的个人活动是不可能,也不存在的。

（四）主体的历史性

医学主体的历史性,是指医学主体的素质及其认识与实践的内容、水平是历史地发展的。医学科学发展的历史表明,医学主体的认识范围是随着社会实践总水平的发展而不断扩大的。仅以医学对机体的整体认识来看,发展到近代,向微观领域认识已进入到器官、组织和细胞层次为主,向宏观认识已扩展到群体和环境层次为主了。到现代,主体对微观客体已认识到了分子和亚分子（DNA）水平,对宏观客体的认识已扩展到了生态环境系统。医学主体的认识能力和认识水平,都远远地超过了以往任何历史时代的范围和水平。所以,现代医学主体是有史以来最高水平的医学主体。

三、现代医学主体在医学认识中的作用

医学认识实践活动,是医学认识主体与医学认识客体的统一。在医学认识实践过程中,医学主体对其认识和实践的客体起着一定的规定性作用。主要体现在以下几个方面:

（一）对医学认识过程的主导作用

医学主体对医学认识过程的主导作用主要表现在以下三点:

第一,医学认识主体决定并把握医学认识的方向。因为任何一项具体的科学研究,都是从发现并提出科学问题开始的。而发现和提出科学问题后,还要对问题的意义做出评价,对解决问题的可能性做出科学判断,最后选定一个问题作为科研课题。上述各个环节,都是医学主体能动性的具体体现。如哈维对人体血液循环的发现。从他提出的科学问题开始,到选定一个问题作为科研课题,以至最后对人体血液循环规律的证实,对每一个科研环节的把握,对每一项科研成果的评价,都是由医学主体来具体完成的。

第二,医学主体控制并调节经验材料的获得。对医学认识客体经验材料的获得,主要是靠临床观察和科学实验(包括动物实验)。而在临床观察和实验中,主体总是有目的、有选择地去感知其所需要的东西,特别是在科学实验中,认识主体还可以人为地控制、变革医学客体的某些现象和过程,使其反复地再现出来,并在实验过程中,干扰客体事物的进程。这样,医学认识主体就能够在较短的时间内,了解医学客体中的那些缓慢变化的过程,在强化的条件作用下,容易发现医学客体在平时不易显现的性质。例如，著名的"巴甫洛夫小胃"，就是巴甫洛夫为证实条件反射科学假说而设计的试验，从中获得经验材料。

第三，医学理论的形成和确立，更是医学主体理论思维的成果。因为医学理论的形成和确立，首先是在医学认识主体所获取的大量经验事实的基础上，进行一系列的思维加工过程：去粗取精、去伪存真，由此及彼、由表及里，形成科学概念、判断、推理，进而得到理论形态的科学认识。接着，便是对理论的检验和承认（确立）的过程，当理论尚未被检验证实之前，一般被称作科学假说，这时，医学主体将通过各种形式的科学实验手段，对该科学假说进行反复验证，凡能经得起实践检验的科学假说，便成为科学理论，反之，则被淘汰。然而，这种对医学理论的检验、评价及确立过程，除了受某种社会因素的影响和制约外，不可避免地也要受到医学主体（个体心理素质和群体结构优化）因素的影响和制约。可见，医学理论的形成和确立，也是由其认识的主体完成的。

综上所述，不难看出，医学主体素质对其认识活动及其过程始终起着主导作用。

（二）对医学客体的规定作用

医学认识活动得以发生和发展的先决条件，建立在医学认识主体与认识客体之间相互作用的关系上。医学认识主体具有主观能动性。因此，在建立与客体相互作用关系的过程中，主体自然承担着对医学客体的选择、规定、变革等作用。这是医学主体的需要和可能所决定的，是社会历史发展的结果。主体为了实现其认识、把握客体的目的，必须创造一定的条件，对客体进行选择、规定和变革等，使之更利于主体对它的认识，但不是另外创造一个客体（其实也不能），而是变革客体，即把我们要认识的客体的性质充分体现出来，这是现代医学科学研究不可缺少的手段和途径。例如，现代医学要认识什么问题，解决什么问题，这首先取决于人类社会对健康事业的需要。如对某种药物、某种医疗器械的研制，它们确实能满足社会人们的某种物质和精神的需要——诊治或预防某种疾病，保障人们的身心健康，那么，它们就有可能被医学认识主体选定为医学认识的研究对象。于是，医务工作者就根据社会生产和社会发展的需要，根据自身的认识

能力去选择并规定客体。

医学认识主体除了对客体有选择和规定的作用外，还有一定的变革作用。医学认识主体往往根据某种需要，对被选定的认识客体施以简化、强化和限制的作用，以便更有效地对其进行观察、选择和规定。所以，医学认识主体，往往创造某种环境和条件，简化客体的某些构成，突现客体的某些方面，而把无关的东西（方面）暂时割裂开来不计，以便研究客体在某一有限阶段、某一有限层次上所表现出来的各种特征。

但需要注意的是，这种主体对客体的规定作用也会造成一些负面的影响。最突出的表现就是在医学中的去人性化。应该说，在医学中去人性化现象是广泛存在的，医生在通过视、触、叩、听体格检查寻找异常体征时，在对疾病症状与病理发现进行系统分析时，其思考通常处在一个更为抽象的水平，趋向于将患者看成是一个个器官系统组成的生物体，较少考虑患者个人的情感、体验等。这时的去人性化有助于医疗工作正常、顺利、安全地完成。但这种去人性化应该是暂时的，不应扩展到与患者的平常接触中，更不应扩展到临床诊疗的每一个环节。若在与患者和家属建立关系或协商治疗时也都高度"去人性化"，就会显得"冷冰冰"。

（三）对工具系统的决定作用

所谓工具系统，主要是指现代医学方法和科学仪器设备两大部分而言之。医学认识主体在对医学方法的使用和创造上、在科学仪器设备的使用和创建上，以及对科研工具系统的选择和使用方法，都起着决定性作用。

在医学认识活动中，所使用的方法是作为医学认识主体的人，在长期的医疗、科研、临床实践中逐渐积累创造出来的。医疗仪器设备，则是医学认识主体的感觉器官和思维器官的延长和强化，至于其创造和发展，也取决医学认识主体的实际需要和具体能力。甚至具体到某一项医学科研和临床诊断，究竟选用哪种方法、使用什么仪器等，这就更需要由医学认识主体去具体选择和决定了。认识主体根据其所研究目的、任务制定出科研或治疗方案，并根据科研人员和设备情况选择适当的仪器和方法。

第二节 医学认识主体的知识结构

医学活动,既是由已知探索未知——在继承的基础上的一种创新活动,又是一种服务性很强的重复劳动。从事医学研究和临床实践活动的主体,必须有一定的知识(包括技能)准备。但这种知识的准备又不是随意的,其知识的组合结构必须是合理的,即合乎主体的创造目标和科研需要。这样,才能符合现代医学客体的要求,才能与其研究的方向目标和服务的对象相适应,才能发挥出它的最佳效能,顺利达到主体目标。这里主要根据现代医学客体的要求,讨论现代医学主体应具备的知识结构和获取它的基本途径与方法。

一、医学认识主体知识结构的概念和类型

(一)医学认识主体知识结构的概念

1. 医学认识主体知识结构的定义 医学认识主体的知识结构是指存在于临床认识主体意识之中,以医学专业知识为主的多学科多层次的知识相互联系构成的知识系统。作为知识结构的知识系统,不是众多知识的堆集,其显著的特征是知识与知识之间的相互作用而形成的整体功能和耦合效应。临床医生的知识结构的基本框架主要形成于其接受规范医学教育的阶段,发展于临床实践经验的不断积累,完善于终身学习的过程中。

2. 医学认识主体的知识结构的功能 医学认识主体的知识结构有两个重要功能:其一是运用结构中医学知识和相关学科知识,处理医学实践中专业问题的认识功能;其二是在实践中不断学习、促使知识结构自身不断完善的建构功能,因此,临床医生的知识结构很大程度上决定他们目前工作的质量与水平,也决定他们今后发展的趋向和层次。

(二)医学认识主体知识结构的类型

医学认识主体的知识结构是否合理,取决于这种结构属于什么类型。医学认识主体知识结构的类型是其存在的具体形式,是医学认识主体所掌握的知识的数量、种类和层次三因素的有机统一体。依据这三因素的不同结合状况,医学认识主体的知识结构可分为基本型、发展型和理想型三种(图8-1)。

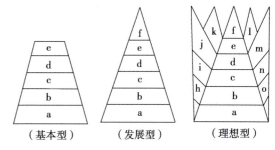

图 8-1 医学认识主体的知识结构类型

(基本型)　(发展型)　(理想型)

基本型知识结构所包含的知识种类和层次都不饱满。知识主要分布在一般常识(a)、基础知识(b)和专业基础知识(c)上,而d、e、f……指的是人文等其他相关知识。知识层次不完整,高层次的知识处于空白状态。具有这种知识结构的医学认识主体在实际工作中有一定的适应能力,对医学领域的新知识和新技能可能有兴趣却难以吸收掌握。由于基本型知识结构在专业知识和研究方向上没有达到应有的高度,因此,很难在专业问题上进行深入的研究。虽然在实践中经验不断积累,对各方面的认识不断增加,但由于缺乏足够高度和力度的知识结构的支撑,在认识和处理问题时容易产生片面性或停滞于事物的浅层。

发展型知识结构的知识种类和层次比基本型合理。具有这种知识结构的医学认识主体所掌握的知识种类不算多,但其功能指向集中。几种知识结构之间的关系密切,专业知识在深度和层次分布上比较合适。这种知识结构可以适应其主体成为某一方面某一问题的专家的需要。但是,由于发展型知识结构中的知识种类少,相关或相近学科知识、人文医学知识严重缺乏,在其主体更加深入地研究专业问题时,必然受到自身知识结构的限制,表现为知识面狭窄,思维灵活性差。对自己从事多年的医学专业知识同化能力很强,反应快;但对相关学科的知识或长期不接触的其他医学专业知识同化能力差,反应慢。发展型知识结构是目前医学认识主体知识结构的主要类型。这种知识结构具有一定的合理性,在今后的某些层次和方面也有存在的必要。然而,正如1993年世界医学高峰会议所指出的,时代的发展,要求我们"重新设计21世纪的医生"。

理想型知识结构是21世纪的临床认识主体知识结构的新类型。这种结构中的知识容量大、

种类多,不仅包含了基本型和发展型所具有的基础知识和医学知识,还包含了适应医学模式转变和社会发展需要的人文社会医学知识和其他相关学科知识。这种结构为其主体在将来的发展中具有两个以上的知识种类达到较高层次打下了基础。在这种知识结构中,医学知识与其他相关的各门知识形成多维结构交叉并存的状态,相互作用、相互促进,使其功能的发挥产生"放大效应""整体效应"和"混合效应",使其主体对事物的认识既具有深刻性又具有全面性。具有这样知识结构的主体站在一个新的高度,凭借其知识结构中多学科交叉的优势,采取多角度、多方位的方式审视医学实践中的问题,可以解决以前单一学科所解决不了的新问题和复杂问题。而且,理想型知识结构是一种开放性的知识结构,具有对本学科的新知识、对相关学科新知识同化能力强的优点,是一种开拓性人才必备的知识结构类型。

二、医学认识主体应具备的知识

现代医学构成的改变,反映了医学主体应有知识结构的客观要求。这对医学主体的群体主体来说,合理的知识结构应该是:扎实的基础知识、精深的专业知识、现代化的技术知识和坚实的医学人文社科知识。

(一)基础知识

医学是研究人体健康与非健康规律的科学,而人既是自然科学生命有机体,又是社会关系的载体,因此,医学基础知识既涉及自然科学、社会科学,又涉及人文学科。科学技术越发展,医学涉及的基础知识越广。

(二)专业知识

医学专业知识是医学认识主体与其他认识主体的本质区别,是医生之所以是医生的根本力量之所在。医学认识主体要想在专业领域有所发展,就必须站立在学科发展的前沿,对于自己的相关专业知识有独到见解,对学科发展有正确把握。就专业知识而言,是"专"与"博"相统一的问题。单一的某门知识对一个医学认识主体来讲是绝对不够的,必须是多门知识融会贯通。在知识大爆炸的当今社会,学会合理地组织和使用知识对于医学认识主体至关重要,应能认识到哪些应该充分掌握,哪些应该达到精深,哪些应该泛览,哪些只须知其一二。

(三)技术知识

得益于基础学科的建立及科学技术的发展,现代医学技术具备了完整的理论体系和科学规范,且日趋技术化,成为现代医学进步的载体,在人类的疾病治疗和健康维护上具有举足轻重的地位。20世纪以来,科学技术在医学领域中的应用日益加速。当前,信息技术、纳米技术、环境技术、分子生物工程技术等在医学领域中的应用也开始缓慢兴起。作为医学认识主体的医生如果不了解、不掌握这些新兴的技术,就很容易在新的技术面前手足无措,甚至被淘汰。

(四)人文医学知识

爱因斯坦曾把自然科学理论体系比喻成房子和桥梁,把哲学思维和逻辑推论比喻成"脚手架"。这个比喻生动、形象地说明了哲学和逻辑学知识对于科技人才的重要性。特别是现代社会信息论、系统论、控制论等逐步纳入哲学方法的范畴,这些方法对研究人体的整体与局部、高层次与低层次之间的关系,沟通人的生理与心理、人与环境的联系具有重要的意义。

总之,医学认识主体的知识结构是一个多系统、多层次的综合体系。从理论性到技术性,再到实践性形成了各自独立而相互联系、相互渗透、相互作用的网络。这就要求现代医学认识主体既要有扎实、宽厚的专业知识和专业研究方向,又要有与专业相关的学科知识。这样,才能跳出本专业的狭窄范围,从现代科学技术发展的整体联系中去考察和把握本专业的发展方向。把别的学科的新知识、新成果与新方法引进自己的学科和专业中来,形成合理的知识结构。

三、建立合理知识结构的途径和方法

现代医学主体获取知识的主要途径和方法,一是通过在校期间的系统学习;二是在职期间的轮训、培养;三是平时的个人自学。

(一)在校的专业学习

实践证明,现代各类医学院校的教育,已成为当今世界各国培养大批医药卫生科技人才的普遍途径和有效手段。特别是科技迅速发展的今天,通过院校这一有利条件,系统而全面地学习医学专业知识,更显示出它的特殊优越性。因此,充分利用在校学习期间的有利条件,刻苦攻读、认真钻研,学好各门课程,全面而系统地把握各学科的知识,是医学主体获取知识的主要途径。不仅要精读本专业方面的书籍,而且要博览与本专业有关的书刊。博览群书会使人视野开阔,头脑灵活,思维敏捷。还要积极认真地利用各种教学环节——听课、见习、实习、实验、讨论、专题讲座、升级考试、毕业设计和答辩等实践活动的机会,尽量获取其中的所有知识、经验、方法和技艺,借以丰富自己的知识;培养锻炼自己获取知识的经验和能力;特别是通过不同的角度和方式方法,学习老师们严谨治学的态度和作风,为自己今后的学习研究打下坚实基础。

(二)在职的进修轮训

所谓在职期间的进修轮训,即通常指的对医药学中专生、大专生、本科生,乃至研究生和博士生毕业后的继续教育,以及在岗在职的医护人员的再教育。在职进修和轮训,是医学成人教育中的高层次统一教育阶段(定向培养、研究主攻目标)。对此,国际教育委员会指出:继续教育(再教育)是"对那些已经受过训练的人来说,它是教育的完善,是发展个人个性的手段"。因为通过再教育,一是可以根据个人的实际需要,及时吸取到现代医学科技新成果,防止知识老化,保持智能结构的最佳状态,更好地去完成本职工作,延长其科学创造活动才能的有效生命。二是可以减少或克服由于受专业分工过细,学用不对口的限制,便于各类专业人员具有从一个专业(专科)转向另一个专业(专科)领域进行研究的能力,适应国民经济的发展和现代医学科技发展的要求,并能在多种领域中做出较大贡献。三是可以为多才型和多产型的医药学人才的大量涌现开辟广阔途径,成为现代医学造就高级医药卫生人才必不可少的有效手段之一。

(三)坚持个人自学

根据自己的实际需要,通过有计划有目的地自学,也能达到学有成效,建立合理知识结构的目的。

学校的教育,只能为其毕业后的工作、学习打个比较全面系统的知识基础,并非大功告成了。大部分人还必须得根据自己的实际需要和可能,坚持长期自学。

然而,自学也并不是所有立志成才者都能学出成效而达到目的的。若要学有成效,还必须首先做到以下两点:一是跟踪知识的新发展,及时调整知识结构,以保持旺盛的创造力。随着现代科技的迅速发展,医药学理论也不断发展,知识老化的周期越来越短,加之疾病谱的不断改变,这就要求一个自学成才者的知识不仅是扎实宽厚的,而且是紧紧跟上知识的新进展,通过这样的自学,才能使自己始终站在知识发展的前沿,容易把握科研方向,再加上集中的精力、专一的技能和滴水穿石的功夫,易于奏效。二是善于总结经验,发现问题,继续进行科学研究。任何学习、研究创造的过程,都是同困难作斗争的过程,特别是个人自学,总会遇到这样那样的问题、困难或曲折,甚至失败。所以,凡立志自学成才者,都必须有战胜各种困难的精神准备和实际功夫;既要有百折不挠的决心和顽强的毅力,又要有认真分析错误与失败的原因和从中吸取经验教训、找出前进方向和取得成功方法的能力,没有或者缺少这种素质,便容易被困难压倒,灰心丧气,半途而废。这在科技史上和现实生活中,也是屡见不鲜的。

第三节 医学认识主体的能力结构

能力,是一个人获取知识、认识事物和处理实际问题的一种本领,或者说是胜任某项任务的主观条件。能力是在人的生理素质的基础上,经过教育和培养,在实际生活中吸取群众的智慧和经验而形成和发展起来的。

医学主体的能力,属于其主体智力素质和心理素质的统一。医学主体能力也是一个系统,是有其一定的结构的,而能力结构是否合理,是影响主体认识与实践效果的重要要素。

一、医学认识主体能力结构的基本框架

(一)能力和医学认识主体的能力

1. **能力** 能力通常是指完成一定活动的本领。包括完成一定活动的具体方式,以及顺利完成一定活动所必须具备的心理特征。能力是在人的生理素质的基础上,经过教育和培养,并在实践活动中吸取人们的智慧和经验而形成和发展起

理、武断地下结论不是一回事。

4. 学术指导与协调合作能力 由于科学技术总是向前发展的,培养提高主体(包括自己在内)的学习指导与协调合作能力,是促进科技发展的关键所在。要培养提高医学认识主体的素质,就要有学术交流、指导及协作的能力。通过协作,解决重大科研课题,这是当代医学研究的一种有效的研究方式。然而,要联合攻关,首先,必须得有群体意识,即不仅要完成自己分工的任务,而且还要为合作者着想,互通情报,提供方便。其次,还要有合作的能力,即要充分理解和把握该合作题目所需要的知识结构,以便更好地向别人学习,弥补自己的知识不足,更好地处理科研工作中的人际关系,调动一切积极因素。总之,作为一个现代医学主体的个体,不仅要有相应的学术水平,而且还要有一定的组织管理能力。

(八)处理公共关系的能力

所谓公共关系,就是指人与人之间的社会交往关系,即人际关系。人际关系是人们在社会生活过程中,通过人际交往而结合形成的各种相互关系的总称。凡是有人群的地方,就有人际关系。我们这里指的人际关系,主要是指医护人员(上下级、左右同事)之间和医患(医护同患者)之间构成的人际交往关系,这是一个医学主体成长的重要客观条件,或称之为广义的环境因素。

所谓处理公共关系的能力,则是指一个医务工作者善于把握和调节上述人际交往关系的活动艺术,从而创造一个良好的生活气氛和工作环境,以保证工作的顺利开展和医疗科研任务的完成。正所谓"天时不如地利,地利不如人和"。公共关系处理不好,就会使人感到抑郁、烦恼、孤独、失群,从而导致消极的行为反应,以致精神不振,才智不达,影响身心健康,妨碍工作和学习。良好的人际关系,既能使自己得到一种强烈的归属感或满足感,又能更深刻更生动地体验到他人的实际价值,易于振奋精神,调动积极性。因此说,良好和谐的人际关系,不仅是一种良好的客观环境因素,而且成为人们良好行为的重要推动力。所以,每个医学生和广大的医护工作者,都应尽早培养起正确处理人际关系和公共关系的能力。

能力结构是一个整体。能力结构中任何一种因素的突出发展不能代替其他因素乃至整个能力结构的发展,只有各个因素协同地、全面地发展,才能提高和扩大能力结构的质量。对医学认识主体来说,这方面的知识可能从课堂上得到的较少,要靠主观努力去培养。

第四节 医学认识主体的人格结构

人格一词来源于拉丁语 persona,原是指在古代希腊罗马时代戏剧演员在舞台上为了向观众表明剧中人的性格、身份和角色所带的面具。千百年来,人格一词一直为哲学家、医学家、社会学家、心理学家、伦理学家广泛地使用着,成为一个历史文化底蕴十分深厚而又见仁见智的概念。

一、人格的概念及其结构

1. 人格的概念 学术界对人格概念的界定主要有以下几个方面:人格是个体的外特征;人格是个体的品质;人格是个体之所以为人的本性;人格是人与人之间的差异;从人与环境的关系看,人格可以解释为人对环境适应的独特性。哲学家和心理学家从总体上概括出人格概念有如下特征:人格是外部的自我和内部自我的统一,是由先天的遗传因素和后天的社会文化因素的统一,是人的理性和非理性的统一,是稳定性和变动性的统一。

我国台湾学者杨国枢的人格界定受到学术界较为广泛的好评:"人格是个体与环境交互作用的过程中所形成的一种独特的身心组织,而这一变动缓慢的组织是个体适应环境时,在需要、动机、兴趣、态度、价值观念、气质、外形及生理方面,各有不同于其他个体之处。"美国心理学家珀文这样定义人格:"人格是认知、情感和行为的复杂组织,它赋予个人生活的倾向和模式(一致性)。像身体一样,人格包含结构和过程,并且反映着天性(基因)和教养(经验)。"

2. 人格结构理论 人格结构的理论中两种影响比较大而且和医学工作者的人格结构相关的理论是弗洛伊德的人格结构理论和奥尔波特的人格理论。

弗洛伊德认为,本我、自我和超我是人格结构中的基本内容。本我是人格结构中最原始的部分,构成本我的成分是人类的基本需求,如饮食和性的需要。支配本我的是快乐原则。自我是受环境影响，在本我基础上发展起来的各种需求。支配自我的是现实原则。超我是个体接受社会文化教养而形成的，如对理想和道德的追求。支配超我的是至善原则。

弗洛伊德将人格结构分为意识层次和潜意识层次。自我和超我属于意识层次，本我属于潜意识层次。人格结构中两个层次的三个部分协调发展，是良好人格形成的必要条件。

奥尔波特认为特质是人格的基础。特质可以分为三类：首要特质、中心特质和次要特质。首要特质是足以代表个人最独特的特质。如巴尔扎克笔下的葛朗台的吝啬就是葛朗台的首要特质。中心特质指代表个人性格几方面的特征，是构成个体特质的核心部分。如个体的诚实、勤奋、开朗等，属于中心特质。次要特质是指人格体在某些环境条件下表现出来的性格特征。如一个善于言辞的个体在陌生的环境里可能沉默寡言，这里的沉默寡言是次要特质。

二、人格结构的基本层次构成

现代医学主体的人格结构，主要是由信念、心理和行为三个基本层次构成。

（一）信念层次

信念是人们对理论的真理性和实践行为的正确性的内在确信。信念往往以人的目的、动机的形式与情感意志相结合，并贯穿在人们的实践活动中。它是医学主体品格结构的较高层次的要素。

1. 科学世界观 医学主体同其他社会认识主体一样，只有树立辩证唯物论的科学世界观，才能正确地认识和把握复杂的医学客体，顺利从事医学实践活动。因为：第一，医学主体总是受到医学客体的规定与制约。医学客体不可避免地具有客观辩证法的一切特性。这就要求医学主体必须通晓辩证法，才能认识它、变革它。也就是说，医学主体要有适合于医学客体辩证本性的世界观和方法论，才能正确地把握自己的客体。第二，医学主体对其客体的认识，经历了模糊整体—局部要素—系统整体，这样一个否定之否定的过程。这就使医学主体的思维方式从以分析为主，过渡到以辩证综合为主。这一转变，实质上是医学主体

的思维方式向辩证法的复归。如能自觉掌握辩证唯物论，则能促进这一转变的迅速完成，从而避免医学家们自发的长期摸索所带来的磨难与痛苦。第三，现代医学研究手段科学化，对医学主体的思维能力提出了更高的要求。思维能力的一个重要要素，就是如何在总体上把握认识对象的性质问题。说到底，这还是一个哲学修养问题（即人的世界观）。

具体而言，我们要认识清楚，医学到底是门技艺还是实践理智。作为一门重要的典型技艺，医学不仅在前苏格拉底时期被视为一种高贵、高尚的技艺，而且还作为古希腊时期唯一达到对自然精确观察和理解的领域，同数学一样成为哲人们的广泛兴趣领域。而哲学也在对医学的关注和思考中，从总体的高度对医学的性质、目的和限度进行无形的范导和规约。按照希腊文"技艺"一词的基本含义，作为一种技艺的医学兼有现代语境下的科学和艺术双重特性。作为一门科学，医学是一种以患病的身体为特定对象，主要面对普遍的、描述性的、客观的和生物学的问题的理性活动，其产品是病体的健康；而作为一种艺术，医学则将特定的个人视为目的，将整体的生命健康作为其追求目标，主要处理具体的、评价性的、主观的和个人的问题。从与理论的关系看，医学活动还以智慧为重要标准，尤其是肉眼看不到的疾病仍受到智慧之眼的掌控，需要运用理性和知识去探究病因，对症下药。因此，尽管区别于纯粹知识和思辨活动，但医学也有理论基础和理性起源，也需要处理普遍性的事实，严格遵照因果性原则，并为其他自然科学提供知识。实质上，正是医学的理性根基，使之成为真正的技艺，同时将自身与巫术和运气区分开来。简言之，具有特定主题的医学既是认识问题，又是实践问题；既要立足于日常经验，又离不开理智的指导。尽管医学主要是一种技艺，但却是一门集技能、理论和实践为一体的典型技艺，并且在方法及应用层面上类似于实践理智活动。医学技艺面对的是或然性、情境性的事物，因此不能依据某种普遍的、必然的一般规则，而是需要在具体应用和试验检验中不断修正、完善。

2. 科学精神 现代医学是一门很复杂的科

学,医疗卫生服务工作有极其严格的科学性,因此,要求医务工作者必须具有科学精神。科学精神主要包括四方面内容:一是求实精神;二是批判精神;三是创造精神;四是献身精神。

（1）求实精神:即指尊重科学、尊重证据、尊重事实的精神,也是严格根据实践经验检验的结果追求真理的精神。医学主体所研究的客体,是具有复杂结构的客体,这就要求医学主体,必须从客体的客观实际出发,实事求是地探索其规律性。实事求是是人类认识世界、改造世界的根本方法,是科学精神的实质和核心。如果离开了实事求是,也就没有什么科学精神可言了。

（2）批判精神:批判精神是求实精神的逻辑延伸。它是指一切从实际出发,实事求是,而不迷信已有的结论,解放思想,培养自己敢于对现有的理论、知识、方法和经验从不同角度提出问题,深入思考的科学态度。要探索科学真理、发明创造,首先,就得破除对于已有科学体系的神秘感。

（3）创新精神:是指科技人员敢于冲破种种旧的思想束缚,去解决前人没有解决的问题,走前人没有走过的路,敢于探索、开拓,敢于进行科技创造的大无畏的革命精神。一个认识主体仅仅是知识渊博,而缺乏创新精神,就不会给社会创造出更多更丰富的东西。只有富有创新精神的人,才可能做出开拓性的成就、创造性的贡献。

（4）献身精神:所谓献身精神,是指医学工作者在自己的工作中,为发现真理、维护真理而表现出的大无畏精神。医学科学同自然科学一样,都是人们在同大自然和社会的斗争过程中发展起来的。所以,其中充满着艰难险阻,从这一意义上说,医疗、科研就是一种探险。的确,也只有敢于冒险、不怕牺牲、勇往直前的人,才能有所发现、有所发明、有所创造、有所前进。

3. 医学的职业精神 在多年来的医学实践中,传统医学职业道德要求医务人员实行医学的人道主义,并且已经具体化为一些规范,一些具有指标性和可操作性的要求,可归属于具体行为规范的范畴。这些行为规范依赖于知识素质,主要是依赖于外力约束和监督就能达到。但在此之上还应有一个更高的标尺和更高的哲学"存在"——职业的精神信仰。医学职业精神无论从内容上、哲学指向上,都与传统的医学职业道德有

本质区别。它并非仅依赖于知识素质和外力约束就能达到,它是需要内心的理解、认可和尊崇,它是价值判断、价值追求和价值评价,是高于人的具体行为和外在表象的支配系统。2005年由包括中国在内的近40个国家120多个国际医学组织认可签署的《新世纪的医师职业精神——医师宣言》确立了医学职业精神的三条基本原则和一系列明确的专业责任。三条基本原则包括:将患者利益放在首位、患者自主和社会公平。十条职业责任包括:提高业务能力、对患者诚实、为患者保密、与患者保持适当关系、提高医疗质量、促进享有医疗、对有限的资源进行公平分配、对科学知识负有责任、通过解决利益冲突而维护信任、对职责负有责任。2011年6月中国医师协会正式公布了《中国医师宣言》,将医学职业精神本土化,包括平等仁爱、患者至上、真诚守信、精进审慎、廉洁公正、终生学习六条准则。

（二）心理层次

医学主体个体的心理素质,是其人格结构的重要要素。这主要包括:

1. 纯洁的从业动机 动机是激励人们行动的原因。人只要处于清醒状态中,所从事的活动总是为一定的目的动机所引起。这些引起行为的原因,在心理学上称为动机,也称驱力。正是由于人们的动机性质,决定着人们的行动的性质,所以说,医务工作者的从业动机决定了他们的从业行为。

医学主体的个体,作为一种社会角色,它是一种表观型角色,而不是一种功利型的角色。所以医学主体个体的从业动机,不是为了谋求某种外在的奖励和报酬,而是热爱医学事业,以解除患者痛苦。古今中外,德高望重的医学家们,都有以不营私利为医德的普遍特色。

2. 坚强的意志 所谓意志,是人自觉地调节行为去克服困难,以实现预定目的的活动的心理过程。医学科学的认识活动和卫生保健实践,由于客体的复杂性,决定了认识与实践的艰巨性常常使人遇到意想不到的困难。在这些困难面前,就需要有坚强的意志,才能使人们战胜困难,达到即定的目的。意志,作为一种心理过程,突出的表现为:目的性、自制性、果断性、坚韧性等。

（1）目的性:能够自觉地确定目的,是人的

意志行动的特征。人在实际生活中确定自己行动的目的,这是人的主观能动性突出表现之一。确定目的,是指基于对自己行动目标的社会意义的深切了解,是规定的行为效果的归宿。

(2)自制性:是指主体控制情绪,从而调节行为的一种心理过程。也就是说,既能控制自己情绪的冲动,而表现为应有的忍耐性,又能迫使自己排除干扰坚持执行合理的原则规定。自制性,反映着个体意志的抑制功能。当遇到与他人他事相矛盾时,自制力强的人,就能较好地控制自己的情感,调节自己的行为,使之保持常态。可见,有自制力是意志品质的重要方面。医务工作者的主要服务对象,是躯体上患有疾病、心理上也有所改变的人。所以,患者常常会表现这样那样的"不听劝导""无理取闹"和不服从治疗的行为。这时,医护人员,特别是医生,要善于控制自己的情绪、语言和行为,不仅要避免和患者或其家属发生冲突,而且要坚持耐心地劝导,委婉而坚定地坚持正确的医嘱。这也是一个医务工作者心理上是否具有自制性的品格标志。

(3)果断性:是指主体在明辨是非后,当机立断、毫不犹豫地做出决定的心理素质。医护人员的果断性品格表现在:即使在患者生命攸关、生死存亡的紧急时刻,也能敢作敢为,当机立断。当然,这是以认真负责、深思熟虑、胸有成竹为前提的。特别是对急症的处理上,医护人员的果断成为挽救患者生命的关键因素,而任何优柔寡断,都可能延误患者的治疗而危害其生命。所以,果断性也是医护人员,特别是一个临床医生必须具备的意志品格。

(4)坚韧性:这也是医学主体最宝贵的意志品质之一。它表现为:为达到既定目标,坚毅顽强,百折不挠的意志品质。医疗保健工作,是一种极其复杂而又艰巨的特殊任务。一是服务对象的特殊性,二是对于无数众多的慢性病和疑难杂症的学习研究、预防和治疗等,都要求医务工作者们,必须有足够的毅力、耐心、韧劲和长期作战的顽强意志,去一个一个地认真对待、解决,没有一定的坚韧性是不行的。

总之,上述心理意志品格是现代医学主体品格素质中不可缺少的要素。

3. 高尚的情操 情操,通常是指与具体道德价值的事物需要相联系的体验,是一种更高级的社会精神需要引起的具有较大的稳定性、深刻性情感倾向。医学主体的高尚情操,是指其对医德价值引起的精神需要,通过自身行为得到满足的主观体验,从而产生的一种情感上的操守。医务人员的情感特征,主要是表现在对患者的高度同情心。并具有以下特点:

(1)广泛性:是说医护人员不因患者的种族、肤色、性别、性格、职业、收入多寡、文化高低、社会地位、政治态度、宗教信仰、亲友同事乡里等不同,在情感上有所差异。医护人员对患者,应一视同仁。这是由社会主义的人民卫生事业的性质和医德规范的统一性所决定的。

(2)纯洁性:是指医务人员对患者的情感纯真朴实而不掺杂任何私念物欲。它是与医务人员全心全意为人民服务、廉洁诚实、奉公守法、不徇私情、不谋私利,光明磊落、坚持原则等优良品质相一致、相统一的。

(3)理智性:是指医护人员从患者的长远利益出发,敢于坚持正确治疗的原则性,也是医护人员建立在理智和科学精神基础上的处处为患者着想的一种真情感。医生是医疗工作的主宰者,医生对患者既要有情感,但又不能感情用事,不能为患者的痛苦和患者家属的感情用事所俘虏。如果某种诊断或治疗措施确实为患者治疗和康复所需,而又遭到患者及其家属的反对等,这时,医务人员应从患者的利益出发,善于坚持正确的治疗决策,耐心据理做好说服工作。总之,医务人员的高尚情操,是在医学主体的社会化过程中在社会主义人道主义思想的陶冶下所获得和发扬的。它是建立在对人的尊重、对生命热爱的基础上的一种典型的医德情操。

4. 优美的性格 性格,是个性结构(倾向性、能力、性格、心理过程等)中最重要的一个心理特征。性格是指一个人在对待现实的稳定态度及其相应的习惯性行为方式。一个优秀的医护人员的性格,是在其长期的医疗实践中逐渐发展形成的,是个体的各种心理活动特性整合的结果。

(1)谦虚:就是谦逊、虚心,不骄傲、不自满;谦虚是一种虚怀若谷的精神和自知之明的态度;谦虚绝不是妄自菲薄,自暴自弃,而是壮志凌云,勇于进取,虚心听取各方面的意见和批评,认真总结经验,克服缺点,改进工作。

谦虚谨慎,不仅是医护人员的一种美德,而且是调节医护和医患之间关系、搞好团结的保证。医疗诊治服务工作,是一个极其复杂而又具体的认识与实践过程,因此,这样那样的缺点和错误总是难免的,所以,医疗服务人员,特别是临床医务人员,必须是虚心好学:对长者诚心求教,对同事取长补短,对下级和后辈诲人不倦,对患者必须是同情、尊重,关心、体贴,热情、礼貌,认真诊治。虚心听取各方面的意见,才能处理好医医关系、医护关系和医患关系,才能提高医疗水平,保证医疗服务质量,减少事故的发生。

(2)审慎:就是谨慎小心、详细周密,对工作极端负责任。作为医护人员,审慎的心理品格,不仅表现在"言"中,而且还表现在"行"中。"言"的审慎要求医护人员与患者谈话时,不能给患者以不良刺激,应该多给予鼓励、安慰,使之感到亲切温暖;"行"的审慎更为重要,无论是诊治、护理,还是康复或其他任何处置,医护人员都必须考虑到种种可能,为其选择最佳方案,周密细致地操作,争取最好的效果,把副作用尽量减少到最低限度。这一切,都是医护人员对患者极端负责、审慎认真、一丝不苟的表现。

(3)负责:由于医疗卫生服务工作直接关系到患者的生命安危,因此,医护人员,时时处处都必须具有高度的责任心和一种对生命的敬畏感,以此来促进自己对医务工作的极端负责。即时刻想着患者的安危,把解除患者的疾苦作为义不容辞的义务和责任;在医疗工作中,严格执行有关的规章制度和操作规程,决不粗枝大叶、敷衍塞责;在治疗过程中,思想敏锐、动作利落、态度镇定,抢救垂危患者时,要全神贯注,分秒必争,勇于负责,敢担风险,沉着果断地做出处置。对工作的极端负责,是医护人员全心全意为人民服务的基本标志。

(4)独立:是指一个人具有自立(独立自主)的精神追求和独自提出问题与解决问题的一种心理过程或更高层次的精神力量。也是主体获得"独立工作能力"的心理基础。一般说来,具有这种心理素质的人,基本上不靠他人的暗示或帮助,就能发现问题、想出办法,坚持自己的观点,去寻找达到目标的手段,不随波逐流、不人云亦云、亦

步亦趋,保持主体独立的人格和自主的尊严。

医务人员只有具备这种素质,才能在临床工作中对各种复杂而迫切的问题冷静思考,充分发挥自己的独创精神,及时做出判断和处置。

(5)沉着:是指医务工作者,特别是临床医护人员,在处置各种突发事件时(如急诊、病情剧变恶化等),所体现出来的一种沉着镇静的性格。紧张急切而不惊慌失措,从而给人以莫大安慰与信赖。否则,在医护人员的心理和行为态度上的任何惊慌失措,都会导致节外生枝、事倍功半,从而影响正常救治的效果。所以说,沉着冷静的性格,也是现代医学主体应有的素质。

(6)勤奋:"勤"就是指一个人孜孜不倦地实践活动,"奋"是指一个人积极向上、不甘落后、刻苦钻研的精神状态。对于一个现代医学主体来说,也应当加强这方面的品格修养。医务工作者如果没有精湛的医术,就不能用最佳手段使患者尽快地解除痛苦。"医精于勤"。总之,对现代医学要精勤不倦,学而不厌,刻苦钻研,不断攀登医学高峰。这是我国社会主义现代医学主体应具备的优良品格。

(三)行为层次

行为是指人的有意识的活动。行为层次,是指个体品格结构中的外在层次,表现为个体外在的可观察的各种有意识的活动。具体包括仪表、举止、语言和交往行为等方面。

1. 仪表 这里所说的"仪表",即指仪态、仪容、姿态、风度等。它是人的性格、内心情感、观念等外在的流露。在人们的交往中,它是人际吸引的重要因素。比如人们常说的"先入为主"的印象,首先就是仪表给人以深刻的影响(印象)。当人们尚未进行语言交流之前,双方往往已经通过对方的服饰打扮、仪表风度、神态表现——一种无声的语言方式,进行着情感和思想的交流了。这种通过仪表给人留下的一定的印象,人们称之为"仪表性语言",它属于"非词语性信息"。

在医疗服务活动中,这种非词语性信息起着重要作用,它是医护人员影响患者心理的重要因素。它直接关系到患者的治疗与康复。如若医护人员的服饰不整,不修边幅或妖冶轻佻,就会给患者以"这个医生(护士)工作不认真,马马虎虎"的印象;相反,如若道貌岸然,冷若冰霜,虽西服革

履,袍褂光烁,也会使人感到难以接近、望而生畏。这都会给医患关系投下阴影。因此,医护人员应该服饰整洁、端庄大方、纯朴健康,令人感到亲切和蔼,自然会使人增强其信任感,增强其治疗信心,积极配合治疗。所以,我们必须讲究仪表美。

2. 举止 即指人的动作姿态。人体的姿态和姿势,同样可以传递信息,人们既可以通过自己的姿态、动作、手势、目光等表达自己的情感和意图;也可以认知他人的情感和意图。医护人员的良好举止行为习惯,不仅是一种内在情感的体现,也是沟通医患关系的一种不可轻视的手段。

医护人员的举止行为应该端庄大方、朴实健康、文明礼貌、刚柔相济、炼达洒脱;应该不鲁莽愚钝、不庸俗飘浮、不低级趣味、不故弄玄虚、不模棱两可、不茫然若失、不无可奈何、不小题大做、不夸张浮躁、不拘谨寒碜,更不能机械呆板或不分对象。例如,对小男孩,为表示亲切或赞许他的某种行为,可以摸摸他的脸蛋儿,或抚弄下他的头发。这对刚刚梳理好头发的小女孩则就不很妥当了,这种动作如若施于老者,则无异于轻狂无礼。

既然,适宜的举止是一种非词语性信息传递手段,正确地运用它,则能准确无误、审慎而亲切地向患者及其家属表达自己的某种情感与意图。那么,如果使用不当,则会引起某种误解,甚至把本来不该让患者知道的东西,无意之间泄露出去,造成患者焦虑、恐惧甚至绝望等恶果。

3. 语言 语言是人际交往中交流思想和表达情感的工具。在医护工作中,语言有着特殊而重要的作用,它通过人的第二信号系统直接作用于人的心理以至躯体,给人以积极或消极的影响。

医护人员,在诊治医疗服务活动中,与患者交往的语言,从其质量来说,应亲切易懂、温文而不造作、儒雅而不矜持,言之有物,而不喋喋不休。从其内容而言,则应把患者的正当要求和病中的心理状态摆在首位,既要准确地解释其所患疾病,只要避免一切恶性刺激。医生、护士与患者亲切而又审慎的交谈,实际上是心理治疗的一个组成部分。如能事先科学地设计一定的谈话内容,又能"临场发挥",机智而稳妥地引导,往往可以为患者恢复其心理上的健康创造了一定的条件。特别是对身患绝症的患者,交谈时更要谨慎,这就不仅仅是语言问题而是涉及医学心理学的许多专门知识和重要原则了。所以,医务工作者的语言修养,不只是情感、态度和技巧的训练,还首先要与心理学的学习结合起来予以认真对待。

此外,在医患交往中,应竭力避免语言的刺激冲突,这是最一般、最起码的要求。

(夏媛媛)

思 考 题

1. 如何看待医学技术去人性化的必然性?
2. 医疗中技艺与理智的关系如何?
3. 医学职业精神与传统医学道德规范的关系如何?
4. 医生需具备人文社会科学知识的必然性体现在哪里?

参 考 文 献

［1］曹锦亚,魏镜.医学活动中的去人性化.协和医学杂志,2015,(3):216.

［2］于江霞.医学:技艺还是实践理智活动?——从亚里士多德的医学之喻谈起.医学与哲学,2016,37(3A):20-24.

［3］崔群颖.医学职业精神的哲学意蕴.前沿,2013,(10):67-69.

［4］李墨懿,王志杰.当代我国医学职业精神的基本特征.医学与哲学(人文社会医学版),2010,31(6):54-55.

［5］万旭.医学哲学的奠基与生命伦理学的方向——佩里格里诺如何为美国医学人文学把脉.东南大学学报(哲学社会科学版),2015,17(2):27-32,146.

［6］黄雪,谭至柔.医学教育人性化的思考.广西医科大学学报,2007,(S1):27-28.

［7］金寿铁.医生开业是具体的哲学——论卡尔·雅斯贝尔斯的现代医学理念.社会科学战线,2018,(11):24-33.

［8］夏玉琼.医患冲突话语中患者对医生身份的解构研究.医学与哲学,2019,40(12):53-56.

延 伸 阅 读

［1］SCHRAMM T .Steven edwards handbook of the philosophy of medicine.Dordrecht：Springer Science+Business Media，2017.

［2］希波克拉底 . 希波克拉底文集 . 赵洪钧, 武鹏, 译 . 北京 : 中国中医药出版社, 2007.

［3］S.K. 图姆斯 . 病患的意义 : 医生和患者不同观点的现象学探讨 . 邱鸿钟, 李剑, 译 . 青岛 : 青岛出版社, 2000.

［4］杜治政 . 医学在走向何处 . 江苏 : 江苏科学技术出版社, 2013.

［5］杨炳忻, 杜嚣 . 医学的未来 : 对科学与玄学的超越 . 北京 : 中国友谊出版公司, 2017.

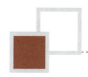

第九章　患　　者

疾患、病痛是人类生命过程中不可避免的环节，每一个人都曾或将成为患者这一特殊的社会群体的成员。"患者"概念外延所涉及的对象有四种最基本的类型：患有躯体疾病的人、患有心理疾患或精神障碍的人、患有躯体疾病和心理疾患的人和其他需要医学帮助的人。第四种类型的患者不一定患有生理疾病或心理疾患，但出于某种生理方面或心理方面的原因而不得不寻求医学的帮助而成为患者。

患者是一个不可分割的有机整体，作为一个整体的患者，需要从以下三个方面去完整地认识。一是完整的生活背景和社会关系。不了解背景和关系，就不了解患者是一个什么样的人，完整地了解背景和关系是完整地认识患者的基础。二是构成患者的部分的特性。患者是一个不可分割的生命有机体，患者是一个心身统一体，患者是一个特殊的社会成员，患者是一个社会道德规范的体现者。三是患者作为一个整体的特征。患者绝不是躯体、精神、社会、道德四个方面的简单相加，患者的整体特性反映在他/她的价值观念、生活目的、人生依靠和人生计划上，反映在躯体、精神、社会、道德这四个方面的相互联系、相互作用及其结果和目的上。

关爱患者折射着人类文明的程度，体现着医学的核心价值，是医疗机构和医务人员神圣的职责。了解患者的需求、认知特点和行为特征，理解患者的疾苦和心理体验，尊重患者的权益、意愿和选择是关爱患者的具体表现，教育患者遵守相应的道德规范和法律法规，做文明理性的求助人，同样也是社会对患者的关爱。

第一节　患者：祈求者

患者角色的显著特征是求助于医学，祈求得

到医学技术帮助和医学人文关怀；患者的疾苦不仅包括生理性、病理性疾苦，还包括心理性疾苦和社会性疾苦；患者作为社会成员在就医过程中享有相应的权益，亦应遵守相应的道德规范、承担相应的社会责任。

一、患者之求

美国耶鲁大学教授列依博士和莱塞尔博士在《患者》一书中写道："过去，'患者'（patient）一词指一个人患有病痛，其语源和语意与'忍耐'（patient）有关。现在'患者'一词指一个求医的人或正在被施于治疗的人。""患者"概念中，不仅仅包含着生物医学的内容，还包含着医学心理学、医学社会学的内容。美国医学社会学家威廉·科克汉姆区分了"疾病""患病"和"病态"三种状态："'疾病'（disease）是一种负面的躯体状态，是存在于个体的生理学功能异常。'患病'（illness）是一种主观状态，个体在心理上感觉自己有病，并因此修正自己的行为。'病态'（sickness）则是一种社会状态，主要表现为由于疾病削弱了患病者的社会角色。"

"患者角色"的核心，是"求"。麦克温尼（McWhinney）在《超越诊断》一书中列举了患者就诊、进入患者角色的七个主要原因。第一是躯体方面的不适超过了忍受的程度；第二是心理方面的焦虑达到了极限；第三是出现了疾病的信号；第四是出于医疗管理方面的原因，如需要获得医学证明等；第五是机会就医，由于接近医生或了解了医学知识后的就医行为；第六是周期性的检查；第七是医生对慢性患者的随访。背负着涉及生命健康的重要问题包括其中危及生命健康的严重事件，面对高深莫测的医学、高楼耸立的医院和高高在上的医生，患者角色的显著特征是"求"，急切地"求"、焦虑地"求"。期盼、托付、依赖是患者之求的一般表现形式,贿医、闹医、伤医是患者之求的异化表现形式。

二、患者之苦

患者之苦包括病理性疾苦、心理性疾苦和社会性疾苦。患病中机体的各个系统、组织和细胞发生的病理变化,导致各种各样的病理性疾苦,其主要表现是不适与疼痛。不适与疼痛是由感觉和情绪组成的,既有其病理客观基础也有患者的主观体验;既是生理上的感受,也是情感上的体验。患者病理性疾苦是一种比普通感觉更为复杂的、高度个体化的、不能被其他人所验证的,不可言说无法言说的主观知觉体验。

患者病理性疾苦必然伴随着心理性疾苦。一般来说,患者有沉重的心理负担,特别是癌症、艾滋病等患者,焦虑、挫折感、恐惧、忧郁、绝望等情绪成为心理世界的主宰。焦虑这种内心不安或焦急的心理状态导致患者的免疫功能降低,并诱发其他的疾病;恐惧使得患者思维意识变得模糊不清,对事物的判断力、理解力降低,甚至丧失理智和自我控制能力,导致行为失控;一些患有重病的患者,如癌症、白血病等,想到生命即将结束,会对眼前的世界产生依恋,对死亡产生极度的恐惧;患者的疾病越严重,产生抑郁症的概率就会越大。艾滋病患者最典型的症状就是抑郁症。对身体健康的担忧,对治疗状况的怀疑,对死亡的恐惧,以及周围人的歧视,都会使患者情绪低落,睡眠减少、食欲差、精神疲惫、对生活失去兴趣、活动减少、自我评价低、自罪自责,对个人前途悲观绝望,丧失信心,产生自杀意念。

病患是一个社会性事件,患者的社会性疾苦表现为:不能正常饰演社会角色,生理活动受限而引起社会活动受限;由于身患疾病的影响,患者的感知、记忆及思维活动都受到不同程度的影响,在工作和学习中面临着更多的困难与挑战。对于完成任何一件事情,患者将付出更多的汗水和代价,适应难度比正常人更大;许多疾病都会不同程度地影响着患者与周围人群的人际交往,缩小了患者的交际圈,甚至被社会歧视和抛弃。

三、患者之德

患者道德是患者在疾病状态下所表现出来的思想品质、人文素质、修养境界、就医态度和遵医行为的总和。简单地说,是指在医疗过程中调整患者行为的规范和准则。患者道德的基本要求是:

及时就医。病患是一个影响他人的社会事件。作为社会成员,患者要从全社会成员的共同利益出发,为社会公共利益着想,及时寻求医疗帮助、解决病态。这是患者的社会责任,也是基本的患者道德要求。特别是传染病的患者,及时治疗、控制传染不是单纯的患者个体利益、医院的利益问题,而是涉及全社会及子孙后代健康的社会道德问题,因此,及时就医是珍爱生命、崇尚公德的表现。

规范就医。依循社会公认的规范医疗方式,以免造成医治上的延误和损失,是维护社会秩序和社会安定的基本要求,也是患者道德准则的要求。遵守医生的正确医嘱,接受必要的检查、服药、注射、手术,改变不利健康的嗜好、生活习惯及不良人格特征,既是对个人负责也是对全社会公共利益负责。

遵章就医。遵守医院的公共秩序和各种规章制度,在维护社会的整体利益的同时维护患者个人的利益;远离和拒绝破坏医院规章制度、损坏医院公共财物、伤害医务人员的恶劣行为。

理性就医。尊重和理解医务人员的劳动,尊重医学科学,理解医生是高风险、高技术、探索性的职业;理解医学的局限性、误诊误治的难以避免性;积极进行医患沟通,遵法处理医患分歧。

四、患者之责

患者之责是指患者在就医行为中应当履行的责任,也称之为患者义务。中华医学会医学伦理学分会提出的患者责任包括五项内容。

1. 提供与疾病有关真实情况的责任 真实地提供病史、治疗后的情况(包括药物的不良反应);不说谎话,不隐瞒有关信息,不故意隐瞒或夸大病情;保存和提供旧病历资料和检查结果。

2. 遵从医嘱,配合诊断和治疗的责任 配合医生的诊断、治疗工作;遵循医嘱,接受必要的医学检查和治疗方案,服从护理人员的管理。

3. 爱护个人身体,积极恢复健康的责任 就健康而言,个人责任意味着选择一个健康的生活方式,意味着在个人能够合理控制的范围内减少健康风险因素。健康和长寿与一个人的生活方式密切相关,这激励人们要好好地照顾自己的身体、关心自己的健康。为了保持一个健康的生活习惯,首先要理解个人行为和健康之间的因果关联,然后接受这个观念:在一定程度内我们能够控制自身的健康状况,改变自己不安全的、不健康的、危险的行为(例如,吸烟、贪食、不锻炼、无保护的性行为等),使自己不再成为患者,尤其是不成为"不治之症"的患者。

众所周知,古代东西方理性医学的一个显著特征是把健康视为生命整体的动态平衡或和谐状态,其要旨是构成生命机体的各种基本要素的相互关联与匹配。与此相对应,疾病则是生命的一种失衡或失序状态。这一时期对健康与疾病的定义还有规范性的一面,也即将它们与人的本质和德性联系在一起。在柏拉图看来,人的身心合一性决定健康理应涵盖肉体与灵魂两个方面,关注人类应该如何合理生活的实质就是关注"灵魂的健康"。他甚至认为,建立适当的伦理理论与我们对身体健康的认知相类似,也即灵魂的健康取决于其构成要素之间的和谐。显而易见,柏拉图超越了肉体或生理的层次,赋予了人的健康伦理道德意义。人的健康不仅仅在于身体结构与功能的正常,更为重要的是灵魂的和谐或人的德性。医学虽然能够使人体发挥天然功能,但并不足以促成灵魂的和谐。据此推之,要维护人的健康或健全,也就不能单凭医疗技术的手段,而必须依赖德性的引导。健康作为一种合理的生活方式,是人的德性的显现。同样,中国传统医学也十分强调人的健康的心智方面,例如:中医病因说不仅将五运六气作为影响疾病的外在因素,而且将喜、怒、哀、乐、悲、恐、惊作为疾病的七种内因。在儒家看来,一个人仅仅是身体健康而不能适应其生存的社会,依然算不上一个健全的人。人趋"仁"从"礼"的德性是一种内在的力量,它引导人们追求善、实现正当、完整自我。因此,德性是一个身心健全的人的必要品质,通过学习和实践自我培养的德性,就能改善个人的健康。正是将人的健康与德性关联,古代东西方哲学与文化赋予个体健康责任一种道德意义。

古代社会,人们的健康权利意识包含在生命权利意识之中,对他人生命或身体的侵害也就是对健康的侵害,必然会因此付出代价。近代人权理论产生后,健康权逐渐从生命权、身体权中剥离出来,成为三大物质性人格权之一。因此,它自然带有人格权的固有性、绝对性、专属性和支配性等基本法律特征。毫无疑问,健康是社会个体充分发挥其功能的必要前提。但个体对自己健康的自我控制与责任,绝非一种纯粹的利己主义行为。

美国社会学家帕森斯曾从结构功能主义的视角,将个体健康与社会系统的维持与平稳运行联系起来。他认为,人的社会性决定了健康与疾病的定义必须充分考虑人所依存的社会文化环境,"健康可以解释为已社会化的个体完成角色任务的能力处于最适当状态"。与此相对应,患病作为健康的欠缺状态则是对个体完成角色和任务能力的一种干扰或妨碍。无论经由何种原因,患病作为一种社会偏离行为的亚类必然对整个社会系统平稳运行产生负面影响,从而有违社会主流意识形态与价值观。因此,个体对自己的健康负责是对社会共同体的基本义务,是一种基本的社会责任。在帕森斯看来,尽管站在自由主义者的立场,个体有权选择他自认为快乐但不利于健康的生活方式,但势必被社会主流意识形态与价值观视为社会另类。因此,把个体对自己的健康责任上升为一种基本的社会责任,对健康权利至上者是一种强大的制约。

除伦理审视外,现代社会对个体健康责任的认知和强调还基于医学事实判断。20世纪中叶以来,危害人类健康的疾病谱,已逐渐从急性传染病向慢性非传染性疾病转变。无论是发达国家还是发展中国家,以心脏病、脑血管病、恶性肿瘤、哮喘等为代表的慢性非传染性疾病均呈不断上升趋势。与此同时,诸如艾滋病、严重急性呼吸综合征(SARS)等新型传染病也悄然降临。大量医学相关研究表明,这些疾病的发生与蔓延,与人类行为和生活方式有密切的关系。因此,在卫生保健领域,无论医学技术手段如何发达,也无论社会与国家能为人们提供何等水平的医疗保障,个体的健康责任都没有替代品。

4. 遵守医院规章制度,维护医院秩序,尊重、爱护、支持医务人员的责任 医院的各项规章制度是维护患者利益的可靠保障,是患者必须履行的责任。违反医院规章制度,往往引发严重后果。要尊重医务人员人格,配合和支持医务人员的工作。

5. 交纳医疗费用的责任 在尚未实行免费医疗制度的情况下,交纳相关费用,是患者必须履行的客观需要。自觉按规定交费是保证患者正常治疗的客观需要。

五、患者之权

患者权益是指患者在就医过程中应享有的权力和利益。一般而言,患者拥有以下权益:

生命健康权:保障个体的生命、健康安全,保护人类种族延续和社会健康是任何时代、任何民族都视为人生第一需要的权利。

医疗照顾权:医疗照顾权也称医疗权,是指公民在受到疾病侵袭或者在其他必要时享有受到医疗照顾的权利,这是患者其他各项权利的基础,包括享有合理分配卫生资源的权利;得到合理的诊断、治疗的权利;获得周到、细致的医疗护理服务的权利和获得医疗保健指导的权利。

医疗自主权:医疗自主权也称患者自我决定权,其渊源是人的身体权,是指具有决定能力并处于医疗关系中的患者,通过医患沟通和自我独立思考,关于自己的疾病和健康等问题所作出的合乎理性和价值观的决定,并根据决定采取负责的行动。患者的自主权体现着患者生命和人格尊严,是医疗活动中权利制衡、防止医务人员滥用权利的制约因素。主要包括选择医疗机构和医生的权利、选择医疗方案的权利、拒绝治疗的权利、丧失决定能力时的权利。

知情同意权:知情同意权是患者在疾病诊治过程中的基本权利,知情是同意的基础,同意是知情的结果。在紧密联系的知情权与同意权两个方面中,包括了患者的知情权和患者的同意权。患者的知情权:患者自己的健康状况、病情轻重、发展趋势;医务人员对患者健康状况、疾病情况做出的判断、分析,以及可能出现的预后和意外情况;拟定的几种诊疗方案及各自利弊;不接受诊

疗行为可能出现的后果等。患者的同意权:手术、特殊检查、特殊治疗、实验性临床医疗等。一般情况下,只有患者才是诊疗决策最佳决定者。但在特定情况下,同意权并不是绝对的,如由于抢救患者生命或维护社会公共利益,患者让渡同意权被认为是必要的。

隐私权:患者的隐私权指患者在诊疗过程中个人信息不为他人知悉、私人领域不被他人干涉的权利。患者隐私权相对于一般隐私权而言,更加侧重于患者的健康状况、既往病史、病历资料、身体私密部位及医疗自主等方面权利的保护。

在为患者治愈疾病、恢复健康的过程中,由于治疗措施的需要,不可避免地会触及患者隐私权等;对于患者本人而言,在期待疾病治愈的同时,必然也希望自己的身份和尊严受到尊重,因此尽管患者在就医过程中不得不放弃自己的部分隐私,但作为医务工作者仍然应当充分尊重患者的这一意愿。

患者之权还包括医疗文书查阅、复制、封存权,申请医学鉴定权,患者身体组织及遗体处置权和要求赔偿权等。

第二节 患者:忧虑者

患者特殊的精神活动是社会生活通过患者角色的独特反映,是一种特殊的社会意识活动。依据患者精神活动的层次区别,可以分为患者的认知、患者的体验、患者的心理和患者(家属)的心态。

一、患者的认知

患者的认知相对于患者心理而言,是患者意识中较高的层次,是具有一定程度的理性成分思维过程,在患者的求医行为、遵医行为中发挥重要作用。患者认知活动的性质有两种:一是有利于疾病痊愈的积极作用,二是不利于疾病痊愈的消极作用。患者对心理和生理的关系、对疾病的发展过程、对医患关系有了正确的认识,有利于其机体抗病能力的提高,有利于医患关系的改善,有利于其遵医行为自觉性的唤醒。

患者由于年龄、社会经历、文化水平等差异,在进入诊疗过程的时候,可能会产生不符合

实际情况的认识。这些认识偏差实际上是一种对疾病过程相关因素的曲解或认知错位，而现实中的结果往往与患者主观认识相差甚远，进而引起一系列的情绪反应、行为反应及自我防御反应。

第一，对疾病过程复杂性的认识局限。由于缺乏相应的知识背景，在治疗效果不理想的情况下，患者及其家人很难认同其客观的原因在于疾病过程的复杂性。一般对于如个体差异、症状不典型、疾病假象、疾病无症状等表象层次的复杂性难以理解，而对于疾病内在的复杂性如病因、病理，对于疾病过程变化发展的复杂性等知识更为缺乏。

第二，对医学水平渐进性的认识局限。医学的发展是一个渐进的过程，在不同的分支和不同的病种方面，其成熟度不均衡。对相当一部分疾病，医学干预力度有限，甚至对一些疾病束手无策，即使做了对症处理，最终无济于事的情况不是没有。而患者及其家人对此缺乏认识。

第三，对误诊误治难免性的认识局限。从医学目前所处的水平而言，诊疗效果具有或然性；从一个医生的成长过程来说，误诊误治具有必然性。临床医生的成长过程，某种意义上是从误诊较多到误诊较少的过程。但是，患者无法认同这一点，尤其当误诊误治成为现实发生在自己身上时。

第四，对维护自身权利的认识局限。患者懂得维护自身的权利，如知情权、选择权，无论对患者个人还是对医学，都是一种进步。但是，由于患者医学专业知识的缺如，在维护患者权利的时候出现认识误差，往往与其根本利益相左。在临床如遇到气管异物的患儿需要立即实施气管切开造瘘术，而患儿的母亲因不了解手术的必要性而不同意手术，其结果恰恰是患者最根本的权利——生命权的丧失。

第五，对医患关系的认识局限。医患关系是医学实践中最基本的人际关系，是特定时间和空间条件下，特定情景中形成的人与人之间的关系。医患关系具有多方面的内涵：医患关系的平等互动、医患关系的人文属性、医患关系的经济制约、医患关系的道德境界、医患关系的法律底线、医患关系的文化背景等，这些内容之间相互联系，相互作用。任何割裂其联系的认识，强调一方而否认另一方的观点是片面的，患者站在一己的立场上往往不能全面地把握。易出现的认识偏差往往是片面强调对患者有益的方面而割裂医患共同体之间的联系。这种认识的局限有时受到伤害的正是患者自己。如片面强调知情同意权而不认同在必要时患者权利的让渡，在危急状态下有时会贻误病情。

正是由于患者在认识上存在的一些局限，在以下几方面，更应给予患者理解与体谅：

一是洞悉患者的处境。患者的处境是疾病给患者造成的困难。对于某个特定的患者而言，他的处境取决于各种困难的集合体。这个集合体必然也是他独特人生境遇的一种体现。从某种意义上说，了解这种人体化的处境比了解患者某种病理或生理上的差异难得多。

二是走进患者的语境。患者的语境依赖于处境。某个信息对一个人可能具有极其重要的意义，对另一个人可能不会引起任何兴趣。对科学家来说意义重大的科学进展对其他人而言不过是一条消息。也就是说，共同的语境与具体处境有着密切关系。不能走进患者的语境，医患之间就没有对话的基础。

三是重视患者体验。现代医学的危机表明，患者方面的主观体验常常被当成不可靠的"软性数据"而在本质上遭到轻视，医生们有意无意地对实验室检查、X线报告之类的硬性指标情有独钟。重视患者的体验是人文的和人性的视角，它能够为了解患者的特殊情形提供可贵的见解，而忽视患者对疾病体验的描述就是忽视疾病本身。

四是审视治疗目标。对于慢性患者或目前无法治愈的患者的治疗目标，应以提高患者生活质量为中心，帮助患者恢复个体整体性，帮助患者恢复自信心和建立对新环境的适应能力。治疗有时并不意味着治愈某种疾病，而意味着照料患者，或者意味着病患和死亡痛苦的减轻等。

二、患者的尊严感

患者最重要的心理体验是尊严感的丧失。一般认为，患者和医生有着很多共同的语境：讨论患者的症状和体征；面对获得的客观、精确的临

怖或孤独。第六，精神疾患的心理失常，例如癔症患者的"病理性说谎"，精神分裂症患者的幻觉和妄想等。

不同的患者有不同的心理问题。患躯体疾病的患者一般多为被动依赖，敏感自卑，主观猜疑，忧郁自怜，焦虑恐惧，灰心绝望，感知异常，易激惹，常有孤独感、惯性心理等；患心理疾病患者的心理问题一般多为知觉障碍，情感障碍，思维障碍，语言障碍，意识障碍，记忆障碍，智力障碍，人格障碍等。

四、患者（家属）的心态

这里的患者（家属）心态，特指与人性相关的心理活动。患者（家属）的良性心态具有以下特征：认同这样一个伦理前提，即每一个有良知的医生都希望治好他的患者，但医生不是万能的。在遇到麻烦的时候，患者（家属）能控制负性情绪，不将其投射到医院和医生身上。他们认同这样的事实：在目前的社会条件下，医学无法远离世俗生活，医生无法不食人间烟火，从医作为一种职业无法抹除谋生手段的烙印。他们懂得医患双方是一个共同体：医学的每一个成功都是患者的福音，病魔的每一次得手都是医学的憾事；如果患者（家属）用戒心筑起壁垒，使医生心怀疑虑，被隔断的会是医生向顽症的冲击。他们明白偏激舆论给医生施加压力，使医生瞻前顾后，失去的将是患者的生命和健康。

在现实社会中，呈恶性心态的患者（家属）并不鲜见。他们将患病的痛苦一股脑投射到医生和医院身上，甚至将医生和医院作为释放他们受到的社会和生活压抑的对象和发泄他们对现实种种不满的渠道。医院管理中的失误、医务人员医德的失范、媒体炒作的失当、某些律师良知的失节，给他们的恶性心态火上浇油。实际上，他们中的一些人，从求医行为的一开始，就将医生和医院看作对手，报定了"病看好是应该的，因为我花了钱；出了问题唯你是问"的恶性心态。恶性心态驱使的恶意扰医行为包括对医生施以恶意的心理压力、人格侮辱、伤害医生的身体、损坏医院财物、发表有背于事实和科学的信息、利用法律和媒体敲诈医院甚至大打出手酿成血案。

患者（家属）恶性心态的形成是复杂的社会、复杂的人性的折射，是患者（家属）恶性行为的内驱力，与患者（家属）的人性趋向、文化内涵、社会风气、舆论导向、法治法律等多种因素的复杂交集相关。它是杀伤医患关系，损害医疗质量，妨碍医院运作，毁损患者健康的凶顽。医学对之不能等闲视之。当前应该做到的是，不可片面地理解"患者弱势群体"的提法，加强正面教育和正面引导，建立和健全相关的法律法规，同时打击三种恶行：医务人员中严重的医德失范、患者（家属）恶意扰医行为和变相敲诈行为。全社会要强调这样一个信念：为医务人员创设一个良好的工作环境，获益最大的是患者。

第三节　患者：特定行为特征

患者的行为除了受到人的内在需要、外在环境和意识活动的制约之外，一个显著的特征就是患者的行为受到病患因素的制约，是人性在疾患语境下的行为表征，是对疾患刺激和就诊环境、医患关系的应答。

一、患者的行为

人的行为受到三个因素及其相互关系的制约。制约人的行为的第一个因素是人的内在需要。人类的各种行为受到本能活动的驱使，在相当大的程度上受到人的心理生理的驱策，没有满足的内在需要，就是行为的内驱力。行为可以看成人寻求生理心理满足的努力，是反映内在心理和生理需要的外部表现。制约人的行为的第二个因素是外在环境。每一个个体都生活在一定的自然条件和社会文化背景环境中，必须对来自环境的各种刺激做出适当的应答。任何行为都是个体做出的针对环境变化的适应性的反应。这种反应不是一种机械消极的，而是积极主动的过程。制约人的行为的第三个因素是人的大脑。人的行为是脑的重要功能之一。人的一些本能的行为例如摄食、饮水、排泄、性行为等，往往受到脑的某些特定区域的支配和调节，与某些神经递质、神经内分泌激素水平有密切关系。而人的有目的有计划的行为的启动、实施和调节，都是以前额叶的正常结构和功能为物质基础的。以上三个因素相互作用，构成人的行为的制约系统。因此，人的行为是脑的功能,是内在心理生理需要的外部表现,是对外在刺激的应答。

一般而言,患者行为是个体在疾病条件下的特殊行为,是患者的生理需要心理需要的外部表现,是对疾病环境的适应性表现。患者行为可分为就医行为、偏差行为、行为障碍等几种类型。其中偏差行为包括不就医行为、反复就医行为、拒医行为、贿医行为、扰医行为等。患者的行为是复杂的,既有作为疾病反应的行为,又有反映疾病的行为。前者所指的患者行为不包括患者行为障碍,后者所指的患者行为就是患者的行为障碍。因此,患者行为的概念,以是否包括患者行为障碍分为广义的和狭义的两种。但无论怎样定义患者的行为,患者行为障碍、求医行为和遵医行为是其中最重要的。

二、患者行为障碍

导致患者行为障碍的因素有病患损伤脑的结构影响脑功能和患者心理因素。患者行为障碍一般分为三类。一是本能行为障碍如摄食行为障碍、性行为障碍、睡眠障碍等。二是社会行为障碍如人际交往障碍、社会适应不良等。三是与精神或躯体疾病相关的行为障碍,如精神发育迟滞所致的行为障碍、人格障碍等。

三、患者求医行为

求医行为是患者进入患者角色后做出应对的行为。患者求医行为的动因主要是医治生理和/或心理疾患。一般情况下患者采取自动求医的方式。由于患者年龄或病情严重等原因,被动就医在患者家属的帮助下实现。在某些情况下如精神病患者或传染病患者可能出现强制就医的情况。制约患者求医行为的因素有:心理因素,是指患者由于心理压力如害怕失去自尊、害怕暴露隐私等。经济因素,虽然健康是无价的,但患者决定是否采取就医行为时,一般不得不考虑经济因素。全球不同程度都有一部分经济条件不好的患者被迫放弃就医行为。不发达国家经济困难的患者这种情况尤为严重。其他如患者个体特征等因素也制约着患者的求医行为。有研究表明,接受教育的程度、性别、对生命健康的信念、症状的特点及患者的医学知识等对就医行为均有影响。

四、遵医行为

遵医行为是指患者对医嘱的遵从行为如按时按量服药、接受必要的检查、改变某些生活方式等。遵医行为不等于依从行为。依从行为是消极变动的,遵医行为是患者以合作的态度,主动自愿的行为,其基础是建立在患者对医生的信任之上的。

患者遵医行为问题严重主要表现在遵医率低下。1993 年世界卫生组织的研究报告指出:患者总遵医率平均仅为 50%。20%~50% 的患者并不定期复诊;19%~74% 的患者不听从医师的医疗计划;25%~60% 的患者不按时按量服药;35% 的患者有不遵医嘱错服药的行为;30%~40% 不遵从预防性治疗措施。长期服药者 6 个月至 3 年内,50% 不遵从医嘱。影响遵医率高低的相关因素比较复杂。遵医率较高的是针对症状的治疗和疾病急性期的治疗;慢性疾病患者的遵医率和儿童家长的遵医率比较低,医务人员的遵医率最低(0~88%)。

遵医率低下的原因常见的有:医生的意见不能被患者所接受,患者坚持对自己的疾病的看法;医嘱要求的难度较大(如改变生活习惯),患者难以做到;医嘱要求比较复杂(如同时用多种药物有不同的服法);医嘱的专业术语患者不理解;患者的遗忘、忽略、性格问题、文化水平和经济条件;医生的工作质量和患者对医生的看法等。针对以上原因,可以采取加强医患交流改善医患关系、排除降低遵医率的障碍、增强必要的教育和社会干预、提高患者遵医自觉性和主动性等方法来提高患者的遵医率。

第四节 患者与医生之间的信任

无论是医疗保健还是个人和日常社会生活的讨论,都需要信任。患者需要信任他们的医生,医生需要信任他们的患者。"信任——对他人或事物的诚实、正直、可靠和公正的坚定信念——是有效的医患关系的关键基础。"英国普通医疗委员会在其执业指南中简单地指出,患者需要好医生,而好医生正是值得信赖的。同样,伦敦皇家医师学院(Royal College of Physicians of London)在其关于专业精神的报告中称,"确保信任是医疗专业精神的最重要目的。"这种信任有几个来源:患者认为医生在技术上有能力,有人际交往能力,医生有可能成为他们的盟友,有时也会是他们的拥护者。好医生表现出好的沟通技巧和倾听能力,以及患者所在乎的证据。患者并不期待亲密,但他们确实寻求尊重和回应。

医患信任是指医患双方在互动过程中,基于彼此建立的契约关系,相信对方在医疗行为的多数情况下不会做出不利于彼此的一种心理预期。理想状态下的医患信任是持续稳定的,患者对医生信任,相信医生会以他的医术来诊治患者,在治疗过程中患者感到安心;医生对患者信任,在医疗行为中没有保留地针对患者的病情与其进行交流,不用担心患者出于不满治疗结果可能出现极端行为,医生能够全身心投入为患者治疗。

当个人处于最脆弱的时候,信任是最被需要的。当个人最依赖别人时,信任才最容易得到,因为此时,他们最需要得到帮助。医生和患者之间的信任越强,患者就越愿意克制自己。

一、患者对医生的预设不信任危机

医患关系通常是发生在利益攸关但互不相识的医生与患者间的特殊人际关系。患者预设性不信任,先验性地置医生于不可信任的境地,以致就诊时处处心存疑虑,倍加防范。患者预设性不信任现象必然导致患者对医生后续的诊疗行为采取相应的防御甚至抵制措施,实践中主要表现为:

1. 患者与医生的情绪、情感的对抗。人们通常都不喜欢并尽力回避与自己不信任的人打交道,由于预设性不信任导致有些患者生病不愿就医。

2. 请客送礼"联络感情",这种预设性不信任导致就医时只有找熟人帮忙、打招呼或找熟悉的医生才感到踏实放心。这种表现表明,患者试图把"人情""利益"因素注入医患关系角色,期望把不相识的医生转化为自己的熟人、朋友等特殊私人关系,通过"私人关系"的嵌入来改变对医生固有的职业身份、角色和职业伦理,以换取医生更贴心的情感抚慰和"特别照顾",以期避免可能存在的"道德风险"。这种信任实质是人际间的特殊"关系信任",而不是对医生职业身份与群体的普遍信任。

3. 诊疗时对医生心存猜疑、戒备防范,如患者带录音笔就医,以录音、拍照等保留证据。

4. 持诊断处方找熟人或到多家医院反复验证才放心。原因是怀疑医生为谋利给患者提供不必要、不合理的医疗(如"大处方"、"大检查"等)。

5. 对医生诊断的权威性怀疑。不遵从医嘱、不配合甚至对抗医生的诊治。

6. 即使医生尽职尽责,一旦发生医疗意外和损害后果,就推定一定是医生的过错和责任,采取过激行为,甚至升级为"闹""告""打""杀"等"暴力伤医"的恶性冲突。

患者预设性不信任包含着患者对医生的品德和行为的主观推定和预期,为医患间埋下了不信任的种子,不管正确与否,都会给脆弱无助的患者带来严重的恐慌和焦虑情绪。在缺少互信的医患关系中,一些正常的治疗行为也被蒙上了阴影。

二、医患信任的正向演变过程

Lewick 和 Bunker 在其信任发展模型中描述了人际信任的正向演变过程,认为随着积极互动的累积,信任会经历由计算型信任到了解型信任,再到认同型信任的逐渐增长过程。其中,计算型信任(calculus-based trust)指基于经济交易中的理性决策原则,一方对于保留关系、欺骗或破坏关系可能带来的收益与风险的计算;了解型信任(knowledge-based trust)指随着沟通互动的增加,双方更好地了解彼此,一方掌握了另一方的需求、偏好及选择形成的信任;认同型信任(identification-based trust)指一方对另一方的需求、偏好及选择产生强烈的情感或认同并引发信任的提升。由此可设想在中长期的医疗活动中,理想化的医患信任的正向演变会经历初期、中期和成熟期三个阶段,每个阶段信任的水平与心理机制是不同的。

医患信任在发展初期呈现计算型信任的特征。该阶段的主要心理机制在于收益感知与风险感知的计算过程,即患方比较收益感知与风险感知来决定是否遵医嘱,医方比较收益感知与风险感知来决定是否采取恰当的医疗措施而非防御性的医疗措施。

医患信任在发展中期呈现了解型信任的特

征。由于相互了解，医方强化了其采取恰当医疗措施的行为，而患方强化了其遵医嘱行为。信任发展中期，沟通交流促进了医患彼此之间的了解，减少了医方防御性医疗行为的发生，提高了患者的治疗依从性，并对患者遵医嘱行为产生显著影响。当医患信任由初期的理性化计算提升为中期的了解型信任后，这种信任能够进一步强化患者的遵医嘱行为，甚至承受治疗方案所引发的不适和痛苦。

医患信任在发展成熟期呈现认同型信任的特征。感知与期望的比较过程形成医患个体满意的情感状态，而医方满意和患方满意共同促成了医患信任的维持。患方将对临床疗效的期望与感知相比较之后形成患方满意，这是患方在接受医疗保健服务中的具体感知与其期望之间对比后的结果。同时，医方也会将其心理契约与心理契约的履行感知相比较，从而形成医方满意。

三、医患信任的影响因素

影响人际医患信任的因素有很多，主要可归结为以下三类：

第一，社会背景因素。社会信任缺失是当下中国社会的一个基本现状，医患信任危机只是整体社会信任危机的一个具体体现。信任具有典型的"不对称性"，即信任的丧失比信任的建立更容易。医患关系本身是一种不对等的关系，医方在专业知识和技术手段方面占据着近乎垄断的权力，患方在对自身病情的判断、治疗方案的选择方面处于弱势地位。当社会整体信任水平较低时，这种不对等性更容易放大医患信任中的脆弱性和风险性。一旦一方出现信任违背行为，其负面影响就会迅速放大，导致医患双方在认知、情绪、动机等个体心理机制方面产生变化。同时，在中国文化价值背景下，个体行为具有较高的关系取向，关系就医现象在中国的医患关系中普遍存在。患者在就医过程中往往试图利用关系网或人情馈赠来降低信息不对称的风险，快速地建立起医患初始信任，这种信任的建立与维护方式与西方国家职业式的医患信任关系有着明显的不同。

第二，就医情境因素。在不同等级的医院或同一医院的不同部门及科室，由于医疗技术、硬件设施、医患沟通程度及医疗风险方面的差异，医患信任建立的难易程度也不尽相同。例如，住院部相比门诊部的医患信任关系更好，因为在长期互动中，住院患者建立起对医护人员的人格信任而不是纯粹的技术性信任。而对不同科室的医疗投诉及医疗纠纷的数据分析发现，外科、骨科及妇产科的医患信任水平较低。医院的等级也会影响医患信任，有调查发现低级别医院的医患信任状况优于高级别医院，但也有研究认为，二级医院折中地拥有三级和一级医院在技术、沟通等方面的优势，能更好地平衡技术性和非技术性信任。

第三，个体特征因素。这包括患方个体特征因素和医方个体特征因素，目前研究多集中于个体特征对患方信任的影响，而个体特征因素对医方信任的影响研究还相对较少。患方个体的社会资本、风险感知、情绪情感等是影响医患信任的重要因素。影响患方信任的医方个体因素主要可分为职业道德和能力因素。职业道德因素指医务工作者的诚实、善意、正直三个方面，而能力因素包括医疗技术能力和沟通能力。沟通能力在当下的医学模式中并非医学教育和治疗实践的核心，但它对医患信任水平的影响却很显著。

四、我国医患信任危机的解决对策

目前，我国社会人与人之间的信任程度相对较低，陌生人之间的交流存在防备心理，正处于低度信任社会中。在此社会背景下建立起来的医患关系是不稳定的，因此采取有效、可行的措施解决医患信任危机是十分迫切的。

1. **改善低度信任社会的社会危机** 改善人际信任度低的社会现状，首先要明确低度信任的社会对人际交往的负面影响，低度信任社会中人们对生活中遇到的某人或某事物更愿意持怀疑态度。每个人在社会生活中的信任状况或多或少会呈现不同，于是在信任需求笼罩的世界里，个人信任程度的高低势必会影响其社会行动的范围。假如我们生活在处处质疑和不信任的状态下，行动范围一定会受限，个人交往和社会交往均会陷入混乱。

2. **改善社会医疗体制** 现阶段医疗领域存在的问题亟待解决，调整医疗资源的合理配置能够改善社会医疗体制。鼓励以"医联体"形式促进医疗资源的合理配置以推动分级诊疗格局的形成。构建"医联体"，提高医疗资源利用效率，以大型医院带动基层医疗机构能力提升，引导患者到基层医院进行小病的首诊，对于基层医院无法确诊或治疗医疗条件不足的疾病，则根据患者病情向上级医院转诊，规范就诊秩序，实现患者的合理分流。提高医生的职业素养，加强对医生临床决策能力和沟通能力的培训具有实践应用的意义。对医生应增强其在危急情况下对疾病的判断和紧急处理能力。转变医生的心理认知，即医生认为患者对医疗知识了解过少，在与患者交流时会刻意减少专业知识的介绍，更多的则是直接提供治疗方案。鼓励医生在面对复杂的医学抉择时，用通俗的语言向患者解释医学专业知识，帮助患者更好地理解所患疾病，从而积极配合治疗。

3. 正视医学技术的局限性　现代医学技术水平不断提高，能够使疾病的发展状况更加直观地呈现出来。患者更愿意相信医学技术可以治愈疾病。而现实情况却是，医学存在局限性，当下很多疾病仍不能通过医学技术确诊和治愈。高期望的基础上患者对医生形成高信任，结合在医疗高风险基础上患者对医生的不信任，两者形成了医患信任一大特点。正视医学技术，患者既要理解医学技术对疾病治疗的积极作用，也要理解医学技术的局限性。引导患者正视医学技术的局限性，患者对医学技术治疗结果的合理期望有助于

缓和患者高期望同医疗风险之间的矛盾。在患者发现医学技术对疾病的治疗达不到预想效果时，能够接受合理的医疗风险，减少患者因高期望落空而发生医患矛盾。

4. 加强对患者的教育　对患者的教育主要从两方面入手，一是加强对患者的健康教育，二是教育患者提高对医护人员的尊重。在现代社会，大部分人容易忽视对自己健康的管理，这种情况下，由于患者对自己身体状况并没有十分在意，可能会错过最佳就诊时间，耽误病情。加强对患者的健康教育，转变患者的健康观念，患者必须体会到，健康是一个人生活、学习及一切活动的基础条件并将伴随其一生，要担负起个人对自身健康的责任。培养患者的健康管理意识，使患者对自身健康更加关心，能定期进行身体检查，更加注重医疗对自己健康的保护作用。患者做好健康管理、了解卫生知识，更好地配合医生治疗。

（刘　虹　夏媛媛）

思　考　题

1. 患者的整体性主要体现在何处？
2. 患者的尊严感与尊严如何区分？
3. 如何看待患者的医疗权利与健康责任的关系？
4. 如何理解医生与患者之间信任的交互性？

参　考　文　献

［1］李红文.论健康责任.中国医学伦理学，2015，28（5）：748-751.

［2］SCHRAMME T，EDWARDS S.Handbook of the philosophy of medicine.Springer-Verlag，2017.

［3］李佳.病人的心理活动分析.哈尔滨医药，2012，32（3）：205-206.

［4］汪新建，王丛，吕小康.人际医患信任的概念内涵、正向演变与影响因素.心理科学，2016，39（5）：1093-1097.

［5］吴春容.病人的整体观.中华全科医师杂志，2003，2（4）：234.

［6］刘远明.个体健康责任的伦理与逻辑.贵州社会科学，2015，309（9）：96.

［7］尹洁.如何解构医患信任危机？东南大学学报（哲学社会科学版），2017，19（2）：29.

［8］尹梅，马佳乐，赵德利，等.医患信任：基于信任体系的思考.中国医学伦理学，2018，31（8）：1023-1025.

［9］KRAMER R M，TYLER T R.Trust in organizations：frontiers of theory and research.Thousand Oaks，CA：Sage Publications，1996.

［10］罗伯特·A.希尔曼.合同法的丰富性当代合同法理论的分析与批判.郑云瑞，译.北京：北京大学出版社，2005.

延 伸 阅 读

［1］王锦帆,尹梅.医患沟通.北京:人民卫生出版社,2013.

［2］刘虹.医学与生命.南京:东南大学出版社,2011.

［3］威廉·科克汉姆.医学社会学.北京:华夏出版社,2000.

［4］王一方.医学人文十五讲.北京:北京大学出版社,2006.

第十章　传统医学与补充替代医学

案例：史蒂夫·保罗·乔布斯（Steve Paul Jobs，1955—2011）的求医经历。

史蒂夫·保罗·乔布斯是20世纪著名的电脑奇才、科技精英、苹果公司的创始人。但当其癌症被现代医学（科学医学）确诊之后，乔布斯并没有马上接受现代医学治疗，而是选择了未获得现代医学认同的所谓医学手段，希望发生奇迹。其传记作者沃尔特·艾萨克森（Walter Isaacson，1952—）接受美国哥伦比亚广播公司（CBS）"60分钟"节目专访时透露：乔布斯曾在9个月里无视家人反对，拒绝接受癌症手术，选择替代疗法治病。"他试过饮食疗法，还去见过'巫师'，他尝试很多延长寿命的方法，但就是没有接受手术。"当乔布斯再次寻求手术治疗时，癌细胞已经扩散到器官周边组织。乔布斯曾对自己的错误决定深表后悔。

问题：一个非常理性的科技精英人士，为什么会相信现代科技之外的疾病干预方案？他如何看待疾病发生发展、治疗照护呢？每个人关于健康、疾病、治疗的观念与行为，实际存在着差别吗？如果有所不同，影响因素又有哪些呢？人们又是如何判断关于健康与疾病的解释的真假对错、干预手段的效果有无及先进落后？科学医学之外的医学有哪些类型、为什么能持续存在？

随着源于欧洲的现代医学获得越来越多的成功之后，不同地区、不同文化的医学理论相互独立，流派林立的现象，转换成现代医学为主流、正统，各种传统医学、民间医学则成为非主流、偏门的现状。比如，自西医通过其认识的准确性和控制的有效性，以现代科学的分支之一，获得了医学领域的话语权之后，各传统医学迅速失去其传统地位与文化优势，在知识领域被归类为非科学，其在医学领域以补充或替代的方式存在。希波克拉底倡导的医学职业精神和某些医学思想虽仍流传，但其具体的医学理论与方法已经彻底边缘化甚至消失。

可是，在现实生活中还存在一个有趣的现象，即在涉及健康与疾病问题时，人们除了向现代医学求助之外，或多或少地会寻求传统医学、民间医学，甚至是求助于"神灵"帮助，表现出典型的文化、民族甚至是个体差异。这一现象，即使在医学科技处于领先水平的北美、欧洲地区也不例外。

例如，2000年3月，美国总统克林顿任命成立白宫补充替代医学政策委员会（WHCCAMP），负责解决与补充替代医学（CAM）有关的问题。CAM 是 complementary and alternative medicine 的首字母缩写。中文的表述有三种，即补充替代医学、补充医学或替代医学。该委员会于2002年3月提交了"白宫补充替代医学政策委员会总结报告"。

可见，如何看待与评价科学医学及其之外的医学理论与技术及其指导的活动，是医学哲学无法绕开的核心问题之一。

第一节　医学形态的多样性

在当代人的印象中，医学有固定的形象。比如，白大褂、听诊器、温度计、X线机和化学检验等化学、物理检查，青霉素等化学药物，注射器和手术刀等器械，这些都是医生一词形象表述的经典内容。但是，前述的种种形象，其出现在现实生活中的时间并不长，不过是现代医学发展的产物，历史最多也只有两三百年。但是医生职业并不是现代生活的产物。从其他动物表现出来的自我救助活动可以推论，人类在出现疾病时的自我救助活动，其历史应该与人类的历史一样长。自有文字记载以来，关于疾病与健康的问题，始终是人类文化的重点之一。回顾医学发展的历史，可以发现人类医学知识体系经历了四种具有某种替代性质的典型医学形态。

一、巫术医学

（一）巫术医学的表现

在汉语言中，"医"字的繁体是"毉"，表明在人类文明早期，医学与巫术难以明确区分。中国最重要的殷朝文献是殷墟出土的甲骨文，其中的医学记载就是巫师关于疾病的占卜记录。在中医最重要的经典文献《黄帝内经》中有记载的医生，其名中带巫的有巫彭、巫咸、巫阳等。

巫师的英文表达之一就是 medicine man。巫术的英文为 sorcery，原意是指能够经由祭祀或象征的仪式去改变他人命运的人。很明显，疾病与健康的理解与控制活动属于改变命运的内容。

（二）巫术医学的基本内容

关于医学的起源，史学界有一种共识，即医巫同源。伯恩特在《医药文化史》中指出："与外伤相比，某些疾病病因隐秘，原始人不知道疾病的原因与治疗方法，认为是魔鬼侵入人体带来的不幸。原始人认为只有与氏族和神灵有联系的巫医才能驱除病魔。就这样，巫医应运而生，并备受尊崇。"人类的第一个文化，尤指用语言文字表达人类的思想、情感，通过口头或书面的方式实现文明传承的符号系统就是巫术。巫术是人类文明的起点，是其后的科学、宗教、艺术、法律、风俗习惯等文化的共同起源，只是随着人类文明的发展才逐渐分开，发展成为风俗习惯、宗教迷信、科学技术等当代多样性文化。在最早期的医学活动中，人类祖先对医学活动对象的最基本的看法属于巫术的范畴，疾病的预防与治疗是在巫术观念的指导下进行的。对于巫术，在现代科学，包括现代医学来看，明显是错误的、荒谬的，但在人类社会早期，却是人类走出自然世界，跨出的与动物分野的最重要一步。巫术在现代并没有完全消失，在某些人群、某些地区、某些文化或特定时期，还发挥着重要的影响力与作用。巫医的基本思想包括四个方面：

一是身心二分。在人类社会的早期，人类控制和改造自然的力量十分低下，真实的知识和虚妄的迷信总是交织在一起。这个时期，人们最不理解的是人类出现的心理活动。人类心理的最高统领是自我意识，即对个体和环境的自我觉察与自我控制。自我意识的最重要表现与能力是能够将自己作为思维活动的对象。此时的我，既在审视自己，又被自己所审视。在现代心理学领域，审视者称为主我，被审视者称为客我。另一个令人类着迷的心理现象则是梦境，在梦中，"我"似乎能够脱离肉体而周游世界。对这类现象的最早期解释，就是认为人有某种可以脱离肉体，甚至是肉体消亡之后仍然能够单独存在的神灵，或称鬼、魂魄、元婴等。这一思想称为身心二分的观念。这是巫术思想体系的第一个观念。

灵魂能够独立存在的想象，还满足人类对永恒的梦想。肉体必然消亡的残酷现实及其带来的苦痛，用灵魂的永存观念，能够有效地得到抚慰。虽然现在人类已经知道心理现象，包括主我，是大脑整体生理功能的表现。大脑的生理功能停止，心理活动便终结。人类科学进步对人类最残酷的打击就是终结了灵魂永存的愿景，但古人并不知道这一点。

二是万物拟人。在巫术文化中，人身心二分的观念还被推广、投射到人之外的世界万物，认为各种现实存在，包括动物、植物、山川河海、日月星辰等，都和人类一样，也有某种独立存在的神灵，如山神、海怪、瘟神等。这一观念可以概括为万物有灵，即世界上的每一种事物背后，都存在着看不见的神灵。神灵的世界与我们生活的现实世界存在着界限，往往是生死之别。人类个体只有在死亡之后，或者是特定情况下如巫术仪式中，才能去到彼岸世界。但神灵世界则通过某种方式，如托梦、降福、罹祸、致病等，影响人类的现实生活。简言之，这是自然世界与超自然世界的二元结构观念，是将人类身心二分观念投射到自然万物的结果。

三是万物相通，即世界上的万物之间都存在着经由特殊渠道的密切联系。人们的直观经验是现实世界中的万事万物不同，如人与其他动物不同，动物与植物不同；但另一直觉则是万事万物又有着某种关联性，如通过摄入某些植物，能够明显地影响人的心理与行为。在巫术的世界中，事物之间的这种关联性并不是通过具体的实物之间的相互作用实现的，而是通过万物背后的神灵之

与还原论一致的是分析解剖的方法。四是决定论，即由部分通过线性因果关系构成的世界，其过去和未来都可以完全计算出来，世界从一开始就已经被决定，事物运动变化发展的轨迹是既定的，既不可能有新东西的产生，也不可能有旧事物的消亡。

机械唯物主义自然观对近现代医学发展产生着重大影响，法国启蒙思想家、哲学家拉·梅特里（Julien Offroy De La Mettrie，1709—1751）所著《人是机器》是这种思想影响的典型代表。在三百年左右的时间内，近现代医学取得了巨大的成果：一是将人体等医学研究对象视为机器，广泛采取分析解剖的方法认识医学研究对象，应用物理学、化学、生物学的研究成果，深入研究人体的生理病理现象，创立出生物医学体系。人类对自身的认识从整体深入到系统、器官、组织、细胞、细胞器和分子水平。二是采用因果分析的方法，追寻疾病发生发展的原因。对外部致病原的认识深入到细菌、病毒层次，并创造出有针对性的治疗与预防方法，致力于战胜传染病；对内部致病原的认识深入到组织、细胞、生物大分子和遗传基因的水平。三是发现和制造出许多有效的疾病治疗和预防方法，使人类在与疾病尤其是与传染性疾病作斗争的态势中第一次取得明显的优势和主动权。如，20世纪初期，主要的死亡原因是传染病，死亡率为580/10万；但到20世纪后期，在大多数国家，传染病的死亡率降到30/10万以下。天花等烈性传染病被完全消灭。高血压、糖尿病等内源性疾病也能够得到有效的控制。基于精细解剖知识的外科手术取得长足的进步，治愈了许多局限性疾病。

随着医学的进一步发展，生物医学思想的不足之处逐渐地暴露出来。分析解剖的方法，只能认识到人体具有机械特性的那部分规律性，而不能准确把握人体整体性的内容与规律。如单一病因观念难以解释以下现象：不同的人在面对同样的致病因素时，发病与不发病、病情轻与重存在显著差异。将人视为机器，采用分析解剖的认识方法，其结果是对心和身的细节认识不可谓不精致，但由于人不仅是一部机器，而且是具有机械所不具有的复杂性，部分之间、健康与致病因素之间的复杂关系在机械医学观中缺少应有的位置。

采用机械观念指导对人类健康和疾病的认识，对其中确实具有的机械特性的认识与控制，取得了丰硕的成果，而且系统医学仍然继续享受着这些成就。但是，在近现代医学发展到相当程度之后，当这一观念指导下能够控制的健康与疾病问题逐渐得到有效解决之后，其不能有效认识与控制的人类健康与疾病的复杂性一面，开始成为医学必须面对的主要问题，这时，基于机械医学的系统医学有了新的发展动力。另外，人类的整体知识进步也为系统医学提供了指导思想和技术工具。

（二）人是系统的系统医学

系统医学，又称为生物-心理-社会医学模式。新观念的提出不是简单地对机械医学观的否定，恰恰相反，只有在机械医学观指导下的医学研究活动取得大量研究成果基础上，新的医学哲学思想才有发展完善的空间。

1948年，世界卫生组织提出健康新概念，即"健康是一种身体上、心理上和社会上的良好适应状态，而不仅仅是没有疾病或虚弱"。这一关于健康的新定义，就已经从生物、心理和社会三个方面考察健康现象。美国罗彻斯特大学医学院精神病学教授恩格尔（G.L.Engel）1977年在《科学》上发表"需要新的医学模式：对生物医学的挑战"一文，提出："为了理解疾病的决定因素，以及达到合理的治疗和卫生保健模式，医学模式必须考虑到患者、患者生活在其中的环境，以及由社会设计来对付疾病的破坏作用的补充系统，即医生的作用和卫生保健制度。"在批判机械医学观局限性的基础上，正式从理论上提出的生物-心理-社会医学模式，实现了医学哲学思想的转换。

与传统的机械医学观不同，系统医学的哲学前提是系统论、整体思想。因此认识生物-心理-社会医学模式之前，有必要认识系统论哲学思想。与机械论不同，系统论对世界的基本看法如下：一是世界是一个系统，即构成世界的各个部分之间存在着复杂的关系。在系统论的语言中，部分固然重要，关系同样重要，部分之间的结构是导致事物多样性、复杂性的根本原因。二是非线性因果关系，即构成系统的各个部分之间的相互作用存在着特殊的非线性机制。在非线性机制中，作用力与结果不是正比例关系。小作用力可能引起大结果,大作用力可能是小结果甚至不产生结果。三是结构分析的研究方法,即认识系统,不仅要认识其组成部分,更要认识各部分之间的关系和结构。四是非决定论思想,即系统的运动,既受其过去状态的影响,也受未来偶然因素的影响,其运动发展方向具有不可预测性的特点。

与生物医学模式相比,生物-心理-社会医学模式对人、健康、疾病现象、疾病的治疗,有其独特的看法。一是人是一个多层次、多结构系统,同时又处于自然和社会大环境中。人的正常功能的发挥,即健康状态,不仅取决于其组成部分的正常,还取决于各个部分之间结构关系的正常,取决于自然和社会环境因素。这种思想为解释人的心理现象和个体差异寻找到新的思路。二是人的健康与疾病状态,不由单一因素决定。致病因素、遗传、营养、身心状态、家庭与社会、自然环境等都对健康状态产生着影响。过分致力于追寻单一致病原因的机械观念与方法被综合观念与方法取代。三是在医学研究过程中,既要继续关注人体的局部与机械特性,又要关注整体结构及由其决定的功能。四是疾病的治疗与预防、健康的维护与促进,应该采取多元化的方法。既然疾病的发生原因是复杂多样的,那么预防与治疗的手段就应该是多元的。

系统医学的提出与完善,既是现代医学科学技术发展的结果,也是脱胎于现代科学技术的系统哲学观念指导医学研究的结果。从生物、心理、社会三个角度,建立更系统的医学科学知识和技术体系,已经成为现代医学发展的基本方向与要求。

第二节 多种医学形态的共时性

需要特别指出,四种医学形态虽然存在着一个相对发展的历程,具有一定的先后顺序,可这种区分并不是绝对的,在某个时代、某个文化、某个医学组织、某个个体、某个医生在看待他人和自己的健康状态等特定时刻的表现中,总是存在着比例不同的混合。人们总是觉得自己看待和对待世界是一致的、同一的、协调的、理性的;但实际表现是,在很多时候是矛盾的、混杂的、冲突的、感性的。这才是人类关于健康与疾病观念和态度的真

实状态。

从史实中可以发现,在不同时代与文化中,多种医学形态并存,且人们求助于多种形态医学以保护健康或对抗疾病并非罕见现象。乔布斯求医的例子显示,即使是在科学医学取得惊人成就的今天,即使是在某些领域显示其非凡理性的人,当遭遇健康危险时,采取的行为并非总是理性的。实际上,非理性地处理健康问题是人类自古至今一以贯之的顽疾。这是认识所谓补充替代医学现象的关键因素。

一、人类健康观念的多样性与行为表现的复杂性

当个体及其周围人遭遇健康问题时,主动思考健康出现问题的原因、过程,形成自认为合理的解释体系,是人类主体性的基本特征,其内容称为健康观、疾病观。在此基础上,主体性的另一个方面随之表现出来,那就是采取自认为正确的行为,以控制健康状态转向期望的方向。这种主动控制多基于其对所欲控制事物的主观认识或理解。

医学的发展是社会分工的结果,术业有专攻一定程度威胁到主体的自主性。如果同意有健康认识与控制的专才,那么陷入健康需要的困境者,就需要承认自己的无知与无能,交出关于健康状态的自我解释与控制权,受他人的指挥操控,这不是一件容易的事,而是一件痛苦与困难的事件。现代医学特别推崇的知情同意伦理原则,一定程度上就是回归患者的自主性。

在真实的生活中,各类关于医学本质特征的观念与思想,包括由有基本知识、医学素养的众多学者思考与表达出来的健康与疾病观念及其指导下的行为,具有以下特征:

(一)代表性

代表性是指在人类医学进程中形成了关于健康与疾病的共识,是典型的健康与疾病观念,其指导下的医疗行为同样具有典型性。代表性暗含的另一层意思是,绝不是只有这些代表性的观念与行为指导人们的健康维护行为,即使在科学医学时代也不例外。

(二)可见性

可见性是指这类观念通过文字符号记载与传承下来,成为可分享的医学文化。同时,肯定有

无数类似的思想、智慧，因为没有经由文字表达或传承下来，湮灭在历史长河中。但是湮灭了的观念绝对会影响观念创造者，决定其求医行为的差别性。

可见性还引发一个文化鸿沟现象，即掌握相应知识、技术的行内专业人士，与门外汉之间存在着信息门槛。跨越这个门槛需要付出努力和代价。科学医学之前的三种医学形态，由于其思维框架与方法与同时代的一般文化具有同质性特征，所以其学科之间的门槛相对低，相对容易为外行理解与接受。到了科学医学时代，这个门槛甚至高不可攀。尤其是科学医学知识的学习与运用，需要以数年为时间长度的学习和专门的训练，对门外汉而言，存在着高门槛效应。

相对应而言，理解每一个个体处理关于自身健康与疾病的行为时，除受可见的医学文化影响的同时，其独创与独特的、未公开表达的、未被他人所认同的观念及其影响，绝不应被忽视，而是理解其不遵医嘱行为的关键钥匙。

（三）变迁性

以代表性健康疾病观念为例，不仅存在着典型观念之间的转换代替变化，就是具有代表性的医学思想，其体系同样经历了创立与发展变化的过程，存在着学派林立、论斗不断、相互否定、流转变迁的过程。

在个体层面，其内在个人性的健康疾病观念，也并非一成不变，而是呈现变化流动的形态。

（四）差别性

变迁性导致关于人类健康与疾病观念的差别性，如认识与理解及基于认识理解而创立的理论的差别性，以及基于理论和经验差异而创立的解除与预防疾病痛苦技术方法的差别性。从个体角度看，关于疾病与健康的观念自幼在社会化的过程中形成，社会文化的多样性、差别性是常态，结果是不仅群体有异，群体中的个体也存在差异，导致每个人在处理健康问题时表现出差别性。

由于健康需求的本原性，每一个具有基本思维能力的个体，都有自己的相应观念及其指导下的行为。因此，每一个成年个体在处理其自身及影响着的健康问题时，一定会表现出千差万别的行为。所以，人类维护健康、对抗疾病的行为表现，如果有机会贴身观察，其复杂性一定超出事先的预想。

二、人类健康需求的根本性与多样性

不同医学形态的同时存在，并且可能对同一个人产生影响与作用，其直接原因就是人类健康及相伴随需要的多样性。这种多样性可以从一段广泛流传的、关于医生职责的名言中得到证实。在美国纽约东北部的撒拉纳克湖畔，一位叫特鲁多（Edward Livingston Trudeau，1848—1915）的美国医生在其墓志铭上留下了这段话："To cure sometimes; to relieve often; to comfort always." 中文的意思是："有时去治愈，常常去帮助，总是去安慰。"这段话勾勒出了为医的三个等级、三种境界。但如果从医生的服务对象，即患者及其家人的需要角度看，恰好反映了人类对健康的多重需求。特鲁多在20世纪初促进了肺结核医院运动，是特鲁多疗养院的创建者，其主张反映特定的时代和工作背景。当抗结核药物没有被发明出现之前，结核病患者能够被满足的、医生和社会能够提供的主要就是帮助与安慰。

在现实生活中，应该有具备这三重境界的医生。可是，从社会分工和职业职责看，医生的主要责任是"治愈"；医生可以也应该"帮助"，但其主要承担着应该是家人、朋友、社会工作者和全社会；医生可以也应该"安慰"，但其主要承担者应该是家人、朋友、社会工作者，其中永恒"安慰"的提供者则应该是神职人员及其背后的宗教神学理论。从个体角度看，关于健康与疾病，人们会有哪些方面的要求呢？

（一）机体的调适

社会成员对医疗行业的期待，首先是机体的控制与调适方面。具体而言，可细分为以下四个方面：

1. **解除躯体疾病痛苦** 人会生病，如感冒、骨折，此时不仅有肉体痛苦，影响生活质量和社会功能，严重情况还有直接生命危险。此时医生面临的最直接与核心的要求就是治愈疾病。医学进步的历史，在很大程度上就是指医生治愈疾病能力进步的历史。比如抗生素的发现，改变人与细菌对抗的态势，使得人类在控制感染性疾病方面取得胜利；解剖、麻醉、输血、消毒灭菌等技术，使外科手术变得精准、安全、有效；激素类药物的发现与应用，使得部分代谢性疾病得到有效控制。

2. 解除精神疾病痛苦　人类除了机体疾病及其所致障碍之外，还有另一类疾病痛苦，即原发性精神疾病。目前已经逐渐发现精神疾病的物质基础，但精神疾病的主要表现是其对正常心理功能的干扰与影响，从而影响人生活，其危害与躯体疾病一样。

3. 提高预防疾病能力　随着医学知识和技术的进步，人类逐渐掌握了疾病预防的手段与方法。如通过预防接种，人类已经消灭了天花；通过隔离与消毒方法，可以有效控制传染性疾病的传播范围。因此，人们求助于医生，希望获得免于患病的能力或减少患病的概率。

4. 增强人体结构与功能　医学还满足部分社会成员的另一个需要，即通过医学手段，增强人体的机构与功能。如变得更漂亮、更强壮、更长寿、更聪明。这是人类自古就有的追求，但在当代，手段变得有效与可靠。

（二）精神的抚慰

人们就医时，除了前述的期盼之外，同时还希望从医生那里获得精神的抚慰。适度的精神抚慰恰好是人类医学的最重要特征，即所谓的人性化。人类有丰富的精神生活，其在健康领域的表现同样丰富多彩。其最重要的方面是因疾病本身引起的多重心理反应，属于疾病的次生症状。其具体内容每个人有所差异，但其共同点如下：

1. 解除疾病引发的精神痛苦　当人们生病时，实际上承受着双重痛苦。第一重是机体的不适及其对生活的影响。第二重是疾病引发的精神的紧张、焦虑、沮丧、疑惑、责怪、不知所措、对治疗效果与费用的担忧等复杂心理活动。

从发生角度看，因疾病继发的心理反应有其生存意义。机体不适引起的心理不适，提醒人们健康出了问题，应该采取行动解除疾病状态。反过来看，某些缺少早期生理与心理不适症状的疾病，因发现时往往处于中晚期，常导致威胁健康与生命等严重后果。由于在很多时候消除疾病状态并不容易，同时因个体心理的差异，本来是起开关作用的心理反应，有时候成为困扰患者的新问题。

此时，患者希望治疗疾病的同时，能够得到来自医务人员的精神抚慰，以消除疾病带来的诸多精神苦楚，这对慢性病患者尤为重要。医务人员

也知道如果患者心平气和、接纳现实、豁达地对待疾病、对未来抱有希望，也知道应该给予患者多关怀、亲和，建立更紧密的医患人际关系，将有利于患者的依从性和疾病的治疗与控制。但是，这已经从单纯的处理疾病转变为人际交往，需要医务人员付出额外的时间与精力。对所有人而言，精力和时间都存在特定的额度。此时医生与患者之间在利用彼此的时间和精力时，有可能出现明显的差异。患者因为身体健康的重要性，希望从医生那里获得更多的关心、支持、鼓励，医生则希望将有限的精力和时间，恰当地分配在职业活动、家庭、其他社会活动方面。另一个难题是医务人员每天必须处理患者的数量，数量的多少与其心理抚慰的投入呈反比关系。

从内容看，患者的精神需求包括三方面。一是知晓与理解，即获得关于自己所患疾病的性质、特征、部位、程度，尤其是原因与后果等知识。这属于认知部分。二是恢复心平气和状态，即解除对疾病的过度情绪体验，从恐惧、焦虑、沮丧等五味杂陈的消极状态中走出来。作为群体性动物，消除疾病引发的不安情绪，既需要自我调整与控制，也需要他人的安慰与帮助。良好的人际沟通是消除不良情绪的最有效手段之一。三是应如何做有利于疾病的控制与治疗，即获得下一步行动的路径与方法，获得对健康的控制感觉。这属于意志与行动部分。

2. 解除关于死亡的恐惧　在理智层面，人都知道必有一死，可在情感层面，每个人都拒绝死亡的发生。死亡是人最大的恐惧与痛苦，疾病则是引发死亡忧虑的直接诱因之一。一般情况下，人们认为死亡离自己很远，不会成为思考的中心问题；但在遭遇严重疾病状态时，自我可能会灭亡的问题成为一个不得不面对的现实。所以当重病患者走向医生时，治愈疾病，免除死亡威胁，自然就成为患者及其家属的心理期待。在现代医学活动中，确实有许多将患者从死亡线上挽救回来的实例。但是，现代医学还无法从根本上解决人类必定死亡的现实，因而也无法解除患者对死亡的恐惧。

三、不同形态医学的价值

不同医学形态的同时存在，并且可能对同一

个人产生影响与作用，是因为不同的医学形态提供了满足人类多样性需要的不同方面。

（一）科学医学的不足

自文艺复兴以来，在医学领域，科学技术进步改变了人类与疾病战斗的态势。但是相对于人类的健康需求而言，医学科学技术还有着巨大的发展空间。

1. 医学知识技术的有限性　虽然人类的医学知识技术已经取得巨大进步，但是并不能完全满足人类的健康需求，具体体现在以下几个层面：一是仍然存在着相当多的未知领域。现代医学科学远未提供关于人类健康的全部知识。比如处于运行状态的大脑的内部精细结构与功能，某些疾病的发病原因。二是虽然已经拥有了相关的知识，但缺乏相应的技术手段。如人类已经知道艾滋病由人类免疫缺陷病毒引起，可目前没有发明有效控制人类免疫缺陷病毒致病的技术手段。三是既有知识和技术手段在世界范围内存在着梯度分布现象。并不是世界上的每一个有需要的人都能够快速、方便地获得所需要的最新知识与技术。四是理解与使用所需要的医学知识和技术，需要具有相应的知识与技术背景，存在着知识技术鸿沟现象。缺乏系统训练的外行，很难在短时间内达到专业理解水准，更别说恰当地应用相应的技术。而且，随着现代医学科学技术分工的逐步细化，即使在医学科学共同体内部，不同学科、专业、科室之间，隔行如隔山，同样存在着知识技术鸿沟现象。

概括而言，从现代医学具备的实际能力看，医生控制疾病的水平分三个等级：有时候医生确实能够治愈某些疾病，比如肺结核、骨折等，但并不太多。有时候能够给予治疗，即能够控制疾病的发展与严重程度，让患者带着疾病生活，如糖尿病。有时候面对患者却无计可施、无能为力，如癌症晚期患者。非严格统计意义上的说法是：三分之一的疾病可以治愈，三分之一的疾病可以控制，三分之一的疾病无能为力。这是现代医学对疾病控制能力与程度的现实状态。

医学知识技术的有限性，其直接影响有两方面：一是不能满足人们认识的需要。知晓、理解自身是人的基本需要，处于疾病状态时，这一需要尤其强烈。对患者而言，对疾病有诸多疑惑，解惑

者当然是医生。可是有时候医生因为人类整体知识的限制或个人知识的不足，无法完成这一任务。二是不能满足人们控制的需要。当疾病影响个体的日常生活和社会功能时，控制疾病、恢复健康成为简单而直接的需求。但事实却不是每一个控制要求都能够获得满足。对患者而言，虽然在理智层面能够接受疾病不能完全被了解、治愈、控制的现实，但在情感层面还是希望能够完全了解、控制、治愈。

2. 职业分工的局限性　随着医学的进步，医学逐渐成为一种需要经过长期训练的职业活动，且逐步细化为医师、药师、护士、技师、管理、后勤等复杂的职业构成。医学作为一种职业，是医务人员参与社会分工，提供知识和专业技能服务，承担一定的义务和责任，获取相应的报酬，作为谋生的工作。

必须指出，在医务人员之中确实存在着道德水平与人生境界异于常人的楷模。这类楷模对医学和患者有着非一般的热情，是一个完美医务人员，其工作表现得到了广泛的社会认同。按照正态分布理论，也有少数医务人员达不到基本的职业要求。但从现实情况看，大多数医务人员，与其他行业的工作者一样，以完成本职工作为己任。如果以楷模或者以患者的全部希望为标准，关于大部分医务人员工作的评价肯定不完美，但却符合其职业的基本要求。举例而言，从高标准角度讲，在情感方面，医务人员应该对患者有完全的共情，充分满足患者与家属的精神需求。但出于自我保护的心理需要，医务人员一定会将自己的情感反应与患者的痛苦体验隔离开来，否则职业活动将严重影响其工作的稳定性及日常生活，其后果就是所谓的职业倦怠。试想，如果一位医生每天都为所诊治的患者产生强烈的情绪共鸣，直接影响是其情绪经常性处于消极端，间接影响是其职业生涯中断。

关于这一现象，目前所用的术语有职业冷漠、职业冷静等不同概念。职业冷静是指事态处于医务人员控制能力范围内时，他们冷静理智地解决问题。职业冷漠则指当事态处于医务人员控制能力之外时，其采取的视而不见的表现。按照弗洛伊德的自我防御理论，职业冷漠属于人类面临无能为力境地时的自然心理反应。必须承认的现实

是,这是医学活动的常态,具有普遍性、世界性,在不同文化与制度下,只有程度差异而已。但因其表现不符合社会对医务人员的期待,所以广受诟病。对医学界而言,对医务人员进行职业培训,提升应对这类情况的职业素养,能在一定程度上解决问题。

(二)替代或补充医学的价值

当基于科学的医学知识技术与需要之间存在差距,以及医学职业存在局限性时,人们自然会寻求通过其他的途径来实现理解与控制的感觉,满足与健康相关的其他心理需要。

1. 宗教医学的现实价值 宗教医学认为人的疾病与现实世界无关,由神秘世界所决定,人们应该全盘接受疾病现实,否定人类认识与控制的可能性,唯一能做的事情是向神祈祷。宗教医学的存在,在某个层面是人类在自然世界面前渺小与无力的现实映射。这一终极的理解与生活态度,虽然放弃了人类自身的主动性,也避免了努力中伴随的挫折,获得了心理平静、精神安宁的收益。

宗教医学的另一重要价值则在宗教本身。宗教的种类很多,但其主要的共同点是解除人类对死亡的恐惧。宗教为人类肉体消亡之后提供了精神永续的虚拟空间,可能是美好的来世,或者是回归自然万物的根本——道。虽然从理性角度看,宗教缓解死亡恐惧的方式是虚幻的,但却满足了人类的圆满向往。

宗教对医学的另一贡献是为医学伦理规范提供了神秘但神圣的道德起点。基督教的生命神圣论、佛教的众生平等论,是当今生命伦理的重要理论基石。与此相关,宗教宣扬的因果报应、行善积德等观念所蕴含的劝世功能,也是推动医学活动普及与发展的道德力量之一。

2. 巫术医学的现实价值 巫术医学认为人生活中有意无意的行为冒犯了神灵,是疾病发生的原因,并认为通过半神半人的巫师的巫术行为,实现与彼岸神灵沟通交换,能解除疾病痛苦。巫术认为世界是可以认识并加以控制的,并提供了完整的、简单的、容易理解的疾病发生理论与控制方法。与宗教面临疾病的被动接受态度不同,巫术倡导人的创造能力与主动性。

巫术活动提供给当事人的第三个心理效应比较微妙。当现代医学或理性的方法对疾病无计可施时,巫术的实施缓解了患者与家属无能为力、消极等待的焦虑心情。巫术医学的存在,在某个层面是人类企图完整有效认识与控制愿望的象征表达方式。

3. 经验医学的现实价值 经验医学,如中医,在特定的地区,获得较大的社会认同,甚至成为与科学医学并驾齐驱医学类型,其原因有三:

一是文化同质。现代医学属于高度发达的专业知识技术领域,一般公众存在理解的困难性。可是经验医学,或称传统医学,其构建理论的基本概念与框架、思维方式,与公众的生活知识几乎一致,非医学人士能够直接、直观地理解与接受。与宗教医学、巫术医学一样,大众获得合乎自己理解能力的关于疾病的解释需要,为传统医学的存在提供了空间。从这个意义上看,经验医学属于大众医学。每一位社会成员都是自己和他人的医生,能够提出自己的见解,甚至提出独特的处理方案。在中国广受欢迎的药膳、食疗,世界范围内广泛流行的五花八门的保健品,都是其重要的表现形式。在生活中,与他人交流分享自己关于疾病特殊的见解与处理经验,是传统社会温情的核心组成部分。

二是经验流传。科学医学走上人类医学历史舞台的时间很短,经验医学则不同,与人类医学历史一样长。因此,经验医学之中蕴藏着大量经长期积累的医学经验。部分真实有效的经验成为经验医学整体存在的辩护理由。

三是医患关系双重性价值,即医患之间既是共同对付疾病的合作关系,又是邻里乡亲关系。这一特征是兴盛于农业社会时代的经验医学的社会烙印。邻里乡亲关系是天然的强化彼此信任的纽带,这一点在基层的社区医院还有所保留外,随着社会规模的扩大、专业能力的发达,邻里乡亲关系在当今的医患关系中荡然无存。其后果是医患之间自然的信任度的降低,不得不通过严整细密的法律以规范医患关系。

四、对待传统医学与补充替代医学的态度

从逻辑上讲,在医学的概念中,应当没有两种医学——主流医学和替代医学之分。只有得到充

分检验的医学和未被充分检验的医学,有效的医学和可能有效也可能无效的医学。一旦某一治疗得到严格的检验,就不应再考虑最初它是否为替代医学。

这一观念在理论上成立,但因复杂的原因,现实生活中的医学却并非如此。各种未经严格检验的、可能有效也可能无效的、以医学名目出现的知识和技术体系,甚至是诸多欺骗性手段,一直在生活中存在并发挥或大或小的影响。应该如何理性对待传统医学、补充替代医学现象呢?

(一)宽容

在医学科学相对发达的今天,对未得到严格证实的知识体系,当其涉及对人体健康与疾病的干预时,会遭遇到科学界的批评与指责。可是客观的社会现实情况是,批评与反对并不能完全消除传统或替代医学现象,而且在特定的情形下,某些已经被证明有严重危害性的伪医学还直接导致了灾难性后果。这一社会现实适用于黑格尔的著名论断"存在即合理"。

所谓合理,不是指其有严格的事实证据与逻辑检验,而是因以下理由成为现实社会存在。一是能够满足患者、家属、公众的特定心理需要。这类心理需要刚好是现代医学局限性与专业性所不能满足的方面。二是在传统或替代医学中确实有可靠的经验或方法。如推拿按摩方法使用得法,确实能够缓解甚至治愈某些躯体不适。

从传统或补充替代医学社会存在的现状看,不能简单地理解为只存在于现代医疗卫生体系之外,实际上,以中医为例,包括中华文化区以外地区的针灸,可以较大规模地存在于现代医疗卫生体制之内。体制内的存在,表明社会对传统或补充替代医学的宽容态度。

(二)限制

从社会管理角度看,应该对传统或替代医学加以限制,实行规范管理,将其控制在适用与可控制范围内,避免造成社会危害。人有一个基本的行为模式,即当其采取某种行为时,一定认为这种行为及其基础是正确的、有效的。所以传统或替代医学的信奉者与实施者,都以肯定的态度确认其方法手段的科学性。但是这种自信及其指导下的行为,往往导致在当今科学技术水平下不该发生的悲剧。

导致悲剧结果的原因主要包括两类情形:一是关于疾病与健康影响因素的归因错误。如将疾病归因于超自然因素、过于笼统的哲学解释如体虚或伤风。错误的归因自然不能导出正确的处置措施。二是错误治疗甚至是有害的治疗。这是基于错误归因的必然结果。这在人类医学历史中常见。如古代西方的放血疗法,放血疗法基于古希腊的人体体液哲学理论。如用大剂量芒硝治疗各类患者的胡万林,所实施的是有害的伪医学活动。

限制的具体措施主要是法律制度限制。具体指通过制定相关的法律法规,确定传统或补充替代医学从业人员的培训与考核标准、从业内容与范围、从业地点与时间、监督与管理、行业自律等。

(三)取代

西方医学之父希波克拉底有一句关于医学职业的名言:"医生的法宝有三样:语言、药物和手术刀。"在这三样法宝中,语言体现了医学的部分人文特性,药物和手术刀则体现了医学的科学特性。在巫术医学、宗教医学和经验医学等传统或补充替代医学中,正是因为其科学特性的薄弱,致使行医者会通过言语行为相对表达人文关怀,凸显出人文特性。科学医学则显出反转趋势,出现所谓的被称为医学技术化倾向的现象,更关注疾病而忽视生病的人,引致广泛批评。

如果要求所有医务人员在行医过程中有全面完美的表现,显然违背职业分工的现代社会特性。但是,在医学活动中体现出对人性的关怀,尽量满足人在生老病死过程中的种种心理需求,除强化医务人员人文素养与能力,并通过制度设计加以实施之外,在现代科学医学体系之内,还可以通过强化心理咨询和医务社会工作这两种能够实现上述功能的职业,以取代传统或补充替代医学的人文关怀效果。

一是心理咨询。可以通过在医院甚至科室设立专门的心理咨询岗位,专门针对患者与家属的心理困惑甚至是心理疾病开展咨询。其工作方式有多类,如目前我国部分大医院设立的心理科室及其专门人员针对专门的心理求助者;另一方式是强化职业医生和护士的心理咨询知识与技能,并促使他们在职业活动中加以应用,以实现希波克拉底对医生的全面要求；另一可行方式是心理科为所有住院患者提供心理需求服务。

二是医务社会工作。社会工作是一种专业活动，通过协助个人、群体、社区等，尤其是社会中的弱势人群，恢复或强化其生存能力，创造有助于达成其目标的社会条件，引导其发挥部分或全部社会功能，实现社会的和谐。社会工作的帮助对象主要是贫困者、老弱者、身心残障者、遭遇其他不幸事件而陷入困境者。通过开展社区服务，完善社会功能，提高社会福利水平和社会生活素质，实现个人和社会的和谐一致，避免部分成员因个人和家庭的生活逆境或压力等问题引发社会问题，促进社会的稳定与发展。

以遭遇疾病困境的患者及其家属为服务对象的社会工作属于医务社会工作。疾病，尤其是重大疾病，包括因疾病导致家庭成员去世，往往是患者与家属仅凭个人努力无法对抗的人生困境。如果发生在医院，医疗机构和医务人员也爱莫能助。此时，医务社会工作应用社会学和心理学的专业方法，有组织地提供系统帮助，提供必要的条件使受助者发挥潜能，在社会的协助下解决问题。理想的状态是医疗机构有一个社会工作部门，统筹解决住院患者及家属的社会帮助需求。

（四）研究

传统或替代医学保留了部分宝贵的医学经验是不争的事实。但是，人类科学知识与技术发展过程显示，经验具有条件性与不可靠性，应该采取科学的方法确定经验的有效性。青蒿素的发现过程反映出经验的不可靠性。青蒿素是我国迄今第一个获得国际承认的原创性发明，无论从对世界医学还是对我国传统医学，这一发明的影响是深远的。屠呦呦正是受葛洪（284—364）所著《肘后备急方》"青蒿一握，以水二升渍，绞取汁，尽服之"的记载启发，采取乙醇冷浸的方法提取有效抗疟疾化学成分。青蒿素是中国 20 世纪的重大科研项目的成果。屠呦呦应邀加入该研究之后，其工作过程与结果充分反映了经验的不可靠性。

屠呦呦的第一步工作是收集中医文献中关于疟疾治疗的经验并编辑成册，名为《抗疟单验方集》，共收集 640 余种经验记载，但最后被确认有效的经验只有青蒿、常山等少数中草药，绝大多数经验记载经验证并不可信。

关于青蒿治疗疟疾研究过程，在多个层面上显现了经验的不可靠性。屠呦呦的研究已经证明青蒿对疟疾有效，可是文献中关于青蒿的使用方法记载至少包括两类：多数记载的煎熬法和葛洪记载的水渍绞汁服法。煎熬法又分为两类：一是单一用青蒿，一是与其他药物配伍。屠呦呦的研究表明，青蒿治疗疟疾没必要与其他药物配伍煎熬。可见，多数文献中记载的方法不可靠，只有葛洪的记载可靠。当从葛洪的记载获得启示后，屠呦呦的研究团队认为煎熬的方法破坏了青蒿中的有效成分，于是用乙醇冷浸方法提取分离得到青蒿素单体。但后来屠呦呦等发现，该单体经加水煮沸半小时，其抗疟药效稳定不变。其原因可能是生药中某些物质共存时，温度升高才会破坏青蒿素的抗疟作用。可见煎熬法本身不会影响青蒿素对疟原虫的抑制杀灭效果，这证明屠呦呦最初的假设并不正确。

如果将视野扩展，可以进一步得出经验不可靠的结论。在该项目组中，广州中医药大学的李国桥教授用另一实验证明了经验的不可靠性。在中医典籍中，根据脏腑经络等理论，理论上可推导出用针灸的方法治疗疟疾，并有具体的穴位和施针方法记载。李国桥出身中医世家，中医科班毕业。在加入项目后的 1968 年底，李国桥从疟疾患者身上采血注入自己的体内，主动感染恶性疟疾。当症状出现后，李国桥先不服用氯喹，而是让同事用针灸方法治疗，坚持 4 天后，疾病不是减轻而是加重，李国桥这才开始服用氯喹，11 天后痊愈。类似的多次试验证明了针灸治疗疟疾不可行，否定了一个有文献记载、从中医理论推论应该有效的治疗疟疾方法，结束了针灸治疗疟疾的研究。

这是一个发展传统医学经验的经典案例，其过程与结果给传统与替代医学的发展提供了有益的启示和必经的路径。

（五）规范

从概念上看，传统医学、补充替代医学都属于相对的概念，是为了区别于科学医学，或称为现代社会的常规医学。相比较而言，科学医学的内涵和外延清晰明确，发展知识和技术的手段方法明确，有公认的判断真假与效果的标准，其学术共同体存在着共同的学术规范体系，学术接班人的培养规范系统,有严格的入行路径和准入制度,有行业自律体系,获得政府卫生部门的承认与支持。概括而言,科学医学已经发展为一种成熟的社会卫生建制。

从概念关系看,社会中真实存在的医学,科学医学自成一派,传统医学、补充医学、替代医学,或称为民间医学,是科学医学之外其他流派的约称。在不同地区、文化、民族、个体中,都有其特定的指称,而且各种传统、补充、替代医学之间存在着显著差别,甚至是完全相反的主张。相比较而言,传统或补充替代医学的内涵和外延含混,发展知识和技术的手段方法各显神通,缺乏公认的判断真假与效果的标准,学术共同体的学术规范体系不完善,学术接班人的培养缺少系统性和规范性,入行路径和准入制度随意性较大,行业自律体系不健全,不能获得现代政府卫生部门的承认与支持,或即使进入国家卫生行政体系却并不能与科学医学并驾齐驱。概括而言,传统医学、补充医学、替代医学,不是一种成熟的社会卫生建制。

传统、补充、替代医学的研究与发展,首先应该澄清相关概念的内涵和外延。以传统医学为例,在世界范围内,传统医学的流派统计,包括历史上曾经出现又消失的医学门派,是医学史界的大工程。每一种传统医学,其"传统""医学"等核心内容的界定,其与其他"传统医学"的异同界定,是发掘其经验、思想、人文价值的前提。

同理,关于补充医学,可以通过系列提问,澄清其具体的内涵和外延。如:是哪一种医学的补充?补充了什么?为什么能补充?为什么需要补充?补充内容的真实性及其检验如何?补充内容的有效性及其检验如何?关于替代医学也不例外。替代哪一种医学?为什么能替代?为什么需要替代?替代了哪些内容与方法?哪些内容与方法是替代不了的?替代者的优劣评价标准与方法是什么?

对相关概念与内容的澄清,有利于传统医学、补充医学、替代医学的规范化,促进每一种传统或补充替代医学理论与实践体系的客观化、系统化,验证其真实性与有效性。与此相关,规范化的后续工作是加强每一种传统或补充替代医学的行业规范化、正规化,逐步成为正式的卫生体制建制的有机组成部分。

(严金海)

思 考 题

1. 人类医学知识变化的历程对人类的意义是什么?

2. 患者的期望与医生的能力之间应如何协调?

3. 应如何认识和评价替代或补充医学的价值?

4. 在复习文献的基础上,提出你发展中医的基本思路。

参 考 文 献

［1］Gabby D M, Thagard P, Woods J.Handbook of the philosophy of science-philosophy of economics.［S.l.］: Elsevier, 2012.

［2］Thompson R P, Upshur R E G.Philosophy of medicine: An introduction. New York: Routledge, 2017.

［3］Schramme T, Edwards S. Handbook of the philosophy of medicine. New York: Springer, 2012.

［4］左言富.美国白宫补充替代医学政策委员会最终报告评介.南京中医药大学学报,2005,21（3）:195-198.

［5］伯恩特·卡尔格-德克尔.医药文化史.姚燕,周惠,译.北京:生活·新知·读书三联书店,2004.

［6］郎栋,严金海,黄毅.从被质疑,被边缘化到被否定——近代中医衰落的历史轨迹.医学与哲学,2011,27（9A）:55-58.

［7］伯兰特·罗素.西方的智慧.王岚,译.北京:文化艺术出版社,1997.

［8］严金海.中国传统医学伦理体系的科学性研究.北京:科学出版社,2016.

［9］屠呦呦.青蒿及青蒿素类药物.北京:化学工业出版社,2009.

［10］罗伊·波特.剑桥插图医学史.张大庆,译.济南:

山东画报出版社,2007.

[11] 詹姆斯·兰迪.信仰治疗揭开巫医神功的面纱.喻佑斌,罗文胜,译.海口:海南出版社,2001.

[12] 莉迪亚·康,内特·彼得森.荒诞医学史.王秀莉,赵一杰,译.南昌:江西科学技术出版社,2018.

[13] CYRANOSKI D.Why Chinese medicine is heading for clinics around the world,Nature,2018,561(7724):448-450.

[14] 屠呦呦.青蒿及青蒿素类药物.北京:化学工业出版社,2009.

延 伸 阅 读

[1] 元文玮.医学辩证法.北京:人民出版社,1982.

[2] 邱鸿钟.医学哲学探微.广州:广东人民出版社,2006.

[3] 罗伯特·玛格塔.医学的历史.李城,译.太原:希望出版社,2003.

[4] 刘长林.内经的哲学和中医学的方法.北京:科学出版社,1985.

第十一章 循证医学的哲学

对可能早产的孕妇产前给予短程糖皮质激素的第1篇随机对照试验（randomized controlled trial，RCT）发表于1972年。到1989年已有超过10个试验相继被报道，但结果不一致，没有可靠证据说明该疗法到底有效或无效，因此在产科医生中的使用率并不高。

1990年，Crowley等人对相关RCT结果进行了系统评价，图11-1是其研究结果之一。图11-1中完整圆圈包裹的是一个荟萃分析（meta-analysis）示意图（荟萃分析是定量系统评价经常使用的一种合成证据的统计学方法）。将圆形一分为二的竖线是等效线；7个短横线代表纳入系统评价的7个RCT结果；5条横线与竖线相交，表示试验组和对照组疗效差异无统计学意义；另有2条横线落在竖线左边，显示试验组疗效优于对照组。处于该圆形最下方的菱形代表纳入试验的合并分析结果，据此做出该疗法是否有效的最佳评估。菱形落在竖线的左边，表示当前证据支持试验组疗效优于对照组，产前给予孕妇糖皮质激素可以提高早产儿存活率。

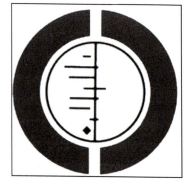

图 11-1 随机对照试验（RCT）的荟萃分析结果示意图

该系统评价发表于1990年《英国妇产科杂志》（*British Journal of Obstetrics and Gynaecology*），

促使该疗法的使用大大增加，挽救了数以千计的早产儿生命。1994年美国国立卫生研究院（National Institutes of Health，NIH）制定政策，推广使用该治疗方法，有效降低了早产儿死于早产并发症的危险，使新生儿早产死亡率下降30%~50%。

该研究结果是一项改善医疗保健决策的系统评价的真实例子，其荟萃分析图也成为为循证医学提供最重要证据的国际非盈利协作组织Cochrane协作网的注册商标图案。外层的两个粗体同心半环是Cochrane Collaboration两单词首字母C的变形，形成一个开放式圆形，寓意Cochrane协作网是一个开放的全球性学术组织。

第一节 循证医学的发生与发展

20世纪60年代起，心理学和教育学领域的兴起了循证实践运动（evidence-based practice movement），推动了循证医学（evidence-based medicine，EBM）概念在20世纪90年代的确立。

2001年，《纽约时报》评价循证医学是当年影响世界的80个伟大思想之一，是发生在病房里的一场革命。

2006年，《英国医学杂志》（*British Medical Journal*，BMJ）邀请读者投票评选自1840年创刊以来的医学突破，共收到世界各地的投票11 341张。2007年1月BMJ公布结果，循证医学位列第八。

本节将简要介绍循证医学发生、发展概况。

一、循证医学产生的社会背景

（一）医学的社会责任——应对疾病谱变化和全球疾病负担新趋势

20世纪，医学取得了突破性进展，挽救了比以往任何时代都要多得多的生命：传染病病原体得到确认，对症治疗手段有效控制了个体疾病恶化和群体传播；疫苗得以开发，恶性传染病被预防并可能被根除。最著名的就是1979年全球消灭了天花。

但变化中的人类健康问题又对医学提出了新的挑战。20世纪50年代以后，经济、科技和医疗卫生事业的发展，单因素致病的传染病和营养不良逐渐向多因素致病的心脑血管疾病、自身免疫性疾病等转化。2018年发布的2017全球疾病负担系列研究结果提示：尽管全球人口预期寿命普遍提高，但成人死亡率下降迟缓。2017年全球73%的人死于慢性病，心脑血管疾病、肿瘤和慢性呼吸系统疾病仍然是"三座大山"。超过一半的死亡人数可归因于高血压、吸烟、高血糖和肥胖。同时，抑郁症也成为继腰痛和头痛等导致伤残损失健康生命年（years lived with disability, YLD）的第三大原因。

遗传、生物、心理、生活方式、医疗系统、环境、社会等诸多因素交互作用，成为危害健康的复杂因素，形成新的疾病谱，让临床医生面临前所未有的挑战。医学科研和临床实践都亟须建立新的疗效判定指标和经高质量临床研究证实有效的医学干预措施，以实现在疾病负担的新趋势下，服务于人类健康、治疗和缓解疾病痛苦的社会责任。

（二）资源的社会分配——有限的资源与无限的健康追求之间矛盾日益突出

人们越健康越长寿就越渴求医学。公平获得有效的健康保障和医疗服务被视为公民的基本人权。医学的发展水平、卫生服务的公平性和可及性已经成为评价一个政府效能的重要指标。技术水平的提高不仅使医学更好地服务社会，也创造出更多的医学依赖，再加上市场化的消极影响，使医疗费用在全球大幅攀升。慢性病控制得越好，人们活得越长，需要治疗的时间就越久，罹患其他慢性病的机会就越大，因此未来需要投入的资源也就越多。资源的有限性和人类健康需求的无限性之间的矛盾日益突出。

1979年，英国著名流行病学家、内科医生阿奇·科克伦（Archie Cochrane, 1909—1988）指出："由于资源终将有限，应该使用已被恰当证明有明显效果的医疗保健措施。"他进一步提出："应根据特定病种/疗法，将所有相关的RCT联合起来综合分析，并随新临床试验结果的出现不断更新，以便得出更为可靠的结论。"这是循证医学观念的起源，也是为应对医学资源与健康需求之间的矛盾而提出的理念。

（三）社会对医学的需求——医疗模式的转变

1946年世界卫生组织（World Health Organization, WHO）提出健康定义："健康是一种身体上、心理上和社会上的良好适应状态，而不仅仅是没有疾病或虚弱。"同时指出健康权是基本人权，应人人公平享有，并不断倡导医疗模式要以完整的人为关注重心，强调人是由躯体、精神和心理等构成的整体。

20世纪下半叶，医疗模式从"以疾病为中心"的传统生物医学模式逐渐向"以患者为中心"的生物-心理-社会医学模式转变。新的医学模式带来了医学目的的重新定位。一方面，医学不再仅仅局限于救死扶伤、治病救人的传统目的，延伸到预防疾病和损伤，促进与维护健康；恢复功能，减缓痛苦，延年益寿；提高生活质量，实现卫生服务的公平性。另一方面，新的医学模式下病患被赋予了参与医疗决策的权利，客观上对科学证据形成强烈需求。科学的医学证据既可以支撑医生的医疗判断，也有助于病患理解和参与医疗决策。

二、循证医学产生的具体医学需求

（一）医学科研向临床的转化

过去40年中，尽管大量临床研究在国际医学期刊上发表，但对医生的医疗行为影响甚小。临床医生主要依赖临床经验做出诊断和治疗决策。这些临床决策基于特定临床医生处理患者的经验、对生物学的理解、对临床前期研究的了解和研究结果而产生，有可能错误、无效，甚至与事实完全相反。经过科学研究证明的，有效、安全、价有所值的证据传播到临床上则需要十几年甚至数十年，这个过程的代价是无数患者的生命。因此，临床研究证据与医疗行为之间需要建立一座桥梁，以跨越研究证据和临床实践之间的鸿沟。

另外，医学科研中针对同一问题经常同时或者先后有许多类似研究。由于研究设计的差异、纳入样本量的限制、各种干扰因素的影响及研究进行过程中的不确定性等原因，许多研究结果可能不一致甚至相反。这增加了医学科研成果用于指导临床实践的难度。正如引言部分短程皮质类固醇治疗先兆早产孕妇的例子所示，如果没有对若干个临床研究的荟萃分析和系统评价，单一研究的证据效力非常有限。

医学科研成果用于指导临床实践，迫切要求呼唤一种新模式整合科研证据并指导临床实践，真正服务于临床病患。

（二）临床医生的困境

在医疗实践活动中，临床医生通过教科书获取知识，但教科书上的知识随着时代的进步逐渐老化；通过临床实践积累经验，但个人经验的证据性往往不足。研究发现，每3年70%的医学知识可能已经过时。如果医生不能及时更新知识，可能造成对患者的无效干预或过度医疗，降低医疗质量甚至严重损害患者利益。同时，知识和信息的大爆炸，客观上又为医生获取和评价新知识制造了障碍。繁忙的临床医生没有时间和精力在海量信息中去筛取极有限的有效知识并评估其效能。

循证医学建立起问题驱动的研究与实践模式，逐渐替代传统知识更新学习模式。临床医生通过应用最新证据来回答基于临床实践提出的问题，既更新了专业知识、有助于了解研究领域的最新进展，又改善了临床治疗质量。更重要的是，临床医生还有机会发现新的问题，进一步探究挖掘证据，完善现有证据或创造更好证据，大大增强了临床医生的科研意识，提高了科研水平，促进了科研创新，完成临床问题向医学科研的另一次循环。

三、循证医学发展的技术支撑

（一）随机对照试验

1948年，英国奥斯汀·布拉德福德·希尔（Austin Bradford Hill）开展了世界上第一项随机对照试验（RCT），以评价链霉素治疗结核病的疗效。该试验大获成功，终结了肺结核作为不治之症的时代，同时确立了RCT的设计原理。此后，RCT逐渐被确立为评价临床疗效的最有效方法。1972年，阿奇·科克伦指出，整个医学

界忽视了临床研究成果的总结和应用，呼吁医学界应系统地总结和传播RCT证据，将其用于指导临床实践，提高医疗卫生服务的质量和效率。英国和美国相继开展了系统的收集和整理工作。

但不同研究者针对同一个问题开展的RCT却有可能得出大相径庭的结果。面对各不相同的结果，临床医生应该相信谁，类似的问题越积越多，新的生产、评价和使用证据的模式和方法学也应运而生。

（二）医学统计学和临床流行病学

1976年，英国教育心理学家格拉斯（Glass）首次提出荟萃分析的统计学方法并将其定义为：对具有相同目的且相互独立的多个研究结果进行系统的综合评价和定量分析的一种研究方法。即荟萃分析不仅需要搜集目前尽可能多的研究结果，进行全面、系统的质量评价；还需要对符合选择条件（纳入标准）的研究进行定量合并。自20世纪80年代开始，累积荟萃分析的应用综合了同类临床试验研究，有效增加研究样本量，减少随机误差，提高统计效能，为完成针对某一干预措施，所有高质量RCT的系统评价提供了方法学支持，成为为循证医学提供高质量证据的方法之一。

以荟萃分析为代表的流行病学研究方法的迅速发展与日益成熟，不仅为预防医学提供了开展人群研究的技术，也成为循证医学的方法学基础。针对特定问题，系统、全面地收集已有的相关和可靠的临床研究结果，采用临床流行病学严格评价文献的原则和方法，筛选出符合质量标准的文献并进行科学的定性或定量合成，最终得出综合可靠的结论，成为循证医学的重要高质量证据来源：系统评价（systematic review，SR）。

（三）计算机与网络技术

计算机已经改变了当代人类的生活和工作方式。医生通过计算机贮存患者的资料，通过计算机获得丰富的专业信息。全球每年在4万多种生物医学杂志上发表约200万篇医学论文，Medline数据库每年新增40万条文献。如何从浩瀚的医学文献海洋中，较全面地获取解决特定问题的文献，进行统计学分析和评价，从中获取解决医学问题的最科学、最可靠及最佳的证据，

促使对医学知识库的研究成为人工智能研究中最活跃的一个分支,推动了循证医学的迅速兴起和发展。

1993 年底在英国循证医学中心(Evidence-Based Medicine Center)基础上建立的 Cochrane 协作网,由首届主席达维德·萨克特(David Sackett)教授领导,在统一的顶层设计下有组织地生产 Cochrane 系统评价,建立临床研究数据库的工作,标志循证医学证据获取开始走上了人工智能化道路。随着信息高速公路和循证医学的迅速发展,数字化的信息资源已经成为寻找医学证据的主要来源。

四、循证医学的当代发展

(一)临床证据的数量和质量全面提升

随机对照试验(RCT)和系统评价(SR)是循证医学最佳证据的主要来源。截至 2018 年 12 月中旬,Cochrane 图书馆共收录发表临床试验 567 144 个,收录系统评价 7 841 个。同时,为推进证据质量,临床研究的全程质控也在同步进行。

1. 强调临床试验预注册,申明原始书共享计划 截至 2018 年 12 月中旬,由美国国家医学图书馆在美国国立卫生研究院运营的临床试验注册中心共接受 207 个国家 291 895 个临床试验注册申请。

2. 规范医学研究报告的内容、标准和流程 截至 2018 年 12 月中旬,提高卫生研究质量和透明度协作网(Enhancing the Quality and Transparency of Health Research,EQUATOR)收录报告规范 445 个。

(二)循证指南日益成为临床实践的指引

2011 年,美国医学科学院将临床实践指南的定义更新为"基于系统评价的证据和平衡了不同干预措施的利弊,在此基础上形成的能够为患者提供最佳医疗服务的推荐意见"。截至 2018 年 11 月底,全球最具影响力的 2 个指南库国际指南协作网(Guideline International Network,GIN)和美国国立指南库(National Guideline Clearing,NGC)分别收录指南 6 300 余部和 1 700 余部。临床指南日益成为帮助临床工作者将高质量临床证据转化为临床实践的基本途径之一。

(三)各种循证医学组织和网络合作的发展

国际临床流行病学网(International Clinical Epidemiology Network,INCLEN)、Cochrane 协作网(Cochrane Collaboration,CC)、卫生技术评估组织(Health Technology Assessment,HTA)和循证医学中心(Centre for Evidence-Based Medical,CEBM)等国际组织不断结合临床和医疗保健问题发挥各自优势,共同深入研究临床试验的方法和评价体系,生产和传播高质量临床证据,促进了循证医学向更深、更广发展。

循证医学理念经过近 20 年的迅速拓展,实现了三步跨越:①1992 年前后发展起来的经典循证医学,主要关注积极的诊断、治疗、预防和预后等临床医学领域问题;②1997 年前后公共卫生领域的循证卫生保健逐渐成熟,主要关注公共卫生领域的问题;③2004 年前后,循证理念在非医学范围内流行,可以称为循证科学,主要关注决策的科学性与成本 - 效益,重视第三方对决策质量和效果的循证权威评价。

2017 年,《英国医学杂志》(BMJ)发表循证医学的未来宣言:"让患者、医疗专业人士和决策者更多地参与到研究中;提高现有证据的系统性应用;使研究证据对于终端用户而言,可关联、可重复及可获得;减少有问题的研究实践、偏倚和利益冲突;确保药物和器械监管稳健、透明和独立;制定更加易于使用的临床指南;通过更好地利用真实世界数据,支撑创新、质量改进及安全性提升;鼓励专业人士、政策制定者和公众在基于证据的医疗保健方面做出明智的选择;鼓励下一代循证医学业界领袖。"

(四)循证医学方法学的拓展应用

近 20 年,伴随循证医学方法学扩展到卫生政策制定、教育学、社会工作等领域,拓展了循证思维范式的应用范围和国际认同。

经历了近现代学科细分、细致观察微观世界的知识累积过程,面对当代认识和解决复杂问题的困境,以循证医学思维范式和方法学为基础的循证科学体系,通过整合不同学科知识体系,促进学科间交叉融合,以一体化研究复杂性、集合性、动态性的健康领域和重大社会领域各种问题,并通过实践和后效评估来持续改进其效能(图 11-2)。

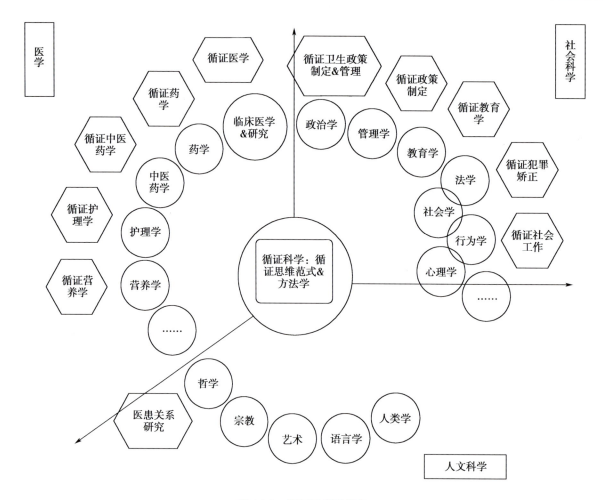

图 11-2　循证科学的框架

图中三个象限维度以顺时针方向分别为医学、社会科学和人文科学；□代表循证科学；
〇代表三个维度里的传统学科分科目录；⬡代表在传统学科中应用循证思维范式
和方法学形成的跨学科领域；象限间隔红线上的色块图标表示其本身跨维度

循证科学的尝试不是一种思维范式对其他学科研究领域的入侵或改造，而是学科间的平等对话。这种平等不仅可以推动更广泛的学科协作，也为循证科学带来新一轮的自我反思和自我完善。

第二节　循证医学的概念及其认识论争议

循证医学的兴起被誉为医学界一场重要的现代化运动。但对循证医学的质疑也从未停止过。科学阵营中的同道们质问："循证医学？有过其他种类的医学吗？"临床医生们也不解地质疑："我们一直在实践的就是循证医学。"

一、循证医学的定义

循证医学在其 20 多年的产生和发展过程中面临诸多的质疑和争论，其定义也伴随这个过程不断完善和丰富。

1992 年，《美国医学会杂志》（*Journal of the American Medical Association*，JAMA）发表署名为"循证医学工作组"、题为《循证医学：医学实践教学的新模式》的文章，标志循证医学正式诞生。1996 年，被誉为"循证医学之父"萨克特教授提出一个广为接受的循证医学定义："医生严谨、清晰、明智地运用当前最佳证据来为患者进行医疗决策。"此后，伴随循证医学的发展和争议，2000 年，萨克特教授在 *Evidence-based Medicine：How to Practice and Teach EBM* 一文中进一步完善了该定义：循证医学就是将最好的研究证据与临床技能及患者的价值观三者整合起来（进行治疗决策）。

如图 11-3 所示，循证医学的完整概念是将证据、医生的临床经验和患者价值三者结合在一起，并强调三者结合后的综合考量才能够做出一个最佳临床医疗决策。

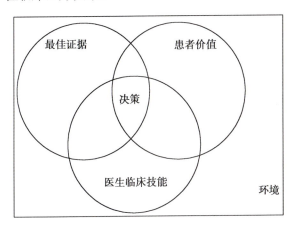

图 11-3　循证医学定义中各要素关系

基于循证医学的定义，达维多夫（Davidoff）及其同事界定了循证医学的 5 个相互关联的理念：

（1）临床决策应该以可利用的最佳证据为基础。

（2）应由临床问题来决定获得的证据类型。

（3）确认证据须使用流行病学和医学统计学的方法。

（4）只有被应用到病患管理或医疗卫生决策中去时，通过识别和批判性评估的证据结论才是有用的。

（5）后效评估应该持续进行。

同时，以下 3 个特点被认为是循证医学独具特色的组成部分：

（1）严谨设计临床试验，尤其是 RCT。

（2）系统评价和荟萃分析，被包括在证据分级中"证据层级"中。

（3）结局指标，用以推动改进建议。

二、循证医学与传统经验医学的差异性

循证医学的倡导者们认识，伴随医学的当代发展，有两个矛盾日益突出：第一，知识是伴随着许多错误和极小突破的、缓慢发展的长期过程。因此，医学文献中仅极少部分包含着新知识。但这些证据充分且重要，值得临床医生依据和应用。第二，临床医生的时间和对科研方法的理解都极有限。所以，面对浩如烟海的医学文献，如何正确、快速识别证据、生产证据以服务临床、造福人类健康成为催生循证医学方法学理念的驱动力。

（一）循证医学与传统医学在知识体系特征上的差异

循证医学的一个基本假设是：能充分理解临床证据并将其用于临床实践的医生，会比仅仅依靠了解疾病机制和个人临床经验的医生更好地服务患者。

基于此假设，循证医学提出了希望弥补传统医学知识体系不足的新范式，建立了与传统医学不同的医学证据采集、认定、运用模式（表 11-1）。这可同时解释科学家和医生们的疑惑。

表 11-1　传统医学与循证医学的知识体系构成对比

医学模式	知识体系的特征			
传统医学	临床经验积累的专家推荐意见或集体学术权威	研究疾病机制和干预	基础科学的简化主义诱惑	医生的经验素质
循证医学	系统观察之卫生研究所获证据	评估各种关系和干预效果的概率	接受和处理不确定性	医生的经验素质

从上述知识体系的差异可以看到：

1. 尤其在多因素致病的复杂临床情况下，专家推荐意见的错误多于卫生研究的系统观察。

2. 医学的不确定性需要得到医生、患者和社会的充分认识和理解，这样才能更好地做出临床决策和制定卫生政策。评估各种关系和医学干预效果之间的概率是循证医学对医学不确定性的接受和处理，其结果更具有实践指导意义。

3. 医生的经验素质是医学实践的基本要素。在循证医学思维范式和方法学指导下，医生的经验素质得到深化。医生会明确地定义临床问题，有的放矢地寻求最佳证据，也有机会发现临床问

实现了具体化。

当代临床研究广泛采用了假设验证和证伪主义。临床试验以频率论为基础,依赖拒绝无效假设而推进。一项基本的规则是:拒绝无效假设自动地等同于接受另一个假说。传统上的假说验证方式是以临界值 p 与 0.05 之间的关系来得出二元推断:是或不是,有或无效用。循证医学认为这种推理是误导,主张另一种评价步骤:尝试去确定最可能发生的效用,以及该效用似真的存在范围(以 95% 置信区间为代表)。因而其研究结论分为两类三种:确定(Yes or No)与不确定(Uncertainty)。

(3)整体论(Holism):科学性的验证应全面考虑个体完整的"信念网络(web of beliefs)",该观点被称为整体论。在其理论框架内,假说需要通过对观察现象的跨学科解释和预测的一致性才能被证实。因此,一个新的科学证据需要被整合,且与我们已知的所有知识和信念进行对照分析。

循证医学确信医学实践应该以完整证据为基础。Cochrane 协作网的产生就是最佳例证。这个国际性非盈利组织致力于开发、制作、保持和传播系统评价。如果我们承认无论归纳推理还是演绎推理对科学实践都不充分的话,就应该采纳整体论,将其作为科学实践理想的认识论方法。

5. 对具体质疑的回应 循证医学认为对其开展的一般性的 5 个质疑点中,仅是一种还原论的科学方法,对成功地解决问题和做出决策,循证医学的框架仍不完整,以及缺乏有效证据证明循证医学提升了患者的临床结局指标,这三点具有一些合理性。循证医学希望,在其发展过程中可通过进一步完善认识论体系和方法学,更好地建立有效解决相关问题的理论框架。

第三节　循证医学的伦理学争议

循证医学的第一个 10 年致力于推动临床认识论的科学化,持续和有效提高应用循证医学原则的技术手段和工具。同时,我们必须看到,循证医学如同所有的科学,必然有其价值取向。通过接受、承认并审视循证医学的价值观,严肃地探讨它们,循证医学或将拥有更成熟且具社会实用性的地位。

一、循证医学的伦理学基础

无论循证医学被视为一个"范式"——一种看世界的方式,还是常常被理解为一种方法学,当它成为立足于医学领域的一种思维模式或者基本理论时,医学的目的性成为循证医学固有的伦理学属性。

(一)效用论(Utilitariansim)是循证医学的伦理学基础

自从循证医学的奠基人阿奇·科克伦将临床有效性和成本-效益相关联,以及成本效用分析被作为评估的基本方法,循证医学就被纳入效果论传统。效果论认为,好的行为是能够为最大数量的人群带来最大化利益的行为。循证医学的倡导者们认为循证医学为确定医疗措施(包括无用或有害的方法)提供了最好的评估方法,指导患者和临床医生有可能做出更为正确的决定。这体现了效用论的基本价值。

不过,对效用论的批评形成对循证医学的质疑。当循证医学应用于卫生资源分配领域,致力于为最大数量人群最大化其健康效益时,必然有一部分人不能获益,由此被主张公平应成为最高价值的反对者的诟病。

同时,当代生命观点多元化,评价因素日趋个体化和复杂化,为效果评价提出了新的挑战。循证医学的理想模板是,通过医生和患者共同理解循证医学证据,结合临床医生的经验和患者个体偏好和价值,才有可能做出一个"最佳的临床决策"。但如何发现并整合患者价值,循证医学一直没有提出具有操作性的方法。正如对循证医学认识论的一般质疑中"缺乏有效证据证明循证医学提升了患者的临床结局指标",这个效用本身还没有得到充分的证实。

(二)传统医学美德论也是循证医学的伦理学基础之一

当循证医学运动开始时,传统医学美德论居于其核心。阿奇·科克伦的最初论点全是关于实践患者为中心的医学。Sackett 等被广泛引用的循证医学概念,也特别强调了患者价值和利益。在循证医学看来,医学干预充满风险,使用无偏倚的证据将有益于患者;且当医学无能为力和医药公司过度宣传时,使用最佳证据可以保护患者。

医学发展中形成的各种职业道义,在循证医学的理念中得到了很好的展示:以患者为中心,患者利益至上,尊重患者,不伤害和有利。

但被广泛质疑的是,迄今为止,循证医学仍聚焦于发展降低证据偏倚的方法,而价值的角色却几乎完全被忽略了。

二、循证医学证据价值的争论与回应

证据是循证医学的核心,对证据的价值质疑也从未停歇。

(一)循证医学证据的基本特征

1. 循证医学证据的资格规则 证据资格或称证据能力是指材料被允许作为证据的资格,也可理解为证据需要的形式合法性,是材料可以成为证据的先决条件。

经典循证医学或称狭义循证医学所指的临床证据或可表述为:"来自高质量临床研究、与临床相关、可用于临床决策研究的证据……"。近10年来循证医学倡导者们提出了广义的循证观,证据来源有所扩展,主要包括:①高质量转化研究证据,如循证指南与政策;②二次研究证据,指尽可能全面搜集某一问题的全部原始研究证据,进行严格评价、整合、分析总结后得出的综合结论,如系统评价和荟萃分析;③高质量临床原始研究证据。

2. 循证医学证据的相关性 关联性要求对调查获得的繁杂材料的第一次粗筛,是首要的纳入标准。《美国联邦证据规则》第401条提供的定义是:"'相关证据'是指使任何事实的存在具有任何趋向性的证据,即对于诉讼裁判结果来说,若有此证据将比缺乏此证据更有可能或更无可能。"

特定的医学问题,诸如疾病、药物、诊断技术、治疗手段、疗效等,都可以成为确认循证医学证据相关性的关键词。随着循证医学应用范围逐渐从临床领域向卫生决策领域的延伸,其研究的问题也逐渐向更广泛的健康问题、卫生政策问题方面扩展。确定循证医学证据的相关性通过确认医学问题的程序得以解决。

3. 循证医学证据的可信性 可信性或称可靠性,指我们在何种程度上能够相信(believe)这个证据所表达的东西。可信性的判定复杂,可能既与调查材料本身的复杂性、混杂性、欺骗性有关,也与主观观察的灵敏度差异有关,还受制于特定社会文化伦理环境对特定事实、行为的看法。当需要形成一个证据链时,可信性的判定是关键环节。

原始研究证据的可信性,依赖于证明RCT治疗方案价值。RCT的基本方法是将研究对象随机分配到干预组和对照组,分别给予不同的干预,在这种严格条件下对比效果的差异。当研究对象数量足够时,这种方法可以抵消混杂因素对各组效果的影响。

二次研究的可信性:系统评价是一种文献搜集、综合、描述性评价的方法,荟萃分析则是通过收集多个定量研究资料,用统计学方法进行分析和概括,提供量化的平均效果来回答研究的问题。其优点是通过增大样本含量来增加结论的可信度,解决研究结果的不一致性。

一般情况下,循证医学认为各个医学研究之间可靠性强度排序为:多个RCT的系统评价和荟萃分析 > 单个RCT > 前瞻性队列研究和病例对照研究 > 病例回顾和临床经验 > 个人主观意见 > 动物实验和离体实验室研究。

4. 循证医学证据的证明力 证明力或称推论力、证明强度,指证明或反驳被证事实的存在及其强度。证明力的判断复杂且充满争议。其过程既有客观因素,又包含主观判断。例如,在法学证据的证明过程中,法官自由心证的过程就是证据证明力的主观认定过程。

循证医学证据的证明力是循证医学证据最突出的特征之一。证据由有经验的方法学家对其真实性、有效性进行分级,同时由有经验的医师评价其临床相关性。证据分级的标准源于流行病学及其分支的临床流行病学的科学原则,主要包括:①尽量减少偏倚的研究;②研究对象更接近临床患者群体的研究;③以临床终点指标测量为依据的研究。

从20世纪90年代开始,不同的机构就致力于建立具有权威效力的证据分级标准。从老五级标准、新五级标准到新九级标准,关注的重点都是研究设计质量。直到WHO建立GRADE标准,关注的重点向转化质量倾斜,从证据的分级出发,整合了分类、分级和转化标准,成为当今最广泛使用的证据指南。

（二）对循证医学证据的伦理争议和回应

1. 证据获取的局限性导致对循证医学的公平性质疑

首先，循证医学证据与参与研究的受试者群体密切相关。当前医学科研集中于主流社会的成年人，对少数民族、老人、儿童、孕产妇、残疾人等人群的研究相对较少。这造成循证医学证据的人群人种偏倚，导致被质疑其证据对特殊人群的适用性。

其次，尽管对RCT的方法学改良做出了巨大努力，但试验设计本身形成的证据偏倚却很难避免。对照试验立足于一群从真实、混乱的生活中抽离的受试者身上得出一个平均化的结果。RCT试验结果的共识将应用于非典型的病患或非典型的服务机构时，则超出了这种证据的证明范围。

再有，某些医学实践，如补充或替代医学，不能直接套用源于西方医学的循证标准，缺乏适合自己特点的严格的证据获取方法和判定标准的情况下，被视为不科学或不够科学，造成对其认可的不公平。

2. 从RCT本身的各种问题来质疑循证医学证据资格和可信性

尽管是RCT，尽管数据经过统计学分析以消除混杂因素，但仍受到很多质疑：

第一，基于人群研究获得的群体证据本身仍然具有群体的特异性。

第二，当群体证据运用到个体患者时，证据本身具有局限性，甚至可能无法直接使用于特定病患。

第三，循证医学所要求的设计合理、实施规范的大样本RCT可以获得最准确的"证据"，但却最缺乏。那么在没有充分循证医学证据支持的大部分医学手段将往何处去？

从另一种意义上讲，越被严格定义的"证据"，其适用面可能就越狭窄。

为了回答这个问题，循证医学的创始人之一萨克特教授在 Evidence Medicine：what it its and waht it isn't 一文中强调："循证医学不局限于随机试验和荟萃分析。它也致力于寻求最佳的外部证据来回答我们的临床问题。"循证医学的证据来源也正是在这样的质疑中推进着新方法的出现和持续改进。

3. 对证据指南的质疑提出有关群体证据个体运用的推论力问题

经明确分级后的临床证据指南被反对者戏称为"食谱医学"。一本指南在手，仿佛任何人都具有可按图索骥的诊疗能力，这当然只是一个笑话。问题的核心是：来自群体的平均数据下形成的证据有多大可能适用于个体患者。以人群、亚群为基础的认知结果，以及关注这些人群产生的平均结果导致了试验产生的经验证据与个体病患需求之间的鸿沟。尽管循证医学豪言论及个体病患的重要性，却完全没有注意到其方法的选择对数据产生的深远影响。这个巨大的鸿沟被系统性地忽略了。

经典循证医学的概念一开始就明确定义其为："最佳研究证据与临床专业技能、患者价值观三者整合进行治疗实践。"这个三位一体的定义使循证医学从概念上完成了从群体证据向个人特质的衔接和跨越。广义循证观进一步强调结合当前可得最佳证据与本土化转化条件的差异，即"3+1"模式决策。但怎样让这样的理念变成所有临床医生循证治疗中的自觉行动，却一直是最大的挑战。

4. 对循证医学证据推理的逻辑模式和程序的质疑

当一个人生病到医院就诊时，医生根据循证医学证据指南、个人临床经验并结合患者意愿，做出"最佳"医学判断和决策。此时证据与"最佳"医学决策之间的逻辑关系面临诸多质疑。

类比法律的程序，对循证医学证据运用模式的质疑会更加清晰：当一个犯罪发生，侦查搜集证据，公诉机关解释证据，提交法庭；法官判定证据的证明力和逻辑关系，得出犯罪与否的判决，从法律上认定是否犯罪，由谁承担法律责任，达成公正、公义的社会伦理功能。法律界借助具有权威的中立第三方——法官，证据证明的犯罪与否被认为是公义实现的必要步骤——但并不一定与客观真相完全吻合。被害人、公诉人、被告人及社会公众都服从于这个逻辑模式和制度设计。

循证医学的困境在于：

（1）通过循证医学执着追求以获得的系统全面的证据在最终达成的"最佳"医疗判断中的权重有多大？如果一个患者的意愿就是放弃治疗，有多少机会去达成"最佳"医疗判断？

（2）"最佳"医学判断的"最佳"由谁来判定，患者还是医生，亦或某个独立第三方？如果是医患任何一方，因为其均处于医疗行为的利害关系中，似乎并不能做出客观的评价，且不是总能相互说服。但医学实践的模式需要由病患个人体验来评价医疗健康服务的结果。某种治疗方式医学的终局指标可以是客观公正的，例如肿瘤患者 N 年生存率，但是特定个体对治疗的评价是否是"最佳"，仍很大程度上取决于纷繁复杂的诸多个体因素——必须是患者的知情选择、自主循证或知证决策。

（3）假如循证医学的证据因其系统全面的确达到了目前最"真"的效果，但是否必然达成其与医疗判断之间"最佳"的伦理评价？何以完成从认识论的"真"到价值评判的"善"呢？

最后，循证医学的推理模式不仅需要被医生接受，还需要被患者、被社会公众接受。或许只有这样，"最佳"医疗判断所追求的医学的"善"才可以实现。

总之，循证医学带来大量进步，区分了有用的和有害的治疗，确定了出现偏倚中的主要问题，揭示和说明了利益冲突。但同时，对循证医学的认识论和价值观质疑也从未停止过。

幸运的是，循证医学从未惧怕过这些质疑。

既然促进人类健康的追求道阻且长，在质疑的推动下不断自我突破和自我完善将具有深远的实践重要性。

中国循证医学的奠基人之一、中国循证医学中心主任李幼平教授用下面的语言来评价循证医学："因为需要而产生，因为使用而发展，因为真实而不完善，因为不完善才有继续发展的空间。"

在中国人的哲学中，"止于至善"是道德的至高境地和追求。循证医学或许正是人类对健康利益永无止境追求，又客观认识到自身能力的局限性后的理性实践吧。

（李 琰）

思 考 题

1. 对于临床医学和科研的不确定性，循证医学提出的解决方案是什么？

2. 是否可以设计出方案来评估循证医学是否真正提升了患者的临床结局指标？为什么？

3. 从证据的"真"如何过渡到临床结果的"善"，试提出你认为适合的路径。

参 考 文 献

［1］BIGLAN A, OGDEN T. The evolution of evidence-based practices. Eur J Behav Anal, 2008, 9（1）: 81-95.

［2］Institute for Health Metrics and Evaluation（IHME）, The Lancet, Findings from the Global Burden of Disease Study 2017, Seattle, WA: IHME, 2018.

［3］SHAH H M, CHUNG K C. Archie cochrane and his vision for evidence-based medicine. Plast Reconstr Surg, 2009, 124（3）: 982-988.

［4］喻佳洁，李琰，陈雯雯，等. 从循证医学到循证科学的必然趋势. 中国循证医学杂志, 2019, 19（1）: 119-124.

［5］喻佳洁，李琰，陈雯雯，等. 循证医学的产生与发展：社会需求、学科发展和人文反思共同推动. 中国循证医学杂志, 2019, 19（1）: 108-113.

［6］ZIMERMAN A L. Evidence-based medicine: A short history of a modern medical movement. Virtual Mentor, 2013, 15（1）: 71-76.

［7］HOPE T. Evidence based medicine and ethics. J Med Ethics, 1995, 21（5）: 259-260.

［8］Evidence-Based Medicine working Group. Evidence-based medicine. A new approach to teaching the practice of medicine. JAMA, 1992, 268（4）: 2420-2425.

［9］SACKETT D L, ROSENBERG W M, GRAY J A, et al. Evidence-based medicine: What it is and what it isn't. BMJ, 1996, 312（7023）: 71-72.

［10］SOLOMON M. Just a paradigm: Evidence-based medicine in epistemological context. Eur J Philos Sci, 2011, 1（3）: 451-466.

［11］HAYNES R B. 循证医学倡导者希望卫生服务提供者和消费者关注什么样的证据. 陶铁军，孙丁，译. 中国循证医学杂志, 2004, 4（6）: 361-365.

［12］DJULBEGOVIC B, GUYATT G H, ASHCROFT R E. Epistemologic inquiries in evidence-based medicine. Cancer Control, 2009, 16（2）: 158-168.

［13］李琰，李幼平，兰礼吉，等. 循证医学的证据特征研究及其伦理学分析. 医学与哲学, 2014, 35（12A）: 39-42.

延 伸 阅 读

［1］李幼平.实用循证医学.北京:人民卫生出版社,
2018.

［2］赵树仲.循证医学的方法学启示和伦理学价值.中国
医学伦理学,2009,22(6):11-12,77.

［3］杨文登,叶浩生.论循证医学的医疗伦理模式及其缺
陷.伦理学研究,2010(1):96-100.

［4］SACHETT D L, STRAUS S E, RICHARDSON W S, et
al. Evidence-based medicine: How to practice and teach
EBM. London: Churchill livings, 2000.

［5］IOM. Clinical practice guidelines we can trust. Washington,
DC: The National Academies Press, 2011.

第十二章　社会与政治视域中的健康问题

人的健康与生命表面上看是个体问题,本质上则是带有社会和政治属性的问题,只是在不同的时代与社会的关联程度和与政治的关系维度不尽相同。据史料记载,在古老善战的斯巴达城邦,强壮的体魄是一个公民必须具备的,决定婴儿是否被抚养的是部落的长老,那些病弱、残疾的要被丢弃到山谷中去。在当代,健康是人的权利,保护人的健康和消除疾病是社会最重要乃至最根本的政治责任。当国家权力负担起生命的责任时,在一定意义上说,社会政治就成为一种新的权力形式,即法国思想家福柯基于人口问题所说的"生命政治"。事实上,任何国家所设定的公民健康目标大多还是一种理想状态,没有哪个国家达到了它所能达到的最佳健康水平,人的健康权利远没有充分实现。公共卫生事业一直受到两个因素的影响:医学科学的现状和流行的政治哲学。政治哲学就是要思考国家应采取何种原则和标准为社会公平地提供和分配卫生资源,并使其健康效用最大化。

第一节　作为社会问题的健康

从哲学意义上看待人的健康问题,健康就必定超越个体健康的视阈,作为社会问题整体性、系统性地纳入人的认识视野。其中包括这样几个方面需要认识的问题:一是健康问题何以构成社会问题;二是如何理解健康平等与健康水平平等;三是如何追求健康和如何看待对健康的追求。这些都需要建立和不断更新社会观念,理性和科学地对待健康问题的同时,也能够充分认识个体健康的不确定性和群体健康公平的相对性。

一、健康何以构成社会问题?

有研究认为,21 世纪初以来,对科学医学(生

物医学)的失望与希望并存,成为西方社会对现代医学态度上的重要特征。失望主要是认为现代医学对社会健康的成效与社会的投入并不呈正比;再就是认为医疗行业在当代社会拥有过多的权利和过高的地位。但是与此同时,社会对医学的依赖又日益增强。人们看到平均预期寿命不断延长,传染性疾病带来的死亡人数不断减少,许多过去无法认识和解决的疑难重症得到有效医治,因从医学中看到健康的希望而对它充满信任。现代医学的巨大进步,在解决疾病、健康和生命的种种棘手问题上发挥着前所未有的作用,不断彰显对人的生命和健康的价值,也在日益强化社会对医学更多的期待。

对现代医学这种矛盾认识的形成,本质上是因为人的健康问题已经从医学专业问题逐渐地演化为社会问题,或者说健康问题本来就是社会问题,只是曾一度注重从医学专业上去认识和解决,将医疗体系与健康体系混为一谈。实际上,医疗体系与健康体系是相互联系的不同体系,近代以来的社会医疗体系,一般局限在以疾病来定位的生物医学框架内,疾病的实体化既成为生物医疗体系始终沿着生物学方向进步的重要根据,又成为突破这种体系而不断进入社会化过程的根源。现代医学之所以被认为处在"最好"但也是"最坏"的历史时期,是因为决定人的健康的因素在当代变得异常复杂,仅仅依赖于现代生物医学体系,并不能完全有效地解决人的健康问题。虽然医学从来没有像现在这样可以深层干预生命、干预人体,从没有像现在这样能够如此清楚地了解健康和疾病的机制,但是人的健康问题也从来没有像现在这样必须面对和接受来自社会各种因素的深度介入。一方面,社会因素通过对医疗活动的限定、规范、制约、干预或管理,从而对人的健康产生影响;如果说这种社会因素影响医疗活

（三）健康与生活方式的关系

人的生活方式直接影响人的健康。人类对好的生活方式的界定，往往基于生活经验和有关健康的科学指标来判定，从如何限定、规范人的生活习惯或者提倡某些行为方式的意义上去认识。事实上，没有哪种被认为是"好"的生活方式具有健康上的普遍适用性。但是从一个人所处的环境和条件的实际出发，尽最大可能地选择一种科学确证与经验累积及自我身心感受相统一的良善生活方式，对健康的正向影响是必然的。生活方式与健康关系上最需要解决好的问题，是对健康的过度追求可能带来的健康异化问题，追求健康不能成为一种负担和压力，甚至有些情况下带病生存如果处在一种心理和社会适应性上的良好状态，生物学意义上或许不够健康，但是对一个个体来说，健康因素强于不健康因素，不仅能够抑制不健康因素的生长，而且可能带来生物性不健康因素向健康的转变。

生活方式是一个可以从多侧面、多角度解释的概念。人的生活方式客观上受到社会政治、经济、文化和环境等强烈的影响，一个人选择什么样的生活方式，与他所处的社会环境和社会所提供的条件有密切关系。韦伯对他所理解的生活方式概念在其《经济与社会》一书中有过解释，他认为，一个人的生活方式选择，不取决于他生产什么，而取决于他消费什么。也就是说，一个人的生活方式所反映的是他所使用或者消费商品与服务的质和量。特定的生活方式能够区分不同社会地位的群体，正是因为享有相似的环境、名誉、教育和政治影响等要素所构成的生活方式，而使不同的地位群体区别开来。由此可以看出，人的生活方式与健康的关系，本质上是社会地位与健康关系的一种延伸，一般来说，一个人的经济地位决定社会地位，而社会地位又决定他的生活方式。但是，生活方式是以个人的选择为基础的，这种选择取决于个体实现某种生活方式的可能性，而这种可能性向现实性的转变，又取决于实现这种可能性的社会环境和条件。尽管特定的生活方式是处在特定社会地位群体的普遍性选择，在一定程度上反映处在这一地位群体的特征，但是并不意味着在生活方式的所有方面都具有完全的一致性和统一性，有些生活方

式会超越社会阶层的界限，影响到整个社会。其实，健康生活方式可能是超越地位群体最为普遍的一种现象。所以，韦伯在论述健康生活方式时认为，当一个人选择生活方式是为了健康的目标，他就是在选择一种消费性活动，通过努力获得健康来达到延长寿命、享受生活和继续工作的目的。而对这种目标的设定和实现的过程，是已具备现实条件的特定地位阶层的选择，但也是超越社会阶层界限延伸到全社会的源于生命的一种潜力。人们选择健康生活方式的质量可能因为社会地位的差异而有所不同，但是在现代社会中，当人们的生活水平超越温饱，社会整体上实际进入了对美好生活追求的状态，人们对健康社会方式的参与水平基本相当。正如韦伯认为的那样，一个现代化社会的明显标志，是无论属于哪个社会经济阶层，人们都会在环境和机会容许的条件下接受健康生活方式。因此，不能认为唯有社会经济地位决定人们的生活方式，任何社会阶层的人，都会受到多方面因素对其生活方式的影响，他们都会为了健康而选择特定的生活方式，职业、宗教信仰、性别、文化等各种因素都会构成人们选择健康生活方式的影响因素。

将健康作为特定的社会问题进行认识和分析，对其产生深刻影响的因素多而复杂，可以说几乎社会的各种构成因素都会对健康产生直接和间接的影响，在一定意义上说，整个社会所做的一切和社会发展的根本目的，就应该是为社会成员的健康提供保障，当一个社会人口总体上处在一种健康状态，这个社会才有了发展生产、创造财富的基础，才有了快乐和幸福生活的基本保障。

二、社会进步与人的健康

人需要先活着，才能去想如何过上美好的生活。身体不健康，生存遭遇障碍，都会严重限制人们享受美好生活的能力。所以，人能否健康生存是人在社会生活中平等与否的基本标准，一个社会不断走向进步，也意味着生活在这个社会环境中的人的健康水平也应该伴随这种进步而不断提升。认识人的健康与社会进步的关系有两个重要的研究视角：一是要对人在不同的历史阶段中的预期寿命状况进行考察，二是要对贫富不均的人

的生活质量进行考察。

人的预期寿命是一个非常具有说服力的指标。迪顿以美国为例，说明出生在不同年代的人的寿命是不同的，现在一个美国白种人中产家庭的女孩活到百岁的概率可以达到50%，但是在20世纪初的美国，预期寿命一般在54岁。美国有关的统计数字表明，1910年美国出生的女孩中20%没有活到5岁，与此同时，只有4/10 000的人能活到100岁。对非洲的研究表明，非洲不少国家有1/4的孩子活不过5岁，人们出生时期的预期寿命只有40岁。这些社会经济发展水平低下的国家的生育率反而很高，每个女人一般要生5到7个孩子，多数母亲都会在有生之年看到至少一个自己的孩子死去，而且产妇的死亡率也达到了1/1 000，如果生育10个孩子，母亲死亡风险的概率就达到了1/100。中华人民共和国成立初期，人均预期寿命仅为35岁，伴随社会的不断进步，20世纪80年代人均预期寿命已经达到了68岁，改革开放40余年来，我国社会发展的步伐明显加快，且中国社会的进步是全方位的、整体性的、具有自身特色的，这种进步带来的直接结果是我国人均预期寿命已经达到77岁，超世界平均水平4岁。我国社会进步和国人预期寿命值的变化，充分地反映出人口健康与社会进步之间的密切相关性。

根据有关研究表明，从死亡率角度看全世界的人口的健康状况，总体上是向好趋势，包括生存和生活条件最差的一些国家和地区，死亡率也呈下降趋势。预期寿命与贫困的关系的确存在，但是并不明确。影响人的健康的社会因素是多方面的，物质生活水平也只是一个方面的因素。同时也说明，从人的健康与社会进步关系的意义上来说，不能只用经济发展作为社会进步的唯一标准，也不能仅限于用经济发展状况来衡量社会健康问题，至少不足以解释健康问题的全部，更不能说明社会成员的生活质量和幸福指数。健康并不仅仅意味着人能活着或者活得寿命更长，它更重要的含义是活得"好"。"好"这个概念具有多维度的解释，健康状况良好与否非常难以明确衡量，但还是有很多能够说明人的健康与社会进步之间关系的事实和数据。比如贫富程度不同的国家，富裕国家的人口伤残率一直在下降，人的智商则在逐步提高，贫穷国家的人所承受的病痛和伤残就相对更多；身高、智商都是能说明人群健康与收入水平关系的指标。健康差距往往是物质生活水平差距和贫困与否的反映。

有研究认为，不平等是社会发展的一种后果，因为在社会发展的同一时期并不是所有的人都能共同富裕起来，更不是所有的人都能得到同样的卫生环境和医疗保障。当这种不平等成为处在低端状态的人群力求改变这种不平等的努力和行动时，这种不平等的影响是正面的。但是在激烈的社会竞争中，部分处在这种不平等上游的人群，可能出于各种原因，最主要的是担心对他们的既得利益和社会地位产生影响，就可能抽掉力求改变这种不平等的人群"向上行进的梯子"，这就是一种典型的负面影响，也就是说，社会追求平等的过程是受到多种因素影响的。不平等状态下的不同阶层和不同经济地位的人群，不仅在平等观念上可能存在极大的差异，而且会站在自身的立场上对追求平等设置种种限制、制造多方障碍。

三、社会的健康水平平等

对于每个人来说，如果不是在社会平等意义上看健康问题，个人的健康是不可能平等的，或者说个体之间的健康不存在平等与否的问题。世界卫生组织有理论意义上的健康定义，实际上每一个人都有凭借身体和心理感受而来的对自己健康与否的确认。世界卫生组织所认为的生物、心理和社会适应性三方面统一的健康标准，对大多数人来说，只是一种观念意义上的健康理想。正因为人的健康普遍地与理想状态存在距离，而且这种距离并不相等，所以健康对个体来说不可能平等。用现有的纷繁复杂的生物学健康指标去衡量每个个体的健康状况，并以此作为评价个体健康平等与否的标准，在这种意义上，个体间的健康不可能是平等的。疾病（包括心理疾病和社会适应性欠缺）带给个体间绝对意义上的健康上的不平等，疾病发生在哪个人身上是多种因素综合作用的结果，预防具有改变人体某些类型疾病发病与否、发病程度的可能，但是并不可能影响健康的平等问题，任何人身上都具有发病的可能这一点反倒是平等的，除此之外，从生物学意义上说，个体的生物性健康并不具有平等的道德规定性。如果健康对每个人来说应该是平等的,那就等于说疾病应该发生或者不发生在某些人身上或者人群中,或许这种情况只有在对疾病的防控意义上具有平等获得机会、资源的道德意义,对于个体来说,如果在健康上追求与他人获得生物性的身体状况平等,可以认为不是一种合理的道德认知和判断。

健康水平平等的概念则不同,一是这种平等不是个体意义上的,而是社会人口、群体意义上的概念,是依据一定的标准对社会成员整体健康状况的衡量,比如社会慢性病发病状况、传染病防控水平及防控效果评价、社会人口的整体身体素质状况、期望寿命值的变化等。二是健康水平是一个可以比较的概念,对于社会而言,以社会经济发展水平为主的多方面因素的综合作用,对社会健康水平产生重要影响,其中社会财富多寡对社会整体健康水平影响作用最明显,主要是因为社会财富通过医疗卫生保障制度的建构和运行,分配给医疗卫生和社会健康保障领域一定的份额,医疗卫生社会建制和健康保障制度及具体的政策等,可以直接与社会成员实际的健康保障及疾病的诊治等关联起来,从而达到为社会整体健康水平提高提供保障的经济基础。但是因为不同国家、民族和社会的经济发展水平、政治制度、医疗科技水平及医疗文化等多方面存在差异,必然导致对影响社会整体健康水平各种要素的观念、体制、投入等并不相同,这种不同既表现在国家之间,也表现在同一国家的不同地域之间,虽然有些方面的差异与历史发展或自然禀赋有关,但即便是客观因素带来的对人的健康水平的影响,也正是追求社会健康水平平等最需要解决的问题,更何况社会健康水平不同人群之间健康水平的差异,与个体健康的所谓不平等性并不具有必然联系。但是个体健康状况中某些疾病的发病率、死亡率、转归率,以及对特定人群健康状况具有重要影响的社会和自然等致病因素,对社会健康总体水平会有明显甚至重要影响,与社会健康水平有必然的联系。由此可以看出,社会健康水平平等问题的出现,实际上是因为太多外在于人的健康因素对健康深度影响的结果。患病个体或者身体不健康的人与人之间无法平等,

但当这种不健康以一种社会化的形式反映在人的整体健康水平上的时候,健康水平不平等的问题就整体性地凸显出来,这种不平等的本质不是个体患者的健康状况,而是形形色色的各类疾病发生在不同的患者身上,个体健康状况或者患病状况由此转换为一个集合性或整体性的社会健康水平状况,社会如何面对、解决和提升健康水平的问题上,就产生了健康水平平等与否的问题。

社会健康水平的不平等,是指不同国家、不同地域或者不同人群的健康状况存在现实水平上的差异,衡量这种不平等的标准,在技术上是关于疾病与健康的一系列指标体系,但是这种指标体系背后则是社会政治制度、经济发展水平和健康文化等社会各种要素构成的支撑体系。如果从社会财富与社会健康水平的关系上看待这一不平等的问题,这种不平等源于人类社会的发展不平衡,因而产生了"人类发展与随之出现的不平等之间的复杂关联。发展导致了不平等,不平等却时常有益发展,比如为后者指明发展方向,或者刺激后者迎头赶上。但不平等也时常会阻碍发展,因为既得利益者为了维护自身地位,会破坏追赶者的发展道路"(迪顿语)。社会解决健康水平不平等问题的主要选项,在国家内部一般是建立适合本国国情的医疗卫生体制,而当一个国家或者社会能够建立起比较完善的医疗卫生制度的时候,说明这个国家或者社会已经具备了可以承受医疗卫生制度所能牵动和运转的社会经济发展水平,在政治制度上也能够基本做到"以人为本"。一个社会只有通过不断地追求健康水平平等,才可能将社会发展所获得和积累的财富真正用之于民,因为一个健康水平低下的国家或社会,其他任何社会成就都会失去根本意义,社会成员的生命质量和不断提升的健康水平不仅是社会发展的根本,也是社会发展的动力。

第二节　作为政治问题的健康

当健康成为社会问题,也就意味着它一定具有了政治问题的属性。如果说从作为社会问题视角认识健康,主要还是聚焦在健康与社会诸因素的关系上,那么,从作为政治问题看健康,主要是

从医疗卫生保健制度本身的政治规定性和政治伦理的角度所做的审视与评价。其中最核心的问题，则是医疗保健制度的公平性问题，而公平性问题又是社会医疗卫生保健制度和政策体系建构与运行中最复杂的问题，也是"世界性难题"之一。

一、生命政治与"生命本身的政治"

"生命政治"概念是由西方学者首先提出来的。托马斯·雷姆科（Thomas Lemke）通过对"生命政治"概念谱系的实证研究，在他的《生命政治：高级导读》（*Biopolitics：An Advanced Introduction，New York：New York University Press*，2011）一书中得出结论认为这一概念早在法国思想家福柯采用它之前50年就已经被使用。该书对"生命政治"概念在福柯之前和他之外的若干知识和政治语境中的运用情况进行了追溯性梳理和研究，得出的结论是，集中在德国的对"生命政治"概念的用法所涉领域很多，"在各种医学、科学、宗教、政治和伦理话语中流传"，对概念使用的意义也不尽相同。从生命政治演进的思想脉络来看，19世纪后期"生命哲学"思想可以构成生命政治思想和理论兴起的大背景。生命哲学的代表人物叔本华、尼采和柏格森等人的思想，尽管哲学立场并不相同，生命哲学理论上各有建树，但是，他们都对"生命"作了全新的诠释，"生命"都被采用为健康、善和真实的一个基本范畴和规范性标准。

法国思想家福柯的生命政治学思想的形成年代，主要集中在20世纪70年代，《生命政治的诞生》一书写就于1978—1979年间，此外他的《性经验史》第一卷（1976）、《必须保卫社会》（1975—1976）、《安全、领土与人口》（1977—1978）及一些散在的讲座和报告等，都涉及很多关于生命政治的思想和理论。他的"生命政治"概念是与他的"生命权力"概念混用的，这两个概念在他的理论中更多具有同样的含义。他被认为是围绕"权力"概念形成系统思想的独具一格的"权力哲学家"。他的思想就在于建构了完整的"权力技术发展史"，从而形成了他的"生命政治学"理论体系。

生命权力一词的英文"biopouvoir"或"biopolitique"的前缀"bio"，相当于两个法语词"vie"和"biologique"或"espèce"。"vie"这个词的含义是指与死亡相对应的"生命"。如果从这一层面理解和规定"生命权力"概念，它的根本含义在于强调珍惜和尊重人的生命，不能随意践踏和剥夺生命，生命权力就是"对人的生命负责的权力"。其根本旨意是，任何能干预或驾驭生命的主体，无论通过什么方式与人的生命发生关联，不仅要让人能活着，而且有责任让他们能好好地活着。正因为这里的生是死的对应概念，既然把生命权力解释为它是一种要想办法让人活并且活得好的权力，那么它不是通过让人死来展示权力的威严，而是通过让人活来展示权力的力量。

法语"espèce"和"biologique"是"物种""生物"的意思，从这样的层面看"生命权力"，它不是把人或者人类看作是与动物不同的、摆脱动物性的"人"，而是作为一种与其他动物属性并无本质不同的生物物种。"生命权力"在这样的意义上，被限定在人的生物性权力上，这种认识是相对于其他物种的一种对生命权力的比较性认识，强调的不是人类对其他物种的独特性，不是个体相对于群体的特殊性，而是"把人的生物性特征或者作为物种的人类纳入政治考量，纳入总体战略内部，力图维系人类物种的存在、安全和健康"。

从"生命权力"所包含的上述两重意义上说，"biopouvoir（biopolitique）"一词译为"生命权力"和"生物权力"都有道理。但在汉语语境下，"生命"与"生物"确是相关联的针对指称对象不同性质的两个概念，这可能与福柯自己在个别场合对生命与生物的区分解释是一致的，他认为，人的肉体不仅仅是生物的母体，也是生命的母体，生物是自然意义上的，生命则是知识论层面上的。在福柯看来，生命这一概念只是知识论的一个标志，并不是一个科学意义上的概念，因为它只是近代生物学知识进化才出现的，其价值更重要地在于定位某一类话语体系。当权力与生命概念结合在一起的时候，这一概念就具有了对"生命"的建构功能，它可以借助关于生命的知识和话语，将人类与其他生物物种区别开来，人由此可以被描述为超越其他物种之上的特殊群体，从而赋予权力自身支配人的合法性和正当性。或许"生命权力"概念相对于"生物权力"概念，更能体现权力概念在对生命干预、影响和控制意义上的本质特征。总之，在福柯看来，生命政治就是以生命权力为主导统治模式的政治，它高举保卫社会、"正常化"社会的旗帜，在着力于对身体规范化的同时，也关注人作为一个种族的生物性过程，关注对生命的控制，降低随机性因素的侵袭，确保它们安全与正常。

尽管生命政治理论发端于福柯，但其后的意大利哲学家阿甘本从与福柯不同的视角，对生命政治思想做了开拓性研究，有学者认为这一思想可以说是"大成"于阿甘本。然而，阿甘本与福柯之间并不是简单的思想史上的承继关系，福柯的生命政治论是在一个历史性背景下的展开阐述，而阿甘本的生命政治论则建立在一个结构性的分析上，他关注的是人类共同体的"原始结构"，在他看来，生命政治从最初就已镶嵌在人类共同体的结构当中，所有人类政治共同体——至少整个西方政治传统——都建立在生命政治之上。因此，不同于福柯把生命政治看作现代性的产物，阿甘本强调我们今天所面对的状况，只是生命政治漫长进程中的一个极端的新阶段。

生命政治思想和理论是以福柯、阿甘本等一批思想家基于对现代西方社会发展的反思，所选择的一个在他们看来能够揭示这种发展本质的视角和路径。这个思想体系所涉及的内容十分庞杂甚至有些晦涩，但是他们从特定的生命政治视角，对推动社会发展的源动力及其构成要素进行了深刻地哲学分析和实证研究，为从这一立场认识生命政治在人类社会进化和发展中的作用，特别是对社会进化中所存在的种种生命政治问题的揭示，填补了人类从这一视角认识自身的空白。这些思想如同任何思想家的思想和认识方式都可能存在偏颇甚至片面性一样，生命政治学说也不完美，有待批判的问题或许很多。但是这并不妨碍这一理论可以作为一种思想观点和认识方法，用来分析与人的生命密切相关的各类问题，把生命纳入政治的视野或者说把生命与政治融为一体来看待，社会政治会因生命化而更显其价值的根本性，生命也因政治化更体现出其作为人类发展最原始驱动力和根本目的的本质特征。

在现代社会中，生命从开始到整个生命过程的延续，都不可避免地与生命科学与技术、与关乎人的健康的医药学领域的进步与发展、社会复杂而庞大的医疗保险制度体系的不断成熟等，发生直接的关联。任何人的生命，在一定意义上都可能得益于当然也就必然受限于这些社会条件的存在，因此，人的生命持存与延长，被作为生命政治（权力）所规制的对象已经成为现代社会不可避免的选择。现代人对规避生命风险、维护健康的追求，在根本意义上拟或说对规避死亡的追求，就越受制于生命权力的力量，因为它能够给人生命提供的诸种保卫他的安全机制。

有学者认为，18、19世纪的生命政治是一种健康政治：关于出生率、死亡率的政治，关于疾病和传染病的政治，关于管制水、污物、食物、墓地的政治，关于聚居于城镇的人们具有的生命力的政治。在整个20世纪上半叶，一种对生理体质的遗传和不同亚族群的差异生殖所造成的后果的特殊理解，进入了对居民健康及其质量的关注。这似乎迫使许多国家的政治家以种族未来的名义控制居民质量，通常采取强迫的、有时是凶残的方式。但是20世纪后的生命政治看起来相当的不同。它既不受疾病和健康两极的限制，也不致力于消除病变以保护民族的未来。相反，它关注的是人类不断增强的能力，即控制、管理、制造、重塑、调节等作为活生生的生物的人类具有的生存能力。它是一种"生命本身的政治"。

从"健康政治"意义上的生命政治向"生命本身的政治"的延展，恰恰是人类健康作为社会政治问题之特性的当代凸显。如果将健康作为政治问题来对待，最初主要体现在社会如何解决公共卫生问题，并以此作为传染性疾病的防控手段。但伴随生命科学技术对生命本质认识的深化，为生命政治力量借力科学技术对人类生命的直接干预提供了条件，科学技术成就为政治行为所用，两次世界大战中借口医学研究、人体研究的惨无人道行为，是与科学目的相悖的政治力量作祟的结果。20世纪下半叶以来，生命医学科学与技术的巨大进步，人类与疾病抗争能力的极大提高。诊疗手段的高技术化，基因科学和技术的发展，信息技术与临床医学的深度结合，药学和诊断技术的进步，带来人类维护自身健康、战胜疾病和预期寿命延长上越发自信的同时，依赖于社会政治力量掌控和协调的、由社会健康需求不断提升等问题引发的各类社会、经济、道德、法律等多方面的问题凸显出来。很多问题与科学和技术问题交织在一起，当人们具备了对健康的追求进而对美好生活追求的基本条件，社会政治对人的生命的责任，就超越"生命政治"而演化为一种"生命本身的政治"形态时，人的生命问题就必然作为政治问题摆在社会面前。

二、卫生保健制度的政治规定性

社会的卫生保健制度，无论从其历史的形成和演化来看，还是从近代以后各国医疗卫生体制建构和改革进程上看，特别是从当代中国医药卫生体制改革强有力推进及所取得的巨大成就来分析，都是一场旷日持久的生命政治运动。在医疗卫生保障制度建构和演进过程的每个阶段，伴随生命科学技术和医疗卫生事业进步，社会经济、政治和文化的发展，这一制度都会呈现阶段性特征和表现出形态上的不同，因为医疗卫生保健制度反映着那个时期社会政治制度及这种制度对社会的控制、治理、管理和发展方向。因此，社会政治与社会公众的健康问题紧密地联系在一起，健康问题都会以一种特定的方式体现社会政治制度的本质，也就是说，当社会政治与社会健康问题结合在一起时，由社会政治规定的医疗保健制度是这种结合的直接体现和政策体系构成。

一个国家、民族或地区，一旦将社会成员的健康问题作为政治议题严肃对待并纳入社会政治决策过程，在一定程度上说，这个社会的政治才是成熟的或者开始走向成熟。进一步的问题就是怎么通过医疗保健制度的合理建构和不断改革，来充分体现社会政治制度和社会发展的目的，建立起一整套合乎社会发展水平的全民健康保障制度和运行机制。因此，在"个体生命—人口健康—社会保障—社会政治"这样一个链条上，人的生命被纳入社会政治的掌控之中是社会的一种正常状态，脱离开社会政治的统摄和覆盖，人的生命就会变得异常脆弱，人口的健康也无从保障，生命政治力量之强大正是在这样的健康与政治的结合中体现出来。反之，政治与生命的结缘，社会政治才能够在生命意义上变得真正饱含价值。因为生命所蕴含的问题都是最根本性的，当任何社会存在与

生命问题连接在一起时，这种存在就必然转换成为围绕生命的一种本体性叙事，生命就会成为核心问题和最本质的问题。或许没有比医疗卫生体制更能够在社会政治与人的生命之间可以起到桥梁作用的社会制度性环节了，生命政治的本质就是政治对生命的支配和控制，无论生命政治在人类社会发展的不同历史阶段表现为何种形态，不管是历史上人类面对病毒侵袭的"健康政治"，还是战争残酷环境下的所谓"优生政治"，还有忧虑环境破坏的"生态政治"，再就是被认为已经到来的"生命本身的政治"，生命政治在人类社会的演进中所扮演的任何角色，都离不开以社会医疗保障制度作为舞台。政治对生命的作用，无论是正面的还是负面的，都会通过时下的医疗卫生保障制度（这种制度因为历史环境的不确定性可能带有临时性或者受到政治统治各种因素影响而表现为短时的阶段性）发生作用，人的生命就会或者享受政治光芒的照耀，或者遭受政治黑暗的毁灭。

卫生保健制度，作为一种体制性的社会福利政策、制度和运行系统，从道德哲学观念、精神和理论层面到体制建构的价值和社会目标选择，再到相关政策体系的形成，建立起相应的制度框架及运行、管理和操作系统。如何将一种生命政治伦理精神和道德价值融入卫生保健制度的整个过程、各个环节和体现于最终结果，首要的是一个社会的政治制度、经济制度和文化系统中要具备生命政治伦理精神和明确的生命道德指向，这是社会具体政策和制度中能否包含生命道德元素的大前提。一个国家或者特定社会制度下，能不能以人的健康为本，是这个社会和国家能不能让这种观念渗透和体现到社会有序生活构建中最根本的问题。在这个意义上也可以认为，如何认识社会医疗卫生保障制度问题，也是一个政治哲学和经济哲学问题，或者说一个社会对人之健康的态度，深刻地反映其政治指向和价值目标。如果人的健康能够成为一个国家和社会发展理念的核心，在复杂的社会系统构建、进化和不断调整中，这种观念就应当通过社会政策体系、制度体系、管理体系和运行体系渗透、体现乃至固化到社会生活的各个领域和方方面面，在实现社会发展目标的进程中随时随地能够让人们感受其无形力量和现实效用。

生命政治伦理观念渗透和融入社会卫生保健制度建构的过程并非轻而易举。比如社会卫生保健相关政策体系、制度体系的形成,生命价值观念体现于体制层面,就要求社会顶层设计时能够将其作为一种社会所有福利框架的基本精神,从社会政治层面和经济结构层面都要确立生命价值的根本性。所以在一定意义上说,从生命政治的视角审视医疗卫生保健制度,关涉政治学、政治哲学、经济学、经济哲学、福利经济学等多个相关学科。在体制层面思考生命政治、经济伦理或说福利经济伦理等问题,在理论上和观念上如果不能真正确立起与社会政治、经济和文化等相统一的理论形态和思想观念,后续所有具体问题上都很难贯彻和体现出生命价值的根本性。所以医药卫生体制及其改革问题,表面上看只是一个社会福利体制的构成部分,本质上则是社会特定政治体制的政治目标和价值选择的延伸,是社会经济体制的直接体现。这一体制之所以牵一发而动全身,根本上是"生命躁动"的结果。体现和反映这一体制的是社会相关的政策体系和制度体系,在这个层面,以生命价值为核心的福利经济伦理问题、医疗卫生有关政策制定的伦理问题表现为政治哲学与具体问题结合的独特形态。福利经济学将经济伦理、卫生经济伦理、健康经济伦理等问题纳入自己的视野,对卫生、医疗和健康等道德问题的审视中不再仅仅是事实判断,不再仅仅用经济学的方法思考和解决医疗卫生和健康保健的问题,而是把价值判断和目标指向引入解决问题的过程和对结果的衡量,价值和目标成为卫生和健康经济政策制定中不可或缺的要素,成为制约经济考量的政治制衡和伦理天平。

三、健康公平的政治伦理意蕴

(一)健康不公平及其表现

健康不公平是指存在于国与国之间或者一个国家内部不同群体之间,因为非自身的外力原因特别是社会资源分配不公、卫生保健制度设计缺陷等造成的,在健康水平方面巨大但可矫正的系统化差异。具体说来,不同群体在健康状况或卫生资源分配方面的差异,与他们各自的成长、生活、工作和老年环境及现有的医疗卫生保健制度密切相关。如果这种差异通过采取合理的行动干

预可以减少和避免,那么,存在这些差异就有失公正,可称之为源于医疗卫生不公平导致的人口健康不公平现象。

1978年,国际社会发表了旨在重视初级卫生保健的《阿拉木图宣言》,呼吁在全球范围内,实现人人享有健康的目标,解决医疗卫生服务不平等的社会问题。40多年过去,尽管全球在发展卫生事业、提高人类健康水平方面取得了进步,但离实现人人享有健康的目标还相距甚远。有不少国家与其他国家的差距逐步加大,健康结果和卫生保健机会的不公平程度远远超过了1978年时的水平。即使在同一个国家,不同的社会地位也在很大程度上导致人与人之间在健康状况和生活机会方面的过大差距。这是全世界的普遍现象,但绝非必然现象,而是事关社会公正问题,在一国之内和国与国之间本不应存在如此大的悬殊。有以下几方面统计指标是目前世界范围内健康不公平的有力佐证:

其一是儿童的死亡率。世界卫生组织(WHO)发布的《世界卫生统计报告2018》的结论是:全球在降低儿童死亡率方面取得显著进步,5岁以下儿童死亡率从1990年的93/1 000活产,降低至2016年的41/1 000活产。然而,在2016年,每天依然有15 000名5岁以下儿童死亡。2016年对于1至59个月的儿童来说,急性呼吸道感染、腹泻和疟疾是首要死亡原因。其中对农村和贫困家庭儿童的影响最大,贫困家庭的儿童,5岁之前死亡风险率是富裕家庭儿童的两倍多。虽然人类已经在降低儿童死亡率方面不断取得巨大的进展,如果不能改变目前解决儿童健康问题上的前进方向,本质上也就是不公平的现状,到2030年,6 900万名儿童将在5岁前死亡,他们中大多数来自贫穷国家。

其二是孕产妇死亡率。孕产妇死亡率是反映贫富差异的一项关键指标。WHO统计结果认为,2014年全球只有9个国家达到联合国制定的目标,即产妇死亡率相比1990年下降75%。产妇死亡率极低,被誉为"最安全生育地"的国家有白俄罗斯、冰岛、芬兰、波兰、希腊等,与之相反,产妇死亡率极高的国家大部分聚集在撒哈拉以南非洲。2013年统计数字表明,印度、尼日利亚、刚果(金)、埃塞俄比亚、印度尼西亚、巴基斯

坦等 10 个国家孕产妇死亡人数约占全球 60%，其中印度该年度孕产妇死亡人数为 5 万，位居首位。联合国提出的下一个目标是：直至 2030 年，全球平均每 10 万个新生儿的诞生中，产妇的死亡人数不应超过 70 个，即平均每个国家的产妇死亡人数不超过 140 个。许多中低收入国家或许不能按期完成联合国设定的这一相关控制目标。

三是期望寿命。因为死亡率会不断变化，在这样的意义上，平均预期寿命指标具有假定性，但它是衡量一个国家、民族和地区居民健康水平的重要指标。《世界卫生统计 2018》对 183 个主权国家的统计数据表明，全球总体人口平均预期寿命达到 72 岁，其中女性寿命预期高于男性，前者为 74.2 岁，后者为 69.8 岁。从区域来看，欧洲地区和太平洋西岸的人口预期寿命最高，总体分别为 77.5 岁和 76.9 岁；亚洲地区达到 69.5 岁；人口平均寿命最低的是非洲地区，仅为 61.2 岁。在各国预期平均寿命排名中，除了亚洲的日本凭借高质量的医疗服务和社会福利蝉联第一，还有新加坡和韩国外，其他 7 个国家都是欧美发达国家。共有 15 个国家的平均寿命不到 60 岁，排名后 10 位的国家全部来自非洲大陆。

（二）健康公平与否的社会影响因素

国家间或一个国家内部社会成员间的健康不公平，都不是单一因素所致，而是与政治、经济、文化、教育等社会结构性因素交织在一起所呈现出的现象。如前所述，影响人口健康的因素多而复杂。如由于社会组织方式上存在的不公平，就会导致人们享受美好生活和良好健康自由的程度不一；享有较好的住所、获得洁净水和必要的环境卫生设施，是健康生活的基本条件。侧重城市增长的政策和投资模式导致世界各地乡村社区，其中包括土著人群基础设施和设备投资日益不足，众多农民生活环境恶劣，他们背井离乡涌向陌生的城市，带来了城市新的公共卫生问题。2007 年，全世界城市居民有史以来首次超过人口半数，但有将近 10 亿人住在贫民窟中，有些地区和群体继续遭受着传染病和营养不足问题困扰。再就是就业和工作环境对卫生公平产生重大影响。经过许多年的组织行动和监管，高收入国家工作环境已经获得明显改善，而许多中

等收入和低收入国家中很多职业仍缺乏良好的工作环境和条件。50% 的冠心病与工作场所的压力有关。有持续证据显示，工作压力大、发言权小，以及劳动付出与报酬不成比例是造成身心疾患的危害因素。在慷慨的全民社会保障制度下，人们的健康状况相对较好，老龄人口和社会弱势群体的死亡率都较低。在实行全民社会保障制度的国家中，社会保障预算较高且较为持久，相对于不注重穷人福利的国家而言，这些国家中贫困和收入不均程度通常较低。据国际劳工组织（International Labour Organization，ILO）称，世界上只有 1/5 的人口享有全面的社会保险，可以覆盖因病失去收入的情况，而世界上一半以上的人群没有任何一种正式的社会保障。撒哈拉以南的非洲和南亚只有 1/10~1/5 的人群被社会保障覆盖，而在中等收入国家，社会保障的覆盖率为 20%~60%。

（三）政治伦理视野中的健康公平

人的健康与生命从来就不只是个体问题，而是政治拟或可以说是生命政治伦理问题，只不过在不同的时代与政治的关系维度与强度不尽相同而已。在社会的民主进程中，健康才有可能被视作维持个体基本尊严的必要因素，每个人的健康和幸福才会逐渐成为社会的中心关切。所以，公共健康问题归根结底是蕴含政治伦理的问题。

获得和享有卫生保健对良好健康和卫生公平至关重要。卫生保健制度本身就是健康问题的一项社会决定因素。没有卫生保健，就会丧失大幅度增强健康的机会。卫生保健制度的不合理、不公平，就必然会导致公平地向每个社会成员提供卫生保健机会的丧失。当代世界上，几乎所有高收入国家的卫生保健制度都建立在全民享受原则的基础上，将卫生融资与卫生服务供给结合在一起。也有一些发展中国家的卫生保健制度不健全甚至极度欠缺，一是因为多种原因造成卫生保健制度对全民的可及性差；二是社会成员贫富悬殊带来不同阶层卫生保健利益获得上存在不公平的现象。有三个相互关联的问题限制和影响医疗卫生保健制度的可及性。第一是卫生服务的可获得性。任何一个国家，无论多么富裕，都没有能力确保人人能够立即获得可以改善健康状况或者延长

生命的每一项技术和干预措施。从另一角度讲，在最贫穷的国家，几乎不能提供什么卫生服务。第二个障碍是过度依赖人们在获取卫生保健中自付费用。即使人们具有某种形式的医疗保险，他们可能还需要以共付、共险或起付线形式进行支付。人们在接受医疗卫生服务时自费部分占比较大，这对部分社会成员享有医疗卫生服务资源构成了一定程度的障碍，特别是对部分社会弱势群体可能造成巨大的困难，甚至因病致贫。第三个障碍是卫生资源使用效率低下和不公平。据保守估计，全社会因为各种原因造成医疗卫生资源20%~40% 的浪费，减少这种浪费将极大改善卫生系统提供优良服务的能力。提高医疗卫生系统效率通常还可以使卫生部门更容易从财政部门获得额外的资金支持。

不公平的日常生活环境源于更深刻的社会结构和进程。健康不公平是个系统性问题，造成这一问题的原因是容忍或实际助长不公正分配和享有权利、财富及其他必要社会资源的社会规范、政策和做法。其一是社会结构性不平等问题。在阶级、教育、性别、年龄、族裔和地理等交杂在一起的各个社会类别上，都可找到社会不公的明显痕迹。社会不公不仅彰显着差异，而且体现了等级，并反映了不同的人和不同的社会在财富、权力和声誉等方面深刻的不平等。处境困难的人往往因健康不佳而无缘实现其自由参与经济、社会、政治和文化关系的内在价值。包容性、代表权和控制权缺一不可，这三个因素对社会发展、健康和福利都很重要。限制参与的结果是，导致一些人丧失能力，造成了在教育和就业领域，以及在利用生物医学和技术进展机会上的不平等现象。其二是政策和规范上的问题。经济增长提高了许多国家的收入，但国民财富增加本身并不一定会增进国民健康。如果不能公平分配收益，国民经济增长甚至会加剧不公平程度。政府和经济各领域，例如金融、教育、住房、就业、交通和卫生等，都可能会影响健康和卫生公平。如果城市规划不当，住房昂贵，公共交通费用过高，就无助于促进实现人人良好健康的目标。政策连贯性也很重要，政府各部门应该在增进健康和卫生公平上相辅相成，而不相互矛盾。例如，在贸易政策中以牺牲水果和蔬菜生产为代价，积极鼓励无限制地生产、交易和消费高脂肪和高糖食品，是与侧重少吃高脂肪、高糖食品，多吃水果和蔬菜的卫生政策背道而驰的。

第三节 维护和保障健康的社会和政治责任

人的健康所具有的社会和政治的规定性，决定了对健康的维护和保障不能缺失社会和政治责任。从根本上说，这种责任是由人类自身来担负的，但是任何国家或政府担负这种责任的方式，都需要通过医疗保障制度的建构和有效运行来实现。目前世界上存在的各种医疗保健制度，都是从国家或者地区的实际出发来建构和施行的，一方面，任何一种制度都不能说已经达到了完美的程度，各种不同形态的制度本身存在各式各样的问题乃至困难；另一方面，没有哪种制度具有普适性，任何国家都只能基于本国的现实建立适合本国或本地区的制度，而不能采用拿来主义，充其量只能是借鉴他国经验为我所用。如何为维护和保障社会成员的健康而切实负起责任，同样也是哲学的课题。

一、从社会进化维度看人类对自身健康的责任

人类今天的现代生活，是从历史上狩猎和采集为生的原始生活一步步进化而来的。到今天为止，人类存在于地球上 95% 的时间里，都处在原始生活的状态，持续了几十万年。漫长的原始时代，饮食结构和运动方式是认识当时人类健康状况的很好的视角。古代人吃的大都是粗粮，虽然有些部落附近可能有大量的动物存在，但是肉类仍然是珍贵而难以获得的食物。婴儿的死亡率大概在 20% 左右，由于卫生问题导致的传染病可能会造成众多人口的突然死亡。原始人类采用的是群体狩猎和采集的生产方式，这种方式一方面可以让他们依靠集体的力量获得食物，另一方面，这种进化过程，最终把人类造就成一个以分享为信念的物种。这可能是我们今天现代人类对公平深切关注的历史原因之一。原始部落群体内部是平等的团体，但是部落之间会发生冲突甚至战争，

男性在战争中死亡率高，这也带来社会群体内部男女之间会因为男人对女人的暴力而造成新的不平等，这是导致成人死亡率高的原因之一。此外，人们拥有食物的丰富程度依时空不同而不同，所以不同群体之间就存在着不平等。随着时间的演进，不同群体之间会因为财富多寡和寿命长短而发生不同变化。比如因为有些部落周围大型动物多而带来食物丰富，人们的生活就变得相对富足，能吃饱喝足，就可能有一定的休闲娱乐，精神上的满足程度就高。人类学家马歇尔·萨林斯把这种部落称为"原始富裕社会"。但是这些部落因为生存对周围环境的掠夺性占有，会导致大型易猎杀动物的灭绝，造成他们被迫在食物类型上的重新选择，更难捕获的动物和体型更小的啮齿类动物及植物成为主要的食物，史前时期的这种变化，实际上降低了那个时代人们的生活水平。古病理学对那一时期人们身材变化研究的结果表明，因为儿童们可能在食物上不足，骨骼上与其前辈相比，身材变得明显矮小。研究认为，史前时期人们的生活状况，包括营养水平、休闲娱乐及死亡率等，对于人类不平等起源等相关问题的研究具有重要意义。人们不能想当然地认为，人类生活的舒适度是在随着时间的推移而稳步向前，也不能认为，人类的进步是一种处处如此的普遍状态。回顾人类狩猎和采集史前史不难发现，人类在演化中，一旦出现食物短缺等问题，工作强度越来越大，工作时间越来越长，人类的生活不会变得越来越好，反而会越来越糟糕。这种状况发生在人类从觅食转向农耕生活形态的过程中，尽管人类可能会因此认为生活比以前更好了，但是人类的这种社会性改变，对人类健康整体状况的影响是否完全向好，并非是确定性的。

此外，人类文明演进总是要在人类付出一定代价的前提下发生或者完成，其中人类政治生活的变迁也是重要的影响因素。不平等正是文明赐予人类的"礼物"。正如科恩所说，潜在文明创造的过程，同时也造就了全体公民福祉的不平等。迪顿认为，人类在史前所取得的进步如同近年的人类的进步一样，都没有被平等地享有。如果认为农耕时代到来以后是一个更好的世界的话，这个更好的世界则是开始了一个不平等的世界。对农业社会即新石器时代的研究认为，从人的健康

水平的角度看，农业社会的到来，到底是一种社会的倒退还是进步，实际上并没有完全肯定性的结论。因为人类食物类型的变化、大型定居点的生成、动物的训化、财产所有权的出现等，农业获得了高效的发展，但是传染病等有了可乘之机。"新石器革命似乎对人类预期寿命的延长毫无贡献，相反可能缩短人类寿命：在低年龄段死亡的孩子数量仍然庞大，而死因主要是营养不良、细菌传播及新出现的疾病"（迪顿语）。传染性疾病会造成整个社区甚至整个文明的灭亡。没有证据表明，在农业社会数千年之后，人类的预期寿命有所延长。儿童死亡率提高的同时，可能意味着成人死亡率下降，因为幸存下来的大多是适应能力较强的人群。进入农业社会以后，世界人口确实增加了，是因为人类定居之后，女性的生育率提高了，虽然夭折的孩子也因此增多。人口数量往往会伴随土地的承载能力而增强，经济萧条或者出现饥荒、瘟疫等情况下，人口数量就会减少。"事实上，人类觅食时代结束之时所面临的个人生活水平下降问题，在农业定居时期仍长期存在着。尽管中间有例外情况，但总体上这种状态一直持续，直到最近的250年才有所变化"。

人类文明按照自身规律处在不断的演进中，在这个过程中，人类无论创造多少财富和累积多少文明成果，这一切应当服务和服从于由人类文明进步的目标所赋予的人类对自身健康的责任。要充分认识到，人类健康水平的不断提高，是整个人类文明最核心的构成，也是人类文明发展目标的最重要体现。而对人类的健康负起责任，是人类在不断创造和推进社会文明进程中不可动摇的价值选择和目标指向。

二、预防健康风险的政治意涵

当代人类面临着各种各样的健康风险，其中也包括社会政治不公导致的健康利益得不到保障，这就使得健康上的预防变得确定性降低。保障人类健康的根本还是需要创造一个以公正、公平为政治主导的社会环境，从而降低人类的健康风险，提升预防的有效性。

（一）卫生保健机会及其分配的原则

在日常生活中，机会指恰好的时候。从政治的角度讲，世界的所有资源都是具有权利的资源。

权力对任何资源的分配,都涉及社会成员群体或个人的权利与利益。因此,机会即由特定资源的分配状况所决定的个体或组织自我生存、自我发展的空间。《正义的理念》的作者将这种实际机会的组合所赋予的自由命名为"可行能力"。一个国家的公民在健康方面的"可行能力"的大小,与下列因素密切相关:第一,政治的民主化进程。按照罗尔斯的正义理论,人们获取正义知识的三个阶段,一是社会理论的一般原则及其后果,在这个阶段,人们的知识程度只能够让他们选择适用于一切社会的正义原则;二是对社会的一般性事实的知识,此阶段的人们对特定社会的经济和政治制度有进一步的了解;三是有关这个社会的特殊个人的知识,在这个阶段,人们才关注自己的利益和权利,开始追求自己的理想和权利。可见,政治自由不能代表一切,民主化也不能够决定一切选择自由。但是,政治自由是一个极其重要的标志,它把政治选择权交给了民众,因而可以促进其他领域里自由选择的发展。在社会的民主进程中,健康才有可能被视作维持个体基本尊严的必要因素,每个人的健康和幸福才会逐渐成为社会的中心关切。所以,公共健康问题归根结底是一个政治问题。第二,科学尤其是医学科学的进步。现代医学归根结底是科学技术化的医学,它的每一点进步几乎都可归源于自然科学。为了使人类"免于头脑中和身体内大量疾病的侵袭,甚至可以避免衰老",医学不断突破其原来的界限,这意味着人们越来越多的需要可以在医疗服务中得到满足。第三,社会经济发展水平。任何一个社会,疾病的发病率都主要取决于经济因素。作为社会经济发展水平的重要体现,食物、衣服、住房、职业、社会关系等因素始终在人们的健康与疾病中扮演着相当重要的角色。在最好的卫生条件下的稳定职业、工作、休息和娱乐之间的恰当平衡,以及让人能够过上体面生活的工资水平,这些都是公共健康的基本因素和重要因素。而贫困意味着人们生活、工作在恶劣的卫生条件中,无从受益于医学科学的进步。第四,教育水平。学校教育是促进身体健康的一个原因。研究表明,收入水平相同时,受过较多教育的人更清楚地知道如何有效利用医疗服务,如何选择适当的饮食和其他有关健康的行为等。国家不可能从外部把健康带给人们,也不可能把健康强加给他们。无知是疾病的主要原因。唯有教育,才能使保健成为一种普遍的、迫切的个人需要。所以,与经济一样,教育是所有公共卫生工程的基础。

机会的获得与机会的如何分配相关。机会究竟如何分配,是受到社会政治权力支配的行为,秉持什么样的原则对待机会分配问题,一定程度上反映社会政治目的和动机。公共卫生领域的机会分配,至少应当遵循两个原则:一是公正原则。亚当·斯密(Adam Smith)在1776年曾这样定义必需品:"我知道不仅维持生活所必需的商品是必需品,而且那些根据一国的习俗,一旦失去,能使备受尊敬的人变得哪怕有一点点鄙俗的东西,也是必需的。"要看一个社会是否公正,就是看它如何分配包括卫生资源在内的我们所看重的公共物品。一个公正的社会以正当的方式分配这些物品,它给予每个人以应得的东西。二是个人责任原则。不仅由医生、药品或者营养品为个体健康提供保证,一个致力于资源平等、使人们能够自己决定什么样的生活对他们最好的共同体,应当落实恰当的个人责任原则。医学关于得当行为的标准在现代城市社会非常普及,个人通过锻炼、饮食控制和避免使用药物而承担的健康责任减少了治疗性医疗介入造成的税款流失。因此,健康应该成为由国家、医疗行业部门和健康公民联合担负的责任。为了提供一个可以公平地要求每个公民为自己的生活负责的环境,政府应该进行必要的干预。比如,对烟草和酒精等有损于健康的商品流通、使用进行管制。

(二)健康风险的内涵、形态及其防范

风险指在与将来可能性关系中被评价的危险程度,与虽然还没有发生但存在威胁的破坏作用有关。英国当代思想家吉登斯(Anthony Giddens)研究表明,绝大多数传统文化中没有真正的风险概念。风险是人类活动和疏忽的反映,是生产力高度发展的表现,与可能性和不确定性密不可分。在前现代,人们使用运气、命运或者上帝的意志解释生活中发生的一切。在16—17世纪,西方探险家们在航海时第一次创造了"风险"这个概念,用来指代航行到未知的领域。所以,风险这个词最早有空间方面的含义,后来转向了时间方面,指代人们所预期的不确定的情况。

对风险的界定是人类的自我保护,当风险被认作风险之际,人们的体验与屈从于命运的感受相区别。人们会寻找各种办法以应对未来的不确定性,最大限度地避免、减弱、改造和疏导风险的威胁或影响。所以,在经济、法律的层面上,与现代风险概念相伴而生的是保险。保险就是提供安全保障,是人们所能承受的准备冒的风险的底线。在购买保险时,个体就其生活中可能发生的坏运气的后果进行了选择,那些不期而至的坏运气或遭遇的命运被转换为可以选择的事情。由于保险归根结底是一种损失的补偿,保险方实质上只是在重新分配风险。

根据风险与人类能力的关联程度,风险可分为两类:外部风险和被制造出来的风险。外部风险(extemal risk)就是来自外部的、因为传统或自然的不变性和固定性所带来的风险。被制造出来的风险(manufacturer risk)指的是由我们不断发展的知识对这个世界的影响所产生的风险,是指我们在没有多少历史经验的情况下所产生的风险。

现代社会是一个高度风险的社会,这已日渐成为现代人的整体认同和真实感受。近代以来,随着人类对社会生活和自然的干预范围和深度不断扩大,决策和行为成为风险的主要来源,人为风险超过自然风险成为风险结构的主导内容。学者们将无处不在的风险命名为现代性的风险或文明的风险,标明此类风险乃现代人系统地处理现代化自身所引致的危险和不安全感的方式,不仅具有普遍性,而且无法在局部性层次上得到缓解。现代性风险直接且永久地危及人类的健康与生存,其严酷性不容回避。可以说,现代性风险归结底是健康风险、生存风险。如工业化导致环境污染、食品安全危害、职业性有害因素、不健康的生活方式、高科技的风险等。

人类在运用科学技术消除了一些困难的同时,又引起了新的困难,甚至承受起极为严峻的健康与生存风险。显而易见,风险是内生的,伴随着人类的决策与行为,其产生是一个社会建构过程,是各种社会制度,尤其是工业制度、法律制度、技术和应用科学等正常运行的共同结果,绝非简单的技术问题。准确地说,风险问题归根结底是社会或政治问题。但是,即使这些风险让人们忧心

忡忡,也很少有人愿意从科技文明这一成就退回去。当然,即使人们愿意,退回到前现代也绝无可能,现实需要的是人类的智慧如何保证更加富裕的社会能够为其社会成员提供更安全的生存空间和更高的生活、生存质量。道理非常简单,如果人类所做的一切将其自身推至绝境,这样的经济发展还有何意义? 社会组织的功效何在? 健康威胁的普遍化和无所不在的和永久的对生存的威胁,这些正在以其严酷性贯穿和考问着经济和政治体系,问题的解决植根于更深层的人类社会改革中,它包括对经济目标、社会结构和民众意识的根本变革。诺贝尔经济学奖得主阿马蒂亚·森(Amartya Sen)认为:对任何国家及对全世界而言,发展的主要目标是消除导致人们生活困苦的"不自由状态"。人类困苦的核心是不能健康长寿。这远不是一个医学问题,背后有着深刻的社会根源。事实上,风险概念本身即在政治上具有反思性,反思发展观已成为政治动员的主要力量。如同生产力和生产关系的对立统一推动了许多世纪人类社会发展一样,环境保护和经济发展的对立统一正在上升为导引未来人类社会发展的新矛盾,以致避免风险逐渐成为我们这个时代的中心政治议题,形成一种造成传统政治范畴过时的话语体系。公共决策的一项重要内容是,需要考虑到它们对卫生结果的影响。

预防性原则正越来越受到世界范围的关注,变成讨论关于风险、健康与环境等国际辩论的基础。预防作为环境、安全与健康立法的原则,在国际组织和法律文件和一些国家的法律中得到确认。事实上,预防性原则在实践中也暴露出其自身的局限性。首先,我们不可能预防全部的风险。一方面,有些行为的风险本身在科学上尚无定论。比如,转基因食品是否会导致严重的生态危害和人类健康的重大风险。另一方面,用美国学者桑坦斯的话来说,预防性原则是瘫痪性的,风险存在于社会生活的所有方面,不可能预防全部的风险。比如,如果我们慑于核电站带来的各种健康和安全风险及灾难的可能性而依赖于火电站,这类电站还有包括与全球变暖相关的风险。其次,我们在预防特定风险的同时还会制造出新的风险,以致处于两难选择。比如,转基因食品能够解决世界上相当一部分人的饥饿问题,一个国家是应该

冒转基因食品的风险还是应该冒大量人口被饿死的风险？还有，为了减少对飞禽和人类健康的威胁对双对氯苯基三氯乙烷（滴滴涕，DDT）进行管制，就会使贫穷国家的人们失去最有效的对付疟疾的工具，从而大大损害公众健康。所以，没有一个国家在所有方面都是预防性的。

三、中国的成就与社会健康目标及其实现

中国共产党始终把卫生与健康作为重要的政治工作来看待。中华人民共和国成立初期，社会生产力发展水平低下，医疗卫生事业刚刚起步，资源短缺匮乏，加上传染性疾病肆虐，对刚刚走上社会主义道路的中国人民健康形成巨大威胁。但是党和政府带领中国人民，从中国的国情出发，没有照搬西方医学模式，依靠自力更生的精神，发挥社会主义制度优势，发掘传统医药文化的潜力，确定了"面向工农兵、预防为主、团结中西医、卫生工作与群众运动相结合"的卫生工作基本方针。面向基层、面向农村，建立了城乡三级医疗卫生服务网络，动员全社会广泛开展爱国卫生运动和全民健身运动。克服重重困难，明确医疗卫生事业的发展方向，在发展中国家率先普及了基本医疗卫生服务，以仅占总量也十分有限的国内生产总值（gross domestic product，GDP）3% 左右的卫生投入，成功跨越了"社会经济发展水平极为落后，国家无法向民众提供基本医疗卫生保障"的魔咒，实现了人均预期寿命从中华人民共和国成立初期的 35 岁增加到 20 世纪 80 年代初期的 68 岁，与当时发达国家的水平持平。中国独创的农村合作医疗和"赤脚医生"制度，创造了经济和社会发展水平落后的国家有效普及和解决农村医疗卫生问题的独特方式，得到国际社会的普遍肯定。低成本广覆盖的基本医疗卫生服务模式，为中国社会在当时降低经济运行成本、集中资源发展工业化创造了条件，也为改革开放后造就和培育了一支健康的劳动力大军。

2009 年初启动的中国医疗卫生体制改革被称为"新医改"，主要是相对中国在此之前的医改过程而言的，虽然中国的医改因为历史演进而表现出阶段性，甚至可以认为有些阶段性划分是由医疗卫生体制性质上的差异作为标志的，但是，无论如何划分阶段，中国的医改本质上是一个连续的改革过程，只是这个过程中有过迂回、曲折，但是寻求建立一种相对更加公平、合理又与中国社会发展相适应的医疗保障制度，始终是这种努力的"初心"。从这种过程意义上看，医改不应该有"新旧"之分。因为医疗卫生体制的建构不可能一蹴而就，一方面因为这一体制本身只是社会政治、经济和文化体制的构成部分，社会变革和进步就必然引起体制的调整与跟进，更何况这一体制关乎社会成员的生命、健康和公共卫生状况的改善，体制本身的不断完善和趋于合理，是中国共产党"一切为了人民"的一贯政治承诺在医疗卫生保健领域的具体体现。另一方面，社会医疗卫生体制之所以成为"世界性难题"，就是因为世界上不同发展水平的国家和地区不断地探索，到目前为止，没有哪种体制完美到能够完全适用于所有国家、地区和特定空间中的所有人群，因为医疗卫生体制的改革过程，正是社会追求体制完美和尽最大努力接近公平的过程，只是这个世界上本不存在绝对的公平，医疗卫生体制改革过程恰恰是一个不断向最大公平的推进过程。"新"不是与"旧（过去）"的彻底割裂，因为只有在持续改革过程的基础上才可能有"新"的开始，无论过去的改革所走过的路多么曲折和艰难，对"新"的医改都是一笔用社会健康代价积累起来的经验和换来的宝贵财富，而这种代价的付出具有历史必然性。但是"新医改"又意味着必须告别原有改革的路径，重新选择一条改革的新路，这是一个扬弃的过程，但因为是改革，不是简单地调整、修补和完善，而是要彻底打破原有体制框架和结构，在中国社会发展的现实基础上重构医疗卫生体制全新系统，因此要比较彻底地打破（并不是抛弃）原有体制，完成对新体制从理论到实践、从理念到运行、从总体结构到构成要素等多层面、全要素的创新。因此可以说，"新医改"之新主要是指通过改革完成体制的创新过程。从体制的历史演进过程看，"新医改"之新则体现在这一改革过程，被有机地融入了中国深化各领域改革的大潮，也正是在这样的意义上，因为标志时间意义的"新"逐渐褪去，代之以"深化医疗卫生体制的改革（深化医改）"似乎更能够显现出医改的本质。

作为庞大而复杂的系统工程,作为解决全民医疗卫生保健这一"世界性难题"的中国方案,自2009年《中共中央国务院关于深化医药卫生体制改革的意见》(以下简称《意见》)公布,中国深化医药卫生体制改革进程已逾10年。中国社会也已经进入建立覆盖城乡居民的基本医疗卫生制度最关键的阶段。这10多年中,中国共产党和中国政府从本国社会主要矛盾发生时代性转化并在医疗卫生领域表现为人民对健康生活(美好生活的核心)的追求与医疗卫生事业发展不平衡、不充分之间矛盾的现实出发,全国卫生总费用从2009年的1.8万亿增加至2018年的5.8万亿,年均增长14.2%;人均卫生总费用从1 314元增加至4 148元。我国政府卫生支出从2009年4 510亿元增加至2018年1.57万亿元,累计支出将近10万亿,年均增长14.9%。医改所取得的成就不断地转化为医疗卫生领域的红利,使中国人民在诊治疾病、维护健康和不断提高生命质量上有了实实在在的获得感。在《意见》的基础上,为推进医改各项工作落到实处,在国家层面建构了一个凸显系统性、整体性、协同性的新时代公共卫生政策体系。尽管改革过程中也在微调一些原有的设想,但是总体框架和改革路径是稳定的。当然也还存在一些不尽如人意的问题,但大多是历史遗留问题或者改革引发的新问题。从政治学和生命伦理学视角对医疗卫生体制做政治与道德评价,其核心还是体现为卫生经济伦理问题。而对这一问题的道德审视,一方面制度本身的公平性是最主要的考量,在这一点上,生命伦理精神和生命道德理念在"新医改"制度设计和政策制定时就已经成为一种贯穿其中的思想自觉,这与中国共产党"一切为了人民"的政治理念和政治承诺具有高度的一致性。另一方面,生命道德自觉不能仅仅停留在政策文本或制度设计中,将深化医改付诸依照制度安排的执行、落实和行动,让社会成员切切实实从体制的改革中得到实在利益,完成生命道德智慧向生命道德实践的转化。

2016年8月召开了全国卫生与健康大会;8月26日,中共中央政治局召开会议,审议通过"健康中国2030"规划纲要,国务院于10月印发并实施。这是中国人健康生活中的两个重要事件。在全国卫生与健康大会上,习近平总书记在讲话中明确提出,要把人民健康放在优先发展的战略地位,努力全方位、全周期保障人民健康。他同时指出,医药卫生体制改革已进入深水区,到了啃硬骨头的攻坚期……要着力推进基本医疗卫生制度建设,努力在分级诊疗制度、现代医院管理制度、全民医保制度、药品供应保障制度、综合监管制度5项基本医疗卫生制度建设上取得突破。很显然,中国民众的健康与医疗卫生体制改革问题密切相关,或者说,人民的健康需要良好的医疗卫生体制保驾护航。当一个拥有14亿多人口的发展中大国,走上具有自身特色的社会主义道路,在几十年的时间里,跨越了基本解决温饱的历史阶段以后,保障和促进人民的健康,就必然成为在中国新的历史时期治国理政的崭新课题。

健康中国战略的提出和形成,是基于中国社会发展现实的一种长远健康规划,也是中国医疗卫生事业发展的重要一环。在这个时间节点上提出这一战略,是因为中国社会的发展及改革开放40多年来的巨大成就,已经具备了为健康中国战略实施所提供的基础条件;再就是人民物质生活水平的提高,追求高质量的生活必然带来人们健康需求的增加。全国卫生与健康大会对中国社会在新形势下的卫生与健康工作方针进行了重申:基层为重点,改革创新为动力,预防为主,中西医并重,将健康融入所有政策,人民共建共享。这一方针,是对中国医疗卫生事业发展历史经验的总结,也是中国特色社会主义道路的重要组成部分,也为应对国际社会健康危机的挑战提供了中国方案。

2017年10月召开的中国共产党第十九次全国代表大会,确立了习近平新时代中国特色社会主义思想的历史地位。实施健康中国战略成为"十九大"报告中"提高保障和改善民生水平,加强和创新社会治理"部分的重要内容。以新时代的发展眼光,再次重申了十八届三中全会提出的深化医改的目标和任务,也将全国卫生与健康大会及"健康中国2030"规划纲要中所提出和规划的健康目标和责任提升到新时代的新要求高度。习近平总书记指出,人民健康是民族昌盛和国家富强的重要标志。要完善国民健康政策,为人民群众提供全方位全周期健康服务。深化医药卫生体制改革,全面建立中国特色基本医疗卫生制度、医疗保障制度和优质高效的医疗卫生服务体系,健全现代医院管理制度。加强基层医疗卫生服务体系和全科医生队伍建设。全面取消以药养医,健全药品供应保障制度。坚持预防为主,深入开展爱国卫生运动,倡导健康文明生活方式,预防控制重大疾病。实施食品安全战略,让人民吃得放心。坚持中西医并重,传承发展中医药事业。支持社会办医,发展健康产业。促进生育政策和相关经济社会政策配套衔接,加强人口发展战略研究。积极应对人口老龄化,构建养老、孝老、敬老政策体系和社会环境,推进医养结合,加快老龄事业和产业发展。中国社会因为建立起了公平有效的医疗卫生体制,一个均等化的、可及性的基本医疗卫生服务保障体系正在有效运转,一个发展成果由人民共享的全面小康社会正在到来,一个富强、民主、文明、和谐的健康中国正在稳步前行。

（边　林）

思　考　题

1. 如何从健康与财富、与人的社会地位,以及与生活方式等关系上认识健康是社会性问题?
2. 如何认识社会进步与人的健康的关系?
3. 为什么说健康公平问题关涉政治伦理?

参 考 文 献

[1] 约翰·罗尔斯.正义论.何怀宏,何包钢,廖申白,译.北京:中国社会科学出版社,1988.
[2] 安格斯·迪顿.逃离不平等:健康、财富及不平等的起源.崔传刚,译.北京:中信出版社,2014.
[3] 厉以宁.经济学的伦理问题.北京:生活·读书·新知三联书店,1995.
[4] 托马斯·R.戴伊.自上而下的政策制定.吴忧,译.北京:中国人民大学出版社,2002.
[5] 南茜·弗雷泽,阿克塞尔·霍耐特.再分配,还是承认?周穗明,译.上海:上海人民出版社,2009.
[6] 米歇尔·H.莫森,罗伯特·E.布莱克,安妮·J.米尔.国际公共卫生:疾病,计划,系统与政策.郭新彪,主译.北京:化学工业出版社,2009.
[7] 韩克庆.转型期中国社会福利研究.北京:中国人民大学出版社,2011.
[8] DUNN W N. Public policy analysis: An introduction. Englewood Cliff: Prentice Hall, 2007.

延 伸 阅 读

[1] 安格斯·迪顿.逃离不平等:健康、财富及不平等的起源.崔传刚,译.北京:中信出版社,2014.
[2] 河内一郎,S.V.萨布拉马尼安,丹尼尔·金.社会资本与健康.王培刚,译.北京:社会科学文献出版社,2016.
[3] 尼古拉斯·罗斯.生命本身的政治:21世纪的生物医学、权力和主体性.尹晶,译.北京:北京大学出版社,2014.
[4] 汪民安,陈永国.后身体:文化、权力和生命政治学.长春:吉林人民出版社,2011.
[5] 边林.医疗卫生体制改革进程与前景的生命道德思考.石家庄:河北人民出版社,2019.
[6] 威廉·考克汉姆.医疗与社会.高永平,杨渤彦,译.北京:中国人民大学出版社,2014.

第十三章　医药高新技术中的哲学问题

"技术"一词家喻户晓，但技术究竟是什么，技术的价值取向，技术和社会的关系等，人们往往并未深究。同样，医学研究生对类似基因编辑技术、辅助生殖技术、新药研发等医药高新技术及其人类社会和未来影响会有所认知，却较少从哲学层面思考其本质、构成要素、特点、风险等。本章将从哲学视角考察医药技术的构成要素、特点和边界，并阐述医药高新技术研发和应用中的若干哲学问题。

第一节　医药技术是什么

伴随着人类生产活动开展和科学技术进步，技术哲学思想也在萌发、生长。中国古代的《考工记》《黄帝内经》中就蕴含了丰富的技术哲学思想。即便是被摒弃的炼丹术也包含了一种追求长生不老的哲学理念。纵观人类技术进步史，鲁班、瓦特、爱迪生、乔布斯等发明家对技术本质有着深邃的见解。同样，医药技术在构思、研制和推广使用过程中也不可避免地渗透着某种哲学思考。那么，医药技术究竟是什么呢？这是技术哲学首要回答的理论问题。

一、医药技术的定义及要素

在现有技术哲学或专业技术文献中，有关技术的定义数不胜数。法国狄德罗主编的《百科全书》把技术界定为某一目的共同协作组成的各种工具和规则体系。德国技术哲学家米切姆在《技术哲学》（1980）一文中把技术归纳为4种类型：①作为客体的技术，包括装置、工具和机器等；②作为知识的技术，包括技能、规则和理论等；③作为过程的技术，包括发明、设计、制造和使用等；④作为意志的技术，包括意志、动机、需要和意向等。米切姆是在广义上理解技术的，把知识

体系、方法和原理、经验窍门、活动本身、工具和装置、目的等均视为技术内涵。可见，给技术下一个普遍公认的定义是比较困难的。同科学、宗教、艺术一样，技术是人类面对的最复杂多样的社会文化现象之一，人们对技术概念的内涵和外延的认识也难免会存在分歧。

本章为"技术"下的定义是：在干预、控制、改造自然、社会和思维过程中形成的一种以效用为目标的工具、手段或操作性体系。由此定义出发，就可以界定医疗技术的内涵和外延了。从逻辑学上讲，"技术"的内涵少，但外延大；而"医疗技术"的内涵大，但外延小。二者属于包含与被包含的关系。借助"属＋种差"的下定义方法，"医药技术"可以被界定为，以诊断和治疗疾病为目的，对疾病做出判断和消除疾病、缓解病情、减轻痛苦、改善功能、延长生命、帮助患者恢复健康而采取的医学干预手段的总和。顾名思义，"医药技术"，又称"医学技术"，是"医疗技术""药物技术"及其他各种融合了医药成分的技术形态的总称。医疗技术应用于疾病的预防、诊断、治疗和保健等方面，具体包括医学检验技术、影像技术、细胞治疗、假肢矫形技术、电生理技术等。药物技术包括药物制剂技术、药物工程技术、药品技术等。

医药技术种类繁多，技术体系庞杂，但总体上呈现出如下性质：第一，与医学科学要认识生命现象及其背后的规律一样，医药技术要干预、控制或改造生命过程。例如，借助辅助生殖技术而诞生的试管婴儿让不孕不育夫妇有了福音，而生殖细胞系基因治疗有望根除遗传疾病的代代相传。第二，医药技术所指向的对象主要包括躯体、心理、精神、社会适应等不同健康维度的生命现象。借助生物医学工程手段设计的人工耳蜗、人工心脏瓣膜、心脏起搏器可以弥补人体器官功能的缺陷，而人工智能和神经科学技术研究已经涉及了人的

思维领域。第三,医药技术的要素不仅包括有形的工具、仪器、设备,也包括无形的知识、经验、窍门等。例如,手术过程不仅包括手术刀和相关高精尖仪器,还包括了医生经验、手术管理流程等。第四,医药技术活动包含了某种确定或不确定的技术目的。医药技术的设计、研发和应用总是体现人的意志。它在设计、研发和应用过程中的本意是促进人群和个体健康,消除疾病,延长寿命,为人类造福,但也可能对人类生存和发展带来某种可预知或不可预知的负效应。

在科学技术高度发展的今天,医药技术产品种类繁多,广泛渗透到预防、诊断、治疗、康复和保健等医疗健康的各个方面,表现为某种特定的技术研发产品(包括疗法、疫苗、药品和医疗器械等)。这些物化的医药技术又蕴含着丰富的设计理念、方法和流程。概括起来,医药技术的构成要素包括如下三类:工具、知识和经验。

第一,以"工具"为标志的实体形态。医药技术离不开工具。黑格尔指出,技术是实现目的的手段或工具。早期的人类就能够制造体现自身意图的复杂工具,如矛、枪、砍、削等切割性的用具,以及器具、语言等储存性或存留性的工具。这是其他动物所无法媲美的。医药技术内涵丰富,而能够直观感受到的医疗器械、工具手段只是其物化部分,而非全部。技术不等于工具,工具本身也不是技术;正如诗歌是由字母组成的,但字母的简单排列不构成诗歌。

第二,以"知识"为标志的知识形态。技术知识是指关于设计、制造和使用人工物的知识体系。医药技术知识是人类在同疾病抗争过程中所获得的经验的概括总结。计算机体层扫描、超声显像诊断、磁共振等复杂的技术形态均需要前沿的科学理论和技术原理的支撑,来保证研制成功和临床诊疗的准确度。器官移植术是用手术方式将一个器官整体或局部在个体间转移的过程。这项技术迅速普及的一个主因是人类掌握了足够的抗排斥知识。

第三,以"经验、技能和窍门"为标志的经验形态。医药技术构思、设计、制造、使用离不开经验、技能和窍门。在信息爆炸的时代,知识易得,经验难求。经验或窍门要通过个人的亲身体验、揣摩和领悟获得。书斋中的闭门苦读可以增长

医学知识,但未必能积累足够的医疗经验。"只可意会,不可言传"表达了技术传达的经验成分的隐性特征。庄子曾经在一则关于桓公和轮扁对话的故事揭示了一个道理:无论研轮子还是治国,都难以通过书本的字面意义获得,而是通过手的操作或亲身体验来获得经验。医药技术中的经验部分,是医药知识、工具手段与临床情境有机结合的万能黏合剂。没有经验积累,再先进的医疗仪器设备的功能均难以充分发挥其功效。同样一张CT成像或X线片,临床医师的经验不同,诊断结论可能会大相径庭。当然,医疗技术经验的形成和传承要更多地受到不同社会、经济、传统、文化背景的影响。

医药技术的三种构成要素及其特点见表13-1。

表 13-1 医药技术要素及其特点

要素形态	特点	标志	举例
实物要素	有形	工具、装备、仪器、器械	胃镜、手术刀、输血导管、CT
知识要素	无形	经验知识、理论知识、技术构思	借助理论知识分析心电图、检验结果
经验要素	无形	技术设计、研发和使用时的经验、技能和窍门	名老中医的望、闻、问、切

通常,一项完备的医药技术会同时包括了上述三种构成要素。DNA测序技术的实物要素是DNA测序仪、DNA测序分析软件等,知识要素有分子生物学原理,经验要素包括分析使用中的经验、技能和窍门等。聚合酶链反应(polymerase chain reaction,PCR)是一项体外特异性基因扩增技术,它的实物要素是PCR仪,知识要素是PCR技术原理、方法,经验要素包括PCR仪制造和使用中的经验、技能及窍门等。针灸是针法和灸法的合称。可用针刺或火灸人体穴位来治疗疾病。针是由金属制成的、形体细长而尖的针刺,针具的长短、大小、式样、材料、方法各不相同,这就构成针灸法的实物形态。针灸法的知识部分体现在:刺激穴位可改善经络中"气"的流向,在《黄帝内经》记载有十二经脉、十五络脉、十二经筋、十二经别、腧穴、针灸方法、针刺适应证和禁忌证等。皇甫谧撰写的《针灸甲乙经》论述了脏腑经络学

说,确定了 349 个穴位。这就是针灸法的知识要素。针灸法经验要素体现在:只有受过专门训练又掌握了其窍门的人才能选准穴位、根据病情确定施针深度。总之,技术要素分析加深了人们对技术本质的深刻理解,避免把技术仅仅理解为一种工具或手段,而忽略其知识和经验。

医药技术要素之间是相互独立的,工具代替不了知识,知识代替不了经验;有了高精尖的仪器设备,缺乏经验也无法转化为现实的操作能力。医药技术要素之间又相互作用、相互影响。医学知识与经验之间也是相互补充和相互转化的。诊疗过程中形成的经验,会对医药技术的应用范围有更深刻的认识。成功的经验知识经重复和实践后,可以提升为普遍的医学知识。技术经验不如科学那样具有普遍性,其重复操作性差,只具有局部意义而不具有普遍价值。医学经验中的合理成分经过长期实践和检验,经过去粗取精的加工,有可能上升为技术规范。另外,医药技术体系是稳定性和变异性的统一,这种状况主要是由于医药技术内部各要素的发展不平衡造成的。

二、医药技术的特征

医药技术门类繁多,具体的技术形态又千姿百态,但也共享一些基本特征。本文依照辩证唯物主义的基本原理,简要描述医药技术的一般性特征。

(一)自然属性和社会属性的统一

医药技术的自然属性主要体现在两个方面。第一,医药技术的载体是工具,人类主要借助自然存在物来研制新药、设计新的医疗器械、开发新的疫苗,探索新的疗法。第二,医药技术原理要服从自然规律,永动机没有设计成功的原因是违背了热力学原理;始于秦始皇鼎盛于唐朝的炼丹术经久不衰,但谁也没有开发出长生不老的丹药,那是因为生老病死是自然规律。同样,在西方盛行一时的炼金术也消失在历史的长河之中,没有人最终把所谓的贱金属转化为金银等贵金属。医药技术的自然属性提示人们:无论什么样的奇思妙想,必须要遵循自然规律和基本的技术原理,否则就如同空中楼阁,或被定格在科幻小说甚至伪科学的范畴之内。

医药技术的社会属性体现在三个方面。第一,医药技术要满足人类社会或特定人群改造自然,促进人类生存和发展的特定需要和目的。开山取矿、钻井采油过程中所采用的一系列技术均是满足对矿产资源开发利用的需要。同样,物理诊断技术,从听诊器、血压计、体温计、X 线片到磁共振,人类对人体的生理现象和疾病状况的认识从平面到立体,从定性到定量,为准确诊断疾病创造坚实基础。第二,医药技术的构思、研制和使用过程中体现了人类以往积累的认识成果和经验。研发人员会发挥人的能动性和创造性来变革医药技术,不断进行人性化的设计,患者或用户会选择性地使用医药新技术。第一代 CT 机采取旋转/平移方式进行扫描和收集信息,所采数据少,所需时间长,图像质量差。随后的第二代到第五代CT 机将 X 线束改为扇形,探测器增加,扩大了扫描范围,增加了采集数据,图像质量显著提高。第三,医药技术体系的形成及演进还受到人类社会政治、经济和文化条件的制约。人类从结网捕鱼技术到现代捕捞技术的演变不仅取决于技术要素之间互动,更受到技术原理和配套的技术成熟程度、社会需要和研发力量的影响。例如,在特定的社会文化背景下,政府或行业协会会制定严格的技术标准、伦理规范或临床指南,来促进医学科研人员负责任地开展研发和应用,不断提高人民群众的健康福祉。

(二)物质性和精神性的统一

医药技术的物质性表现为工具、机器和其他实物形态。论证的理由同上述对技术的自然属性的论证。技术的精神性表现在技术技艺、技能和知识等精神因素。技术是物质和精神之间的中介,是物质变精神、精神变物质的桥梁。技术是追求物质目标的理性程序。技术体现了人对自然的干预。干预自然过程应该是遵从一定的规则和秩序。技术必须建立在人对科学真理的认识之上,受到自然规律的限制。技术不是人的本能活动的结果,而是一种人的理性产物。这都表明了技术的精神性的一面。

医药技术的物质性和精神性辩证地统一在技术构思、革新之中。内镜是一种医疗器械,表现为工具形态。但临床专家在临床知识总结和技术反思之上不断革新内镜的实物形态,以提高上消化道早期肿瘤的诊疗率。外科医生通过操纵机械臂来完成手术过程,但这项机器人手术仍处于应用的初级阶段,因为其技术原理和构思不完善,器械笨重、操纵复杂和缺乏触觉反馈系统等缺点需要克服。医药技术的本质不在于使用工具本身,而在于在使用工具之前,设计者已经预先将要实践的对象做了总体设计和构造,从而,在理论上确保工具的使用行之有效。胎心监护仪的研制就体现了物质性和精神性的统一。近代的助产士用简易的筒状物来听胎儿的心脏跳动,但便捷性和准确性差;如今的胎心记录仪可以让助产士、孕妇均听见胎儿在子宫中的心跳频率,有助于及时发现胎心异常,测量宫缩,显示孕妇的脉搏、血压、血氧和呼吸。

(三)双刃剑效应

埃吕尔认为,社会现实本质上是辩证的,任何技术行动都有正负双重效应,所有技术进步都有其代价,技术社会的自由就是对技术环境的抗争和超越。医药技术正效应表现在如下方面:第一,医疗技术加强、代替人体器官的某些功能,促进健康、延长寿命、缓解症状。基因增强技术有望通过干预人类自身基因来增强性状和能力,再生医学和胚胎干细胞技术有望克隆出人的器官,人工心脏、人工心脏瓣膜和人工肾更是可以强化甚至取代人体受损器官的功能。第二,医疗技术的普及提高了人群的健康水平,进而促进生产效率、创造更多的物质财富。医药技术产业成为不少国家的支柱产业。第三,医药技术有助于创造更美好更健康的生活。医疗新仪器设备提高了诊疗准确性和诊疗效率,新药和疫苗的研制和大规模生产提高了人群健康。墨家表达了"功"乃为广大平民谋"大功","利"乃为民之""大利""公利"的技术思想。

医药技术的正效应是显而易见的。医学影像、超声、磁共振增加了诊断疾病的能力,有助于查明不明原因的腹痛、心功能的分级、肺部的病理变化。又如,经外周静脉穿刺中心静脉置管(peripherally inserted central venous catheter,PICC)是利用导管从外周手臂的静脉进行穿刺,导管直达靠近心脏的大静脉,避免化疗药物与手臂静脉的直接接触,加上大静脉的血流速度很快,可以迅速冲稀化疗药物,防止药物对血管的刺激,因此能够有效保护上肢静脉,减少静脉炎的发生,减轻患者的疼痛,提高患者的生命质量。

医药技术研发和应用中的负效应表现在多个方面。第一,生物医药技术有可能消耗大量的自然资源,造成环境污染和生态破坏;而基于基因编辑技术的生物武器、人工合成致命性禽流感、医学人工智能等用于战争,导致大量的人员伤亡。第二,商业化代孕、器官买卖、克隆人等新技术的研发和应用冲击着人类社会固有的价值观念,引发思想混乱,甚至亵渎了人的生命尊严。第三,滥用抗生素,过度依赖仪器检查,开大处方,过度诊断和治疗等会浪费宝贵的医疗卫生资源,削弱医患信任关系;而生、长、老、病、死等各个环节的医疗化会导致医患关系的物化,医患之间缺少了情感交流,看病成本增加。例如,呼吸机维持了生命的存活,但降低了生活品质和生命质量。如果医生对新诊断技术的依赖性高,触诊、叩诊和听诊减少,加重了患者就医负担,加剧了医患之间的不信任程度。第四,新的诊疗技术的推广应用难免会以某种专业知识技能被遗忘为代价。

医药高新技术除了具有医药技术的一般特征外,还有其特殊性。英国纳菲尔德生命伦理委员会(Nuffield Council on Bioethics)于2012年发布的"新颖技术:技术、选择和公共善"报告中指出了"新颖生物技术"三个显著特征:不确定性、模糊性和可转化的潜能。医药高新技术除了具备上述三个特征外,还有如下两个特点:其一,对产业结构、社会文化乃至日常生活带来深远的影响;其二,蕴含着重大的生物安全隐患、高风险或社会伦理争议。

滥用医药高新技术主要有两种:预防性医疗和过度性医疗。预防性医疗是指医务人员为降低医疗风险,减少承担风险的责任,出于自我保护的目的而对患者实施超出规范性诊疗的检查、诊断、治疗,以及避免高危患者或高危诊疗程序的医疗行为。过度医疗的特点是诊疗对于疾病是多余的、不必要的,甚至是有害的。

避免医药技术负效应的策略主要有:①树立正确的科学技术观,避免对高新技术的盲目崇拜,防范技术至上论对医药技术研发和应用的误导;②转变医学模式,遵循"以人为本"的价值原则,倡导积极健康的生活方式;③加强对高风险或存在伦理争议的医药高新技术的监督管理,推动构建规范有序的科技伦理治理体系和相应机制,完善制度规范,强化伦理监管,细化相关法律法规和伦理审查规则,规范医药科研和应用活动。

三、医药技术负载人类价值

"技术负载价值"是指:人类构思、研制、使用技术产品或服务中将自身利益或选择偏好附加到技术之上,从而直接或间接地使得技术在不同的人群中产生出不同的功效或影响。医药技术是否承载着人类价值呢? 一种观点认为,医药技术是价值中立或与价值无涉,它只是工具或手段,在政治、文化、伦理上是中立的,无所谓对错、善恶之分。与之相反的观点主张,医药技术不只是一种中性的方法或手段,而是负荷了特定社会中人的价值,包含了对错、善恶的价值判断。折中的观点主张,医药技术的一些方面是价值中立的,另一些方面是价值负荷的;也有人说,医药技术作为知识形态是价值中立的,但作为活动、过程、产品及产品的运用是负载价值的。

本文从技术要素视角解析这一场论争。如上所述,一项医药技术要包括知识、经验和实体三方面的要素。如果仅仅考察医药技术所包含的知识部分,那是科学或医学认知的范畴。科学揭示自然本身的客观规律,在总体上是价值无涉的。有关人体生理、病理知识是客观的和中性的。但是,研发人员或工程师借助人类已经掌握的各种知识,研制出来各种诊断手段或者开发出新的治疗方法或疫苗,这些有形的工具、仪器和设备负载着人类的特定意图,要实现具体的预防、诊断和治疗目的。为此,医疗技术负载人类价值的观点更符合逻辑,也有更充分的现实依据。

20世纪60年代以来,核灾难的威胁和全球性问题的日益突显,"技术价值中立说"受到普遍质疑,技术负载价值论占了上风。技术负载价值论坚持技术本身都蕴含着一定的善恶、对错甚至好坏的价值取向。的确,医药技术从设计、研发、推广等全过程都渗透着价值,医疗技术不是一种纯粹的个性工具,而是一种出现于特定社会文化情景之中的复杂社会活动。医疗技术的应用也像任何其他事情一样,有得必有

失。人们需要从其后果所包含的"得"与"失"内容进行比较和权衡。当然,赞同技术负载人类价值观点的人所依据的理论基础和提供的论证理由或许也不尽相同。技术现象学者伊代从体现关系和释义关系出发得出技术非中立的观点。

"价值"是客体对主体(人)的意义,以及主体(人)对客体的评价。价值是从人们对待满足自身需要的外界物质的关系中产生的。技术价值是社会主体同技术活动及其成果(作为客体)所具有的属性与功能之间的需求与满足关系。技术价值既存在于技术的内在关系中,又存在于技术与社会的相互关系中。因此,医疗技术的价值可分为"内在价值"和"社会价值"两方面。内在价值指技术在与主体发生作用的过程中,通过技术设计和发明,技术的自然属性显现出来的价值。例如,B超、CT等影像技术可诊断疾病,放疗、化疗可治疗疾病,输血、人工呼吸可抢救生命。内在价值是技术文化的核心,是评价技术研发中的动机、目的、方法、体系建构的价值基础。社会价值指医药技术与主体发生相互作用中,开发和生产、技术的应用和普及中,所产生的实际效用。它是由医疗技术的社会属性规定的。社会价值主要是通过人类健康水平的提高和生活质量的改善这两个方面来实现的。

医药技术价值从何而来? 一是来自社会文化情境。传统医学有内在的和外在的价值。它与现代医学是有区别的。一些人类学甚至认为二者是完全不同的世界观或生活世界;也有把二者视为两种竞争的范式,同样的疾病会有不同的药方。二是来自医药技术本身。医药技术成为一个人和世界之间在实践意义上的沟通和交流的桥梁。不同的感知方式,不同的文化背景,不同的心理预期,不同的操作意向,医药技术都会带来不同的世界图景和构造。某些医药技术的正负价值可以分开,如生殖性克隆技术可以用来克隆人,冒犯人类尊严,而治疗性克隆技术可以制造器官,极大缓解器官供求不平衡状况。

四、"医药技术"与"医学科学"的区别

古希腊的"scientia"一词指的是反映客观事物的理性知识,而"techne"包含了"技能""技艺"

拉普的《分析性技术哲学》（1978）、罗波尔的《技术系统论》（1979）、萨克斯的《技术人类学：论人在世界的地位》（1978）。80年代以来，技术哲学开始关注现代技术带来的生态环境问题。伦克在《技术的社会哲学》（1982）一书中明确指出：我们已不能继续忽视技术及其应用科学的紧迫的伦理问题，当代人还必须为未来人类承担责任。2018年，刘则渊和王飞合著了《德国技术哲学简史》，系统介绍了德国的技术哲学流派和思想观点。

其他技术哲学流派具体包括：杜威的实用主义技术论、芒福德的技术文明论、海德格尔的存在技术观、法兰克福学派的批判理论、艾鲁尔的技术系统论、科塔宾斯基的技术行动学、温纳的自主技术论、伊德的实践技术论和费恩伯格的技术批判理论、星野芳郎的技术论等。吴国盛教授在《技术哲学经典读本》（2008）编者前言中，将技术哲学归纳为四种研究传统：社会-政治批判传统、哲学-现象学批判传统、人类学-文化批判传统和工程-分析传统。当今国际技术哲学研究活跃，主题紧扣时代脉搏。例如，进入21世纪，国际技术哲学学会（Society for Philosophy and Technology，SPT）年会的主题有：技术哲学的进展、技术空间、技术与自然、全球化与技术、技术与设计、技术与安全、技术与创新、事物的语法等。

我国的技术哲学研究始于20世纪80年代。1986年拉普的论著《技术哲学导论》被翻译为中文。1996年，刘文海出版了专著《技术的政治价值》，系统论述了技术和政治的关系。1999年，陈昌曙出版了《技术哲学引论》，开创了中国特色的技术思想体系。2004年以来，东北大学陈凡主编了系列丛书《技术与哲学研究》。殷瑞钰、汪应洛和李伯聪等人著的《工程哲学》（2007）首次对工程哲学问题进行了系统总结。2009年普通高等教育"十一五"国家级规划教材《技术哲学导论》出版。陈凡主编了《陈昌曙文集：科学技术与社会卷》（2015）、《陈昌曙文集：可持续发展卷》（2017）、《陈昌曙文集：科学认识论与方法论》（2019）等，系统展示了陈昌曙的技术哲学思想。2016年，吴国盛出版了专著《技术哲学讲演录》。李正风主编的《工程伦理》（2019，第2版），考察了不同工程技术领域的伦理问题。

我国的技术哲学研究主题扩展至技术与伦理、技术价值论、技术与工程等。顺应技术哲学发展的走向，当代技术哲学的研究对象是技术整体及"技术-人文-社会-自然"综合体，开展交叉学科研究，对现有技术哲学分支领域进行深入发掘，在生物医药技术哲学、环境哲学、工程哲学等方面得到重视和加强。医药技术是人类生存的重要组成部分，是人和自然共同构建的人生环境。通过对多样性技术的选择来实现人与医药技术的共同进退、协同发展，因此人类仍然具有自由和主动。

二、两种研究进路

德国人卡普在《技术哲学纲要》中提出了两种研究进路：对技术的哲学反思；对技术的社会价值研究。美国人米切姆在《技术哲学概论》一书中也有类似的表述。日本人三木清在《技术哲学》一书中论析了技术的本质及其与工具、程序、方法的关系，阐释了技术与科学、发明与发现的关系，以及技术的社会功能、技术所引起的社会性和道德性问题、技术工作者的社会责任等。在我国，到底应该坚持怎样的技术哲学研究纲领呢？本章结合技术哲学家的基本观点，沿用卡普的技术哲学研究进路。

（一）偏重于技术的研究进路

这种研究主要从技术内部结构出发，解析技术的概念、原理和方法、认识结构和本质等问题。这种风格进路一般是在"技术的……"的标签下进行的。例如，哈贝马斯的《作为"意识形态"的技术与科学》要回答的问题有：什么是技术？技术的要素及内在联系是什么？如何区分技术知识和科学知识？技术创新的方法和机制是什么？技术知识增长的机制是什么？国家生物医药技术创新体系是如何构建的？这一研究传统有助于揭示技术的概念、方法论程序、知识结构及其表达方式等。

医药技术既体现了人对生命的自然规律的遵从，又创造性制造出一系列的工具手段，提出一系列的规则、规范来有目的地干预自然进程。重大医药技术的发明离不开哲学思维的指导。阴阳学说主张对立双方互相依存、消长和转化。《系辞》中有"一阴一阳之谓道"，而《庄子》有"阴阳者，气之大者也"。五行学说将事物属性的五行归类，并总结生克规律。阴阳五行说对中医药的脏象学说影响深远。人体以脏腑、经络、气血津液等物质为基础。从人体的变化规律，用取象比类的方法，来分析、研究、解释人体的生理活动和病变及人体内外关系，指导临床辨证与治疗。人体各脏腑、组织、器官的生理功能、病理变化及相互联系，以五脏为中心，通过经络沟通，配合六腑，联系皮、肉、筋、骨、脉及目、舌、口、鼻、耳，人体内各脏腑、组织、器官构成一个有机整体。

《爱思唯尔科学哲学手册》丛书中的《技术与工程科学哲学》一书从技术与科学的关系、人工物的本体论与认识论、工程设计哲学、工程科学中的模型化、技术与工程中的规范和价值、工程分支学科的哲学问题等六个方面，深入探讨了技术与工程科学哲学的研究发展现状，推进了技术哲学从批判传统向经验实践的转向。

（二）偏重于人文的研究传统

这种研究进路从技术和社会、历史、文化的互动入手，讨论技术的社会、文化、伦理等方面的意义和价值，以及技术与伦理、政治、宗教间的关系等。人文主义技术哲学以海德格尔、埃吕尔、法兰克福学派为主要代表。这种风格一般是在"技术与……"标签下进行的，如技术与文明、人与技术等。它要回答的问题有：影响技术创新的社会文化因素有哪些？技术的扩散机制是什么？技术引发的负效应的表现及其根源是什么？技术进步和伦理规范的互动关系是什么？技术是价值中立的吗？技术人员的社会责任是什么？

马克思考察了当时科学技术发展和产业革命的历史，明确提出了"生产力中也包括科学"的著名论断。每一项科学发明，都成了技术新的发明或生产方法的新的改进的基础。马克思在未发表的著作《关于技术的笔记》（1861—1863）中分析了技术的生产力和经济价值，并指出了技术对社会变革的革命性意义。马克思和恩格斯曾多次阐明技术进步对社会历史发展有决定性意义的观点，同时也强调了社会对技术发展的制约。

医疗技术带有很强的人文特性。医疗技术作为人类认识、干预或改造生命并与疾病抗争过程中形成的一笔精神财富，是人类种族繁衍、健康发展的强大动力。医疗技术的研发和推广促进了人类健康水平的提高，也是人们破除迷信，远离不健康生活方式的精神武器。医药技术革新和推广也为提高医务人员的操作技能，弘扬专业精神，转变思维方式，确立新观念注入强大的动力源泉。

三、医药高新技术的社会批判

法兰克福学派的代表人物霍克海默在《理性的丧失》（1947）中提出，技术手段在日益完善的同时，丧失了客观理性的目标。马尔库塞在《单向度的人》（1964）中指出技术已使社会生活全方位异化，技术理性使社会、人、思想都成为一切服从于技术的单向度的状态；哈贝马斯在《作为"意识形态"的技术与科学》（1968）中提出技术因素被错误地利用来维护客观上过时的权力结构，剥夺了人的某些基本权利。

马尔库塞对技术理性带给人的异化问题给予了尖锐的批判。他敏锐地观察到：发达的工业社会中的个体已丧失了合理地批判社会现实的能力。由于技术的单向度，束缚了人向思想、政治、文化等领域的多向度，形成了由技术统治的存在诸多悖论的单向度社会。单向度社会能给人带来物质的繁荣和经济的发展，但不能解决存在的意义与价值问题。人的解放就是要打破技术理性对欲望的束缚。那么，如今人们不应忽视马尔库塞的警示，因为过度诊断、过度治疗、大医院的无序扩张、专业精神的沦丧等均在一定程度上反映了部分医务人员对医疗高新技术丧失了批判意识和能力。"有机事者必有机心。"对于现代技术的过度依赖，将引导我们进入一个单一意义的世界。医疗界不应丧失批判意识，有时"有所不为"也是一种明智的选择，适宜、简便、廉价永远是技术追求的基本目标。需要指出的是，人们也要防止如同马尔库塞这样的技术批判理论家的一些激进的理论倾向：不要把医药技术神秘化而忽视其客观内容；医药技术不是全部社会逻辑，只是生产力系统的一个构成要素；医药技术逻辑并不是支配社会经济、政治、文化领域运行的唯一规则。

当代哲学家对技术的自主性做了系统研究。雅克·埃吕尔在《技术社会》（1954）、《技术系统》（1977）等著作中强调了技术有一种内在的逻辑性，技术的发展不依赖于外部因素，并作为一种驱动社会变革的力量，决定和支配着人的思维和社会状况。兰登·温纳对埃吕尔的技术自主性思想进行了深化和补充。他在《自主性技术：作为政治思想主题的失控技术》一书中，通过质疑技术控制，提出技术漂流与技术梦游、技术命令、反向适应等概念，阐发了其技术自主的思想。实际上，任何一项技术都是在本质上乃实体、知识和经验三要素的内在统一体。医药高新技术（尤其是医学人工智能）可以呈现为一定的自主性，但这种自主性是绝对性和相对性的辩证统一，技术演进有其内在逻辑性，但仍是人的自主性或创造性的一种表现方式。

第三节 医药高新技术风险及规避

基于医疗技术的负效应，人们不禁会想到是否应该为技术研发设定禁区，人类社会如何应对医药技术引发的社会、伦理和法律问题，医药技术风险及规避问题就成为一个重要的技术哲学研究命题。

一、医药高新技术创新及限定因素

1912 年，创新理论的奠基人熊彼特把技术过程划分为发明、创新、推广和选择等 4 个阶段。他给"创新"下的定义是：建立一种新的生产函数，即实现生产要素的一种新的组合。如今的医药技术创新不仅包括高新技术的构思、设计、研制，也包括相关组织、制度和环境的创新。医药技术创新分为如下阶段：①根据社会需求和科技发展需求，提出技术问题；②确定技术研究目标，进行技术原理的构思；③技术方案设计和评价；④技术研制和技术试验阶段。一项具体的医药技术的生命周期包括如下 4 个阶段：①研发阶段，技术构思，研发投入没有回报、失败率高；②成长阶段，技术基本成形，在市场上初步应用，其市场认可度取决于创新的速度与市场对此新技术的需求；③成熟阶段，回报高且稳定，在市场上逐渐达到饱和；④衰退阶段，被新技术取代，或因自身缺陷明显，退出市场。

创新性医药技术包括如下三类：①基础性、共性或关键性技术，这些原创性的技术具有明显的新颖性、创新性和广阔的应用前景；②集成性技术，通过综合和集成现有的技术成果，经过构思、设计和研制，开发出具有特定功能的新产品、新工艺；③转移性技术，借鉴移植其他学科的技术，通过消化吸收，实现再创新。例如，干细胞和组织工程技术是一种基础性的创新，它使受损的组织器官获得再生，或在体外复制组织或器官进行替代性治疗。

技术创新、普及和推广中所面临的各种障碍因素，包括医疗体制、社会偏见、技术局限性、伦理规范等诸多方面。社会稳定程度、政策和体制、资金、人才队伍、创新思想、市场需求和当下社会经济、科技发展水平及不同的利益相关者的诉求也影响着医药技术创新活动的开展。此外，相关科学技术发展状况也会影响医药技术创新，具体包括：科学原理的成熟度；技术的新颖性、可操作性、性价比或局限性；技术研发与伦理规范之间的张力；科技体制及创新氛围；研发资金；社会需求量及市场竞争程度。

二、技术风险及其规避

风险（risk）是一个不良事件（伤害、疾病或死亡）的概率乘以该事件的后果（死亡数字、疾病类型和严重程度）。技术风险是技术活动中可能出现的不利后果和发生概率的函数，技术风险源于技术的不确定性。20 世纪 50 年代末，刚刚上市的新药"沙利度胺"用于妊娠孕妇的止呕吐效果明显，但却导致上万名"海豹畸形婴儿"的出生。当代的合成生物学、基因编辑技术均可能对人类健康、生态环境及社会安全、国家安全带来风险。

"风险"是一种危险和灾难的可能性，但它不等于"危险"（danger）或"灾难"（disaster）。不确定性是指一种缺乏充分评价确切、具体结果的可能性的情形。在缺乏公开、透明和责任心的政策环境下，这些不确定的技术风险可能被忽视、低估或高估，甚至有意回避。根据对可能性和结果的认知程度，医药技术风险可分为 4 种类型：①可能性风险，可能性和结果均被合理地理解和界定；②模糊性风险，可能性被较好地理解，但人们对技术后果或不良影响方面的知识有限，不同的体会对技术后果进行优先性考虑和权重；③不确定性风险，后果被很好地理解，但各种后果发生的可能性未知，原因可能是缺乏经验数据和证据或相关理论模型的缺陷；④无知风险，对技术后果及可能性等缺乏基本的认知。

人们对技术风险的认知具有客观实在性和主观建构性。技术知识不确定性及技术实践的逻辑错位导致了技术风险的客观实在性。技术主体根据自身的知识结构、社会背景、风险态度、风险偏好等因素会建构风险。专家和外行因视角不同，对风险的认知、态度、判断和行为等方面存在较大差异，有时甚至意见相左。专家在构建知识时遵循的是科学规则。社会公众凭借生活经验也对风险有基本的评估。专家的意见有时不被风险承担者所接受，外行人的风险知识有时是有效的。社会公众会对技术风险做出自己的估计，有时对通常不必担心的事件（如乘坐飞机）产生恐惧，而对本应警惕的生活事件（如抽烟、缺乏锻炼）掉以轻心。医药技术风险既是一种客观的伤害或威胁，又是文化和社会体验的结果。为此，技术主体要树立科学的技术价值观，对自身、他人及社会的责任，对自然及未来人的责任。

风险 - 收益分析为个体防范风险提供了重要的方法论基础。它要求首先精确计算各种行动方案的后果；克服替代方案的高外部性，估算开销大小和谁来承担成本；重视科学，依赖专家决策；纠正专家和大众对风险认识的偏颇。技术风险 - 收益分析的宗旨是追求可控性、安全、技术体系的可靠性和进步，以及最终将风险减小到可接受的水平。对于因果关系清晰，预期伤害、损失或破坏可测量的风险来说，理性的客观计算方法很适用。

此外，正如乌尔里希·贝克在《风险社会》一书中指出的那样，现代技术风险究其本质是一种人为制造的风险，尤其是有组织的不负责任的结果，突出表现在结构设计缺陷、技术决策失误、技术专家的霸权及"技术王国"的形成等方面。因此，规避医药高新技术引发的风险，就需要推行技术民主化，改进全球治理体系，加强对技术专家的伦理规约，开展跨文化的风险沟通，建立科学的决策机制，消除不必要的技术恐惧。

三、医药高新技术风险分析

现代医药技术改变了哲学的提问方式，从"我们能做到吗？"到"我们应该做吗？"我们应该增强自身的性状和能力吗？你是否希望通过改变基因来提高婴儿的身高？产前遗传诊断的必要

性，是否在人为操纵生命？是否为了医学目的，而选择性流产？干细胞治疗是研究或临床试验，是否对它进行了风险 - 收益的评价？在此案例中，应用风险 - 收益比是否恰当？是否存在利益冲突？什么因素影响着它对患者的合适判断？

（一）辅助生殖技术风险

生殖技术包括两方面：控制生育技术和辅助生殖技术。前者将性从生殖分离开，而后者将生殖从性分离开。辅助生殖技术主要包括：人工授精、体外受精、胚胎移植、卵、精子和胚胎的冷冻保存、配子输卵管移植、单精子卵胞质内显微注射、植入前遗传学诊断助孕、无性生殖或人的生殖性克隆等。辅助生殖技术主要解决不育问题，有时也用于防止出生缺陷。全世界 10% 的夫妇不育症，单纯药物疗效有限。

辅助生殖技术有正效应，也有负效应。它在临床应用中存在一定的风险：辅助生殖的成功率较低；其次配子短缺，超排卵对女性的健康有损害；多胎妊娠导致婴儿早产、低体重、死亡率和发病率增高，孕妇妊娠和分娩并发症发生率增高，妇女心理社会负担加重。研究只是为家长与医院提供了有关体外受精技术风险的必要信息，以供他们做出最好的选择。

辅助生殖技术还存在道德风险。试管婴儿的降生是否意味着人在扮演"上帝"？精子或卵子是否可以商品化？如何保护捐卵者和捐精者的个人隐私？提供精子或卵子的人，有资格称为孩子的"父亲"或"母亲"吗？依靠第三方的遗传物质生出的孩子，是否应该知道真相？在临床上，辅助生殖专家要熟练掌握"风险 - 收益"分析工具，遵循知情同意原则，向不育者如实、详细说明收益与风险，让其自主、自愿选择，尽量避免对孩子和家庭的伤害，不加重其经济负担。

（二）合成生命技术风险

2010 年，J Craig Venter 团队合成第一个支原体细胞，取名"辛西娅"（Synthia），成为一个可独立生存的最小人工合成的生命体。2018 年，中国科学院覃重军团队使用 CRISPR-Cas9 基因编辑技术，将酿酒酵母 16 条染色体的全基因组进行大规模修剪和重新排列，创建了第一个具有单个线性染色体的真核生物（SY14 酵母）。合成生物学的快速发展引发了人类的担忧。假如人造的有机体

扩散到自然界中,可能引发生物自然基因变化,造成环境灾难,甚至被用来制造生物武器,给人类带来无尽的痛苦和灾难。

合成生命技术的潜在风险包括两类:生物安全(biosafety)和生物防护(biosecurity)。生物安全主要是指合成有机体与环境或其他生物互动而引发对人类或其他动物的健康和生态环境的风险。生物防护是指因人为误用或滥用合成生物学成果而在公共安全和国家安全等方面引发的风险或伤害。若恐怖主义分子利用基因编辑技术制造出致命的合成病毒(如合成天花病毒),就有可能制造颇具杀伤力的生物恐怖袭击。

合成生物所引发的安全风险主要由其"不确定"的特性所决定。不确定性主要指合成生物的功能及进化的不确定。从功能上看,合成生物学的研究涉及活生物体中的未知量,并且使用了可能无法控制的材料,人类对其完整的功能并不具备确定性的认知。从进化的角度看,实验室内的合成生物是在可控的环境中进行的;如果这种人工合成的生物体被释放到环境中,就可能扩散开来,并与周围环境进行不可预知的互动。此外,科学研究的多维性、复杂性、不可预测性,会导致一些变量超越现有的经验和认知水平,导致后果的不确定。

干预人生命的技术存在道德风险,挑战着传统的生命观念。合成生物学、转基因动植物技术将可能打破"生命"与"非生命"、"自然"和"人工"、"进化"和"设计"之间的天然界限,在技术上做到"无中生有、创造生命",势必会对传统"生命"含义、本质、价值和意义等观念构成巨大冲击。假如合成的有机体逸出到大自然中,形成了一种强大的破坏力,造成生态系统的不稳定,对自然物种构成实质性威胁,则这种"不自然"的生命干预技术在伦理上是不可接受的。人类社会要慎重对待合成生物学研究和应用,但不应对合成生命下道德禁令。人类社会要以一种开放包容的心态对待新鲜事物,但不得贬低自然生命故有的价值,丧失对自然生命的敬畏感,慎重对待人工生命,开展环境和健康风险评估。

合成病原体的有意识的误用会引发新的生物安全性风险,因此需要制定新的政策法规和相应的监管。建立以安全评价为核心的法规体系,加强研发单位内部管理和生物安全科普宣传,加强外部监管和公众监督,构建一个综合性的治理机制,监管模式应当从"先行原则"转变为"防范原则"模式。

第四节　医药高新技术伦理

一、可遗传基因编辑技术的伦理挑战

基因编辑技术是旨在对基因组进行特定改变的技术的总称。人类生殖细胞系基因编辑是可遗传的基因编辑。2012年美国的Jennifer Doudna和德国的Emmanuelle Charpentier首次发现了可以定点敲除大、小鼠的基因的CRISPR-Cas9系统。这种对基因组DNA序列进行精确修饰的新方法因效率高、速度快、简便易行而备受科学家和产业界的青睐。2015年以来,我国科研人员黄军就和范勇等人利用CRISPR-Cas技术对不能正常发育的人类早期胚胎进行临床前基因编辑研究。2015年12月,国际人类基因编辑峰会发表声明:不应对人类胚胎、精子和卵子进行临床前研究发出任何形式的禁令或暂停。2017年2月,人类基因编辑研究委员会《人类基因编辑研究:科学、伦理与治理》报告也重申:在现有的管理条例框架下可以在实验室对体细胞、干细胞系、人类早期胚胎的基因组编辑来进行临床前试验。

尽管基因编辑临床前研究可以得到伦理辩护,但这并不意味它没有风险、不需要伦理监管。如CRISPR-Cas9系统存在脱靶效应,这种对非目标区域的剪切会给宿主DNA带来难以预测的不稳定性,影响其后代基因表达和个体活性及功能。这些可预见的脱靶效应会导致基因突变或打乱基因与基因之间、基因与环境之间的固有平衡,诱发可世代遗传的医源性伤害。基因编辑效率越高,基因脱靶效应的影响也可能越大。此外,基因编辑临床前研究也要遵循知情同意原则,严格伦理审查,规避潜在的技术风险。

2018 年 11 月 26 日，人民网发表题为《世界首例免疫艾滋病的基因编辑婴儿在中国诞生》文章后，基因编辑婴儿事件一时间成为全球科技伦理新闻，贺建奎本人也受到广泛的伦理批评。尽管贺建奎假借"核心价值"，包括悲悯之心、有所为更有所不为、尊重孩子自主性、促进普惠的健康权等来为其突破道德底线的行径辩护。然而，这些似是而非的伦理判断标准是无法得到广泛认同的，也违背了我国 2003 年科技部和卫生部发布的《人胚胎干细胞研究伦理指导原则》的相关规定：利用体外受精、体细胞核移植、单性复制技术或遗传修饰获得的囊胚，其体外培养期限自受精或核移植开始不得超过 14 天。不得将前款中获得的已用于研究的人囊胚植入人或任何其他动物的生殖系统。

胚胎基因编辑婴儿得不到伦理辩护的理由主要有三个。第一，不可接受的风险 - 收益比。对于这些基因编辑婴儿的父母而言，在已有相对有效的母婴阻断措施的情况，去采取这种至今为止仍处于动物实验阶段的方式，其风险 - 收益比是不可接受的；该项技术并不完善，胚胎基因被编辑后的婴儿存在着后续的长期健康监测问题。第二，没有做到真正的知情同意。胚胎基因编辑婴儿父母签署的知情同意书内容是关于"艾滋病疫苗"试验，而非基因编辑胚胎研究，知情同意书中存在欺骗受试者的信息，贺建奎研究并没有获得有效的知情同意。第三，冒犯后代拥有开放性未来的权利。胚胎基因编辑技术作为一项可能改变后代基因的技术，确实具有干预后代拥有开放性未来的可能性，父母不应该故意限制未来的孩子成年后做出各种各样生活选择的能力。此外，直接操纵人类胚胎基因，冒犯人类尊严。体细胞基因编辑临床试验只有在严格审查和监管的前提下才能被允许开展。非医学目的的人类生殖细胞系基因编辑临床研究得不到伦理辩护，应该全面禁止。

二、神经技术伦理

新颖神经技术主要包括功能性磁共振成像（functional MRI，fMRI）、深部脑刺激（deep brain stimulation，DBS）、脑机接口（brain-computer interface，BCI）。神经哲学（neurophilosophy）研究与神经科学假设相关的哲学理论的学问，主要包括伦理学的神经基础、决定论和意志自由。神经伦理学是探讨行动的社会规范，解决的问题是神经科学技术的研究和应用应该如何进行和如何管理。新颖神经技术既引发了一般性伦理问题，如知情同意问题、不可接受的风险等，也导致了一些特殊的哲学 / 伦理问题，包括意外发现的告知、思想隐私保护、责任认定、人的本体论和人格同一性问题等。神经活动与意识活动之间既没有经验证据，也不可把神经哲学与神经伦理学相混淆。

DBS 技术可能为运动障碍患者带来活动能力的提高，但与此同时治疗后也会引起认知障碍、行为异常、精神障碍等副作用。假如一名患者在持续使用 DBS 治疗后出现了重度痴呆症状，丧失了自主表达意愿的能力，再进行 DBS 治疗就要获得法定代理人的同意。此外，由于对神经技术干预产生的风险和收益的决定性证据的缺少，对于有行为能力的 DBS 患者，医生要充分告知该技术的不确定性，依据个体的差异性使用不同策略给予同意。

fMRI 技术研发中会产生大量的意外发现，但人们在是否应该向患者 / 受试者告知意外发现问题上存在认识分歧。反对告知的观点认为，由于意外发现结果的不确定性，并不一定带来直接的诊断和治疗效果，告知受试者这些没有具体疗效指向的意外发现，平添患者的恐慌，这是不道德的。但也有人认为，无论是否有临床实际意义，研究者都应该凭专业责任告知受试者实情，或者让受试者选择是否愿意知晓这些意外发现的信息，否则就是冒犯了其知情选择权。反思正反两方面的意见，面对 fMRI 技术会产生大量的意外发现，假若条件允许，科研过程中应该配备医学影像专业的临床人员，依据分析的有效性、有效干预可及性、对健康的意义、个体的价值等因素对意外发现进行评估，再由科研人员决定是否告知受试者。fMRI 要优先用于临床疾病的辅助诊断，在当前技术不成熟情况下，fMRI 技术不可把测谎结果用于司法鉴定。

BCI 技术可以获得和传输患者的大脑信号，为此思想领域的内容有可能被"阅读"和"控制"。思想隐私指的是思维、情感等精神层面的

"个体部位"不暴露给他人,与非亲密的人保持一定的"心理距离",与身体隐私、日常生活和空间隐私有区别。BCI 技术产生的数据的隐私问题突出了思维、情感的私密性,范围更广,一旦泄露会对个体带来巨大的伤害,如行为被他人控制、易被污名化和遭受社会歧视。因此,这些个人敏感的脑机接口信息采集、使用和分享过程中,要做到知情同意,并采取措施来防止个人敏感信息的泄露,维护患者和受试者的隐私权。BCI 应首先用于运动功能障碍患者的能力恢复,而不是司法鉴定或其他非医学目的。在 BCI 技术开发中,厂家应设置风险阈值,使用者要为其行为负责。

此外,人类神经系统、脑计划和脑启发人工智能等方面的神经科学技术研究引发了新的伦理问题。例如,"脑计划"目的之一是实现对精神疾病的早期诊断和预测,但伴随着社会对脑疾患与精神疾患的认知的增加,社会对精神类疾病患者歧视的风险也会增加。诚然,评估类似的新颖神经技术的风险是困难的,对潜在的风险与可能的收益难以量化处理。因此,在新颖神经技术研发过程中,要确立受试者准入和排除标准,公正分担潜在的风险和收益,寻找可接受的风险-收益比。鉴于神经科学技术巨量数据的庞大影响面加之个人权利与公共需求之间的权衡,需要考虑多主体参与的神经科学技术数据的伦理治理,制定神经伦理准则,增强公众对神经科学技术发展现状的理解,避免虚假宣传,以促进负责任的研究和创新。

三、精准医学伦理

2016 年,美国提出的精准医学计划(The Precision Medicine Initiative, PMI)旨在发展一种新型的充分考虑到不同人群在基因、环境和生活方式差异的医疗模式,以便构建一个重大疾病的精准防治、诊断和治疗方案及临床决策系统。精准医学包括基因组测序、队列研究,以及精准化预防、诊断和诊疗。精准医学有望系统而又准确地理解症状的病理生理及相关症状,提高个体化的诊断和治疗水平,减少无效医疗和过度医疗,避免有害医疗,遏制医疗费用支出快速增长。可见,精准医学与个性化医学之间在概念和实践上有很多重叠之处。

诚然,精准医学要改变目前流行的为"标准

患者"设计的医疗干预措施,考虑到特定患者在遗传、环境和生活方式方面的个体差异,更好地理解患者的健康、疾病或机体状态的复杂机制,给出最佳的诊断和治疗策略,避免医疗资源的浪费。不过,精准医学的设计理念和实施过程引发了关于伦理、法律和社会蕴含(ethical, legal and social issues, ELSI)方面的讨论,具体包括群体多样性和健康差异性、公众参与、隐私和安全等。精准医学引发的伦理议题有知情同意、隐私保护、分配公正等。

第一,个性化诊疗信息的保密。医疗保险公司可能通过数字医疗设备监控和评估医生的行为,提高医生的责任意识。由于医学科研人员、医护人员、保险公司、家庭成员和亲友、药厂甚至公开网络等掌握了患者个性化诊疗信息,因而就增加了这些可识别的医疗信息的泄露概率。因而,接受共享信息的利益相关者有类似医生的保密义务。在精准医学研究中,保护隐私首先是要求以安全的办法存储样本、数据和其他相关信息。如果研究者与样本提供者无须再发生关系,则可以采取匿名化的数据采集和储存方法。

第二,权衡风险与收益。提供生物样本或相关数据的健康志愿者或患者会使医学和未来的患者群体受益,但本人要承受一定的风险。精准医学研究和临床应用需要高昂的人财物投入,如何合理配置医疗卫生资源就是一个分配公正问题。基因组测序信息的泄露对人格尊严、心理健康、就业等带来不利影响。有些保险公司将基因组测序列入保险内容,有某些商业机构用欺骗办法诱使顾客做不必要的基因检测,或提供虚假的基因检测结果来谋取利润。

第三,知情同意。有效的知情同意要求向患者、受检者、样本捐赠者提供全面、准确和有助于他们做出理性决定所需的信息,帮助理解所提供的信息,选择是自愿的,而不是胁迫或不当影响。参加精准医学计划时可能必须提供有关家庭成员的信息,而家庭成员对此尚不知情或表示不赞同。样本提供者对于数据库仅有消极权利,既有权不参加,在非匿名的条件下也有权选择退出,但不具有处理和控制其捐赠给数据库的样本和数据的积极权利。

第四,社会价值、个人权益和科学发展之间的平衡。在传统的诊疗模式下，医生根据患者的主诉、既往病史、备选的诊疗方案来判断患者用药效果，而精准医学理念下的监测和信息共享能力可以更准确地知晓患者服药状况及药效如何，掌握患者的治疗遵从性，提高医疗服务质量，增进医患互信度和患者就医满意度。在基因组学、生物信息学和生物样本库建设中，均将会产生海量的有价值信息。在保障捐赠者权益前提下，明确精准医学优先研究目标和优先服务的群体，促进科研和临床实践的发展。

四、医疗人工智能伦理

众所周知，不同的执业医师的技术水平和医疗质量有差异，良莠不齐，而高水平的医疗专家诊疗服务的患者数量有限，优质医疗服务供给与需求严重失调。即便是资深的临床医师，其诊疗经验和知识储备也是有限的，也会因为繁重的工作负荷而身心疲惫、职业倦怠。人工智能（artificial intelligence，AI）拥有巨量的信息储存、多数据库信息联网调取能力和数据处理速度，AI 对信息的处理具有很高的标准化、稳定性和一致性，减少了信息转换造成的失真和遗漏。在心脑电图、X 线检查、磁共振、病理切片、视网膜扫描等图像识别方面，AI 强大的医疗数据处理技术有助于提高医疗数据分析和利用率。

同任何其他工程技术一样，医疗 AI 的研发和应用的利和弊也比较明晰。它既能促进患者的健康福祉，推进医学诊疗手段的革新，也有可能会在个体患者或患者群体带来伤害，引发技术的误用和滥用。在正效应方面，医疗智能化有望减轻临床医生常规性的工作负荷，有效地降低人力和时间成本。全智能化的 AI 诊断医生，可以自动收集患者的症状、病史、实验室结果和其他临床数据，自动搜索和匹配各类信息，自主做出初步诊断并给出治疗建议。当 AI 分担了一部分常规性的诊断工作后，临床医生会留有更多的时间来做诊疗决策，开展医患沟通，实施人文关怀。AI 技术为患者提供精准、权威、可信的诊断，增进患者对 AI 辅助诊断和治疗的信任。

在医疗 AI 的负效应方面，当 AI 系统接入可佩戴移动医疗设备之后，就可以实现对患者全天候的自动监测，实时获得医疗数据并做出实时处置。显然，这些可识别的个体医疗数据信息就存在泄露的风险。如何保护患者隐私就成为一个现实的伦理问题。此外，出于急功近利心态或商业利润的驱使，医疗 AI 在诊断、治疗和康复等方面的作用可能被夸大，甚至出现了 "AI 取代人类医生" 的论调，从而误导医生和患者的决策行为，增加防病治病风险，引发医患纠纷，败坏医疗 AI 的名声。最后，AI 辅助诊断过程中还存在风险控制、成本 - 效益比较、算法偏见、责任归属和社会公平等方面的问题；甚至还有人担心 AI 的大规模应用会降低医生的专业能力，造成医生大量失业。

为了正确认识和应对医疗 AI 带来的风险和伦理挑战，有必要对上述论述中的若干内容做进一步的解析，明辨是非，做出正确的伦理判断。首先，AI 在许多方面可以帮助医生，但在可以预见的将来，它无法取代人类医生。尽管 AI 在临床诊断方面已经显现出了超越人类医生的端倪，但即便是这样，从整个治疗过程中，基于 AI 的诊疗活动也是在医生的操控下完成的，因而 AI 并不是真正意义上的代替医生，最终的诊疗建议仍需要医生进行把关。AI 的出现不是要取代医生，而是与医生一道来共同提高诊疗的精确度和效率。其次，医疗 AI 无法取代患者做临床决定；医生应该尊重患者自主性，鼓励患者参与到基于 AI 的临床诊疗活动之中，实现医患共享决策。患者的症状体验并不总能用完美的医学术语来描述，了解患者的完整病史仍是完成临床诊断的关键技能。医生要尊重患者的知情同意权，详细告知医疗 AI 的相关信息，再让患者做出同意选择。尽管临床决策支持系统、医院信息系统管理促进了精准诊治，但临床医生与患者之间面对面的交流沟通仍然必不可少，向患者解释制订的治疗计划，包括 AI 诊断可靠程度、干预的安全性或疗效等是必要的。

为了应对医疗 AI 带来的伦理和管理挑战，不妨参照欧盟于 2019 年发布的《可信 AI 伦理指南》和《算法责任与透明治理框架》中对 AI 设计、研发、生产和利用所提供的伦理要求，确保可信 AI 应具备三个特征——合法性、合乎伦理和稳健性，让医疗 AI 的运行符合法律法规、安全标准和伦理原则，实现技术创新和伦理规范之间的动态平衡。

（张新庆）

思 考 题

1. 以一项具体的医药技术为例,剖析其要素构成及演变。

2. 剖析某项具体的生物医药高新技术的特点。

3. 结合某种具体的医药技术,对比分析两种哲学研究进路的区别。

4. 剖析某项具体的医药生物技术引发的伦理问题。

参 考 文 献

[1] 自然辩证法百科全书编辑委员会.自然辩证法百科全书.北京:中国大百科全书出版社,1995.

[2] 陈凡.陈昌曙文集:科学认识论与方法论.北京:科学出版社,2019.

[3] 马克思.机器、自然力和科学的应用.北京:人民出版社,1978.

[4] 刘则渊,王飞.德国技术哲学简史.北京:人民出版社,2019.

[5] 李正风.工程伦理.第2版.北京:清华大学出版社,2019.

[6] 陈好嘉,张新庆,蔡笃坚.美国精准医学政策走向与反思.医学与哲学,2018,39(1A):7-11.

[7] SANKAR P L, PARKER L S. The precision medicine initiative's all of us research program:An agenda for research on its ethical, legal, and social issues. Genet Med, 2017, 19(7):743-750.

[8] AHTEENSUU M.Synthetic biology, genome editing, and the risk of bioterrorism.Sci Eng Ethics, 2017, 23(6):1541-1561.

[9] LEVY N.Neuroethics:Challenges for the 21st century. Cambridge:Cambridge University press, 2007.

延 伸 阅 读

[1] 陈昌曙.技术哲学引论.北京:科学出版社,2012.

[2] 邱仁宗.生命伦理学.北京:中国人民大学出版社,2010.